네버 렛 고

Nerver Let Go

훈련, 삶, 배움에 대한 철학서

댄 존 지음
홍정기, 차의과학대학교 스포츠의학 연구소 옮김

대성의학사

댄 존의 저서

『매스 메이드 심플(Mass Made Simple)』
『인터벤션(Intervention)』
『이지 스트렝스(Easy Strength)』, 파벨 차졸린과 공동 집필
『살은 월요일에 빠진다(Fat Loss Happens on Monday)』, 조쉬 힐리스와 공동 집필
『캔 유 고?(Can You Go?)』
『From Dad to Grad』

나의 과거, 현재 그리고 미래의 멘토들에게,

그리고

나의 꿈을 믿어주고 나의 꿈이 되어준,
티피니(Tiffini)에게

역자 서문

1년 전 컨퍼런스 참여 차 한국을 방문한 댄 존과 점심을 나누며 얘기를 나눌 수 있었던 적이 있었다. 오랜 트레이닝 경험을 통해 묻어 나오는 깊이 있는 지식들과 경험들을 엿볼 수 있었다. 트레이닝 얘기를 하며 가장 인상깊게 다가왔던 부분은 댄 존의 트레이닝에 대한 '열정'이었다. 점심 식사를 하며 나누고 있던 다양한 트레이닝 관련 주제들과 현상들, 또는 이론들에 대해 열정적으로 자신의 의견과 철학을 나누며 또 다른 강사들의 의견에도 귀를 기울이며 함께 논의하는 것이 꽤 인상적이었다. 댄 존의 『네버 렛 고(Never Let Go)』를 번역하며 그때 그의 열정이 어디서 기인한 것인지에 대해 좀 더 구체적으로 이해할 수 있었고 그의 트레이닝 방법에 대해 많은 부분을 배울 수 있었다.

자칫 진부하거나 지루하게 느껴지거나, 또 한편으로는 어렵게 느껴질 수 있는 있는 트레이닝, 영양, 라이프스타일 등의 내용을 매우 간결하고 흥미로우면서도 현실적으로 설명해 내었다. 더욱이 선수와 고객의 정신(spirit)을 겨냥하여 쓰여진 글귀들은 소름이 돋기까지 한다.

Never Let Go! 댄 존은 훌륭한 체력을 확보하고 유지하며 건강한 삶을 살기 위해 "결코 포기하지 말라"라고 강조하고 있다. 운동이 건강에 좋다는 건 모두가 알고 있는 사실이고 선수로서도 퍼포먼스를 향상시키기 위해 꾸준히 운동해야 하는 것은 어찌 보면 당연한 것이다. 댄 존은 이 책에서 전통적인 저항성 트레이닝 방법론 책에서나 볼 수 있을만한 틀에 박힌 운동 강도, 빈도, 횟수 들을 나열하기보다는 트레이닝이 삶에 영향을 미치고 건강한 삶을 회복하기 위해 어떠한 결단이 있어야 할 지에 대해 독자들을 설득하고 있다.

댄 존이 이미 효과를 보았고 검증했던 트레이닝 방법, 영양 섭취 방법, 체중 감량 방법 등은 비교적 적용이 쉽고 실천 역시 어려워 보이지 않는다. 댄 존은 한 번의 운동을 하더라도 의미 있는 변화를 위해 할 것을 강조하며 그와 같은 변화를 이끌어 낼 수 있는 그의 귀중한 운동 및 건강관리 비결을 이 책에서 공유하고 있다. 현장에서 선수 및 고객을 지도하는 운동 전문가들은 트레이닝과 관련해 매우 유익한 디테일 및 실제적인 팁을 제공받을 수 있게 될 것이다. 마지막으로 트레이닝을 마치 예술과 같이 승화시키는 그의 저술 능력에 찬사를 보낸다.

2018년 11월의 마지막 주

스포츠의학연구실에서

추천사 1

‘8살짜리에게 자신의 연구를 설명할 수 없는 과학자들은 모두 사기꾼이다.’ 커트 보네거트(Kurt Vonnegut)는 과학자뿐 아니라 체력 코치와 보디빌딩 작가들에게도 똑같이 이야기했을 것이다.

출판사 사장인 존 두 케인(John Du Cane)은 우스갯소리로 작가들은 소통하려고 라틴어를 쓰는 게 아니라 깊은 인상을 주기 위해 쓴다는 이야기를 했다. 여러 체력 훈련 책들의 작가들도 비슷한 경향을 보인다. 그저 단어들을 나열할 뿐이다. 횡단면이나 복횡근 같은 단어를 사용하면서 말이다.

댄 존은 다르다. 이 분야에 가장 깊은 이해와 식견을 가지고 있는 그는 독자들에게 인상적으로 보이는데 전혀 노력하지 않는다. 다만 어떻게 하면 더 잘 가르칠 수 있을지 고민할 뿐이다. 역사와 종교 교육 분야에 학위를 가지고 있고 풀브라이트 장학생인 그는 원하기만 한다면 책 전체를 라틴어로 쓸 수도 있다. 하지만 그는 독자와의 소통을 위하여 간단한 영어만을 사용했다.

그의 언어만큼이나 댄의 방법은 간단하다. 복잡함은 단순함이 그 안에 있음을 암시한다. 무질서와 복잡함 안에서 그 현상을 설명할 수 있는 원칙은 단순하다.

댄의 믿을 수 없을 만큼 간단한 훈련법은 피트니스 훈련의 여러 속성을 아우르고 있으며 빠르고 안전하여 운동선수들 사이에서 항상 인기가 높다. 나는 지금 이 글을 미해군특수부대(SEAL team)를 대상으로 한 러시아 케틀벨 훈련에서 돌아오는 비행기 안에서 쓰고 있다. 댄의 간단한 훈련 프로그램 중 하나를 사용함으로써 53파운드(약 24kg)도 안 되는 케틀벨로 5분 만에 육체적으로 거의 최고 수준에 있는 집단을 안전하고 완전하게 녹초로 만들었다. 동시에 그들의 둔근 유연성, 척추 안정성, 호흡을 발달시키면서 말이다.

존은 근력 훈련을 예술로 승화시켰다. 그의 훈련을 받은 16살의 소녀는 평소 훈련 때 150파운드 이상을 전혀 사용하지 않음에도 데드리프트를 300파운드까지 할 수 있고 댄의 특허인 고블릿 스쿼트로 평소에 35~100파운드로 훈련하는 소년들은 원하면 400파운드까지 백 스쿼트를 할 수 있다.

댄 존의 철학은 그레이 쿡(Gray Cook)이 내구력이라고 부르는 가치를 추구하고 있다. 댄 존은 50대에 자신의 투포환 기록을 갱신했고 젊은 나이에 고중량의 벤치 프레스도 소화하는 젊은 운동선수들을 이긴다. 댄 존과 그의 팀은 부상 없이 계속 강해지는 중이다. 이 사실은 댄 존의 코칭에 녹아들어 있는 지혜를 잘 보여준다.

이 책의 저자인 댄 존은 굉장히 긍정적인 측면에서 열린 마음을 가지고 있다. 대부분의 근력 코치와 운동선수들은 두 가지 부류로 구분된다. 첫 번째 부류는 우직하게 옛날 방식의 훈련을 고집한다. 두 번째 부류는 항상 새로운 것만 추구한다. 불 보듯 뻔하게 전자의 경우는 제한적인 성공만을 거두게 되고 후자의 경우는 노력한 만큼의 성과를 못 보게 된다. 댄 존은 지속성과 혁신의 이상적인 중간 지점에 있다. 알프레드 노스 화이트헤드(Alfred North Whitehead)는 "진전의 예술은 질서 속의 변화와 변화 속의 질서를 지킴으로써 이루어질 수 있다"라고 하였다. 댄은 정확히 그 말대로 하고 있다. 뿌리는 잃지 않으면서 최신의 지식은 모두 습득하며 진화하고 있다.

근력 훈련의 세계에서 댄 존보다 뛰어난 사람은 없고 오직 마티 갈라거(Marty Gallagher)나 알케디 보로뷔브(Arkady Vorobyev)와 같은 몇 명의 동등한 사람만이 있다. 댄 존과 함께 지내는 몇 년간 나는 그에게서 많은 것들을 배웠고 더 나은 운동선수, 더 나은 코치가 될 수 있었다. 근력의 세계에서 더 나아지고 싶은가? 『네버 렛 고(Never Let Go)』를 읽기를 강력히 권한다.

파벨 차졸린

『Enter the Kettlebell!』의 저자

추천사 2

댄 존은 어떤 스트롱맨보다 큰 쇳덩어리를 던질 수 있고 바위를 들어 올리고 썰매를 끌며 원반을 던질 수 있고 바를 들어 올릴 수 있다. 그에게 케틀벨을 주면 케틀벨이 춤을 출 것이고 그에게 망치를 주면 망치가 노래를 부를 것이다. 한 손으로 옆 동네까지 물건을 날려 보낼 수 있을 정도이다. 그는 절대 포기하지 않는 세계 신기록을 보유한 고중량의 작곡가이다.

그의 압도적인 힘, 뛰어난 기술과 아름다운 테크닉은 오랜 기간의 훈련과 연습 그리고 정밀한 분석, 실패, 성공을 통해 이루어졌다. 댄이 걸어온 길은 길고 험하며 풀이 무성하고 웅덩이가 가득하다. 그만큼 험한 길이 있으랴. 그는 절대 지름길을 택하지 않는다.

댄 존은 강한 인내심을 가지고 있고 거칠며, 잘 훈련되어 있고 강력하다. 하지만 이건 단지 그의 일부분일 뿐이다. 그의 진정한 강인함은 그의 현명함에 있다.

그는 지적이고 날카롭고 창의적이다. 그는 학생들을 가르치고 코칭을 하고 책을 쓰고 강연을 다닌다. 그는 역사와 종교 교육 석사 학위를 가지고 있고 미국뿐만 아니라 카이로와 하이파에 있는 대학을 다녔다. 그의 본 직업은 유타 주에 있는 후안 디에고 가톨릭 고등학교(Juan Diego Catholic High School)의 근력 코치이다.

이토록 교육에 헌신적인 사람이 근력 훈련에 시간을 낼 수 있는지 궁금할 테지만 이는 근력 훈련에 매진하는 사람이 배움에 시간을 내는 것과 같은 것이다. 댄은 그 둘의 조화를 잘 지키고 있다. 댄은 지식과 이해를 갈구하고 그가 발견한 것을 전달하고 싶어 한다. 단지 아는 것만으로 충분치 않다. 앎을 적용해야 인생에 영향을 미칠 수 있다. 댄은 지도함으로써 조화를 완성시킨다.

그가 적어놓은 한 글자 한 글자는 배움을 갈구하는 그의 독자들과 학생들에게 생생한 경험과 사실들로 다가온다. 댄은 여러 이론들을 늘어놓은 채 독자들에게 고르게 하지 않는다. 그는 그림을 그려놓고 독자들을 초대하여 그 그림의 한 부분이 되도록 격려하고 영감을 준다.

그는 근력 훈련의 물리학과 기전에 대해서 누구보다도 많은 연구를 했고 어떻게 사람을 더 효율적이고 강력하게 만드는지 알고 있다. 그 방법론들을 자신에게 실험하고 주위 동료들에게 전달했으며 경쟁자들하고도 공유했고 그 경험들을 통해 교육의 질과 세밀함을 향상시켰다. 댄은 그의 방법론들을 점검하고 점검하였으며 또 점검하여 의심 가는 부분이나 빠지는 부분이 없이 세밀하게 연구했다.

나는 게으르지는 않지만 배우고 연구하는 것보다 실제적인 삶과 근력 훈련에 시간을 투자하기를 더 선호한다. 댄은 당신의 노력을 덜어주고 쉬운 단어들로 근력 훈련의 여정에 오르게 해준다. 아무리 뛰어난 방법론이라도 철학과 목적 없이는 불구나 다름없다. 댄의 방법론에는 아름답고 날카롭게 그 모든 것들이 버무려져 있다.

이 책을 잡은 당신은 행운아다! 이제 당신은 더 강해지고 빨라지고 커지고 터프해지는 일만 남았다.

그를 지극히도 사랑하는 아내 티피니와 두 딸 켈리(Kelly)와 린제이(Lindsay)가 있다고 이야기를 했던가? 재미로 무거운 물체를 들어 올리는 온몸이 근육인 남자에게는 그것만으로도 굉장한 일이다.

자, 가자. 절대 포기하지 말고.

데이브 드레이퍼

『강철의 형제와 자매(Brother Iron Sister Steel)』의 저자

머리말

나는 12살 때 운동선수를 계속해야 할지 말아야 할지 결정해야 하는 기로에 놓였다. 10대 초반의 아이들은 다른 여러 가지 걱정거리가 있지만 나는 이상하게도 나의 운동선수로서의 생명이 곧 끝날 것이라는 기분에 사로잡혀 있었다. 당시에는 몰랐지만 그 나이 때에는 여러 가지 재밌는 것들이 있었다. 여드름, 여자, 차, 전쟁, 돈 등등. 하지만 나의 작은 세계에서는 내가 너무 약하다는 걸 알았다.

1년 전에 나의 이모 플로렌스(Florence)가 죽으면서 나와 나의 형제들에게 몇백 달러의 유산을 남겼다. 우리는 그 돈으로 바벨 세트를 구입했다. 1960년대의 사람들이 그랬던 것처럼 우리는 바를 들고 올림픽에서 봤던 것처럼 역도 자세로 머리 위로 들어 올렸다. 형제들과 친구들과의 운동은 단순히 그 자세를 반복하며 얼마나 오래 유지할 수 있는지를 볼 뿐이었다.

나는 뒤처지고 있었다. 같이 운동했던 친구들과 형제들 중에서 가장 어렸고 그중 몇몇은 고등학교나 대학교 운동선수였지만 그런 사실들은 나에게 중요하지 않았다. 해답은 명확했다. 나는 도서관으로 가야했다.

학교를 처음 다니면서부터 나는 책과 사랑에 빠졌다. 그리고 지금까지 영감과 해답을 찾기 위해 책을 찾는다. 내가 살던 동네의 작은 도서관에 운동에 관한 책은 몇 없었고 역도에 관한 책은 더더욱 없었다. 덤블링과 체조에 관한 책들은 있었지만 철봉 운동을 하는 데 도움을 줄 수 있을 뿐이었다.

하지만 이런 책들은 역도에서 50파운드의 장벽을 넘게 해주지는 못했다.

책들 사이를 누비다가 나는 미식축구에 관한 책을 발견했다. 빈스 롬바디(Vince Lombardi)의 『햇빛을 향해 뛰어라(Run to Daylight)』라는 책이었는데 미식축구의 움직임들이 도표화되는 모습들이 좋았다. 내가 고등학교 미식축구부에 들 수 있을 만큼 몸이 커질 수 있을까, 하는 생각이 들었다.

나의 인생을 바꿔놓은 책을 발견했는데, 그것은 엘리엇 아시노프(Eliot Asinof)의 『일요일까지 7일(Seven Days to Sunday)』이라는 책이었다. 운이 좋게도 나는 우연히 책의 중간을 펴고 라인 배커(상대팀 선수들에게 태클을 걸며 방어하는 수비수) 포지션의 켄 아베리(Ken Avery)라는 선수에 대한 내용을 읽었다. 그는 왜소했지만 그 누구보다 열심히 훈련하고 노력하여 세계에서 가장 경쟁적인 운동 중 하나인 미국 프로 미식축구 리그에서 뛸 수 있었다. 나는 여전히 그 책을 소장하고 있다. 너무 읽어서 다 헤져 있는 책 한가운데에 조그만 카드가 꽂혀있다. 바로 켄 아베리의 미식축구 카드다. 10센트짜리 껌에 들어있는 것 말이다.

추후에 나는 근력 훈련과 식이 요법, 운동, 올림픽 스포츠에 관한 책들을 찾았고 내가 찾고 있던 역도에 관한 지식들을 습득할 수 있었다. 《근력과 건강(Strength and Health Magazine)》이라는 잡지를 그 당시 구독할 수 있었고 골목에 있는 약국에서 정기적으로 그 잡지를 사기 시작했다. 나는 그 잡지에서 내가 갖고 있던 더 많은 중량을 들 수 없게 하는 기술적인 장애들을 발견했고 나의 식이요법에서의 무지함이 앞으로의 발전을 막을 수 있다는 사실을 알았다. 물론 부풀려진 정보들도 있지만 대부분의 정보들은 오랜 기간의 스포츠와 영양학에서 연구를 통해 얻어진 것이었다.

나는 내 친구들이 젊은 여자들을 찾는 것만큼 동네 도서관을 찾기 시작했다. 어느 날 오후 도서관을 돌아다니다가 도서관 사서가 T. H. 화이트(T. H. White)의 『아더 왕 이야기(The Sword in the Stone)』를 권장 도서 목록에 올려놓은 것을 보았다. 6살 때 봤던 디즈니 만화에 대한 좋은 기억이 있어서 나는 책을 찾아서 읽기 시작했다. 페이지를 넘기면서 메를린(Merlyn)이 아더 왕에게 가르치려고 하는 것처럼 와트(Wart, 아더 왕의 어렸을 적 이름)가 나에게 무언가를 가르치려 한다는 것을 알았다.

매와 팔콘의 장에서 나는 가장 중요한 법칙을 배웠다. 절대 포기하지 마라. 그 짧은 문구에 나는 멈추어 있었다. 그 문구는 부모님의 죽음을 비롯하여 내가 삶을 살아갈 때 겪었던 어려운 일들을 헤쳐 나갈 때 힘을 주었고 멘토들이 준 가르침들을 지니고 살 수 있게 해주었다. 나는 절대 포기하지 않는다.

나는 읽기를 멈추지 않았고, 듣기를 멈추지 않았으며, 배우기를 멈추지 않았다.

몇 년 후에 나는 우리 동네에 있는 한 청년에 관해서 글을 하나 써달라는 부탁을 받으며 "너는 글을 참 잘 써"라는 말을 듣게 되었다. 얼마 후에 잭 슈로이더(Jack Schroeder)로부터 지방 신문에 칼럼을 기고하면 어떻겠느냐라는 제안을 들었다. 그는 나에게 조언을 하나 해주었다. "사람들은 이야기를 듣는 걸 좋아해, 사람들에 관한 이야기를."

인터넷이 발달되면서 나는 역도 포럼에 올라온 글들에 대한 답을 종종 한다. 나는 곧 내가 한 답변들이 인용되어 여기저기 글에 돌아다니는 걸 발견했다. 오래 지나지 않아 나는 역도에 관한 작은 워크숍 개최를 제안받았다. 크리스 슈거트(Chris Shugart), 테스토스테론과 근육 잡지(Testosterone Muscle Magazine)의 에디터이자 기자면서 『벨로시티 다이어트 3.0(Velocity Diet 3.0)』의 저자가 나에게 잡지에 실을 글을 써달라는 부탁을 해왔다. 그리고 내 글은 잡지에 실렸다. 첫 글 이후에 나는 티맥(T-mag)을 비롯하여 여러 잡지에 글을 싣게 되었고 T. C. 로우마(T. C. Louma)가 이 책에 글들을 다시 실을 수 있게 허락해주어 감사한 마음을 전한다.

내 글을 한마디로 설명하기는 힘들다. 나는 문학과 체계적인 교육에서 영감을 받는다. 때로 나는 내가 쓴 글들을 다시 읽어보며 생각한다. '왜 사람들이 나에게 물어보지? 나는 아무 대답도 하지 않는데.' 그리고 다음 워크숍에서 어떤 사람이 나의 강의의 강점은 기본을 강조하는 데 있다고 이야기를 해줬다. 몇 년 동안 나는 다음 몇 가지를 사람들에게 전해왔다.

1. 몸은 유기체적으로 하나로 되어 있다.
2. 세 종류의 근력 훈련이 있다. 물체를 머리 위로 들어 올리는 것과 바닥에서 들어 올리는 것과 일정 시간 들거나 일정 거리를 가는 것.
3. 모든 훈련은 서로 보완적이다.

책을 읽다보면 내가 모든 이야기에서 이 세 가지 중점 사항들을 녹여내고 있다는 것을 알게 될 것이다. 내가 늘 사람들에게 하는 이야기 중 하나는 해답은 대부분 당신의 바로 앞에 있다는 것이다. 성배 이야기(legend of the Holy Grail)에서 파르지팔(Parsifal)이 하는 말처럼 찾는 대부분의 것들은 바로 거기에 있다. 온 세계를 돌아다니며 훌륭한 코치들을 찾아다니면서 내린 결론은 가장 훌륭한 코치는 그 옛날 차고 훈련장에서 내가 갖고 있던 바벨이라는 것이다.

그래서 나는 이 책을 쓰게 되었다. 이 책은 차고에서부터 체육관, 워크숍 그리고 지금 현재 서문을 쓰고 있는 이 순간까지의 여정을 축하하기 위함이다. 나의 많은 스승들은 이미 세상을 떠나셨고 나는 이 간단하지만 보석들과 같은 해결책들이 곧 사라질 것 같아 두렵다. 나를 그저 이야기꾼으로 생각해줬으면 좋겠다. 나는 이 책과 이 책에 담겨 있는 해답들을 나의 옛 스승들과 지금 이 책을 읽는 독자들에게 바친다. 이 책에 나와 있는 가르침을 붙잡을 수 있기를 바란다.

댄 존

차례

01

자유 의지와 자유 근력 훈련

나는 백만 번도 넘게 이야기했다. 훈련에 비밀은 없다고. 그리고 나의 근력 훈련 인생에서 가장 대단한 일이 일어나기 전까지는 그 생각을 계속 견지해 왔다. 나는 드디어 비밀을 알게 되었다.

나는 비밀에 대해서 농담을 하고는 했다.

- 하룻밤에 이 유명 인사들의 식이요법으로 10파운드를 감량할 수 있다!
- 한순간에 팔 두께를 두껍게 할 수 있다!
- 초능력을 이용하여 여자와 돈을 얻을 수 있다!

나는 이 물건들을 모두 산 경험이 있고 사용해보았다. 어떤 작용을 하긴 했다, 하룻밤 만에 모든 돈을 날려 내 지갑을 텅 비게 해주었다.

아니, 나는 진짜 비밀에 대해서 말하려고 한다. 많은 사람들이 고민하고 있는 여러 가지 일들에 대한 비밀 말이다. 여기서 웃긴 부분은 나는 진지하다는 것이다.

당신이 소중하게 간직해야 할 것이 하나 있다. 피트니스, 근력, 몸의 구성에 대한 목표를 정하는 것과 정하지 않는 것의 차이이다. 비밀을 알려주기 전에 예시를 몇 가지 보도록 하자.

새해 전날, 술에 만취한 사람이 당신에게 다가와 당신의 팔과 페르시안 카펫에 와인을 흘리며 말한다.

"내가 뭐 하나 알려줄까? 내일 나는 술을 끊고 앳킨스(Atkins) 다이어트를 하며 내가 예전에 그랬던 것처럼 매일 운동할 거야. 담배도 끊을 거야. 오늘이 나의 담배 피는 모습을 보는 마지막 날일걸."

우리는 모두 어떤 일이 일어날지 알고 있다. 대부분의 우리는(손 좀 들어 보실래요?) 잘 지켜지지 않은 새해 결심을 해본 경험이 있다.

"올해는 탄수화물을 적게 먹을 거야."

"운동할 때 항상 다리 운동부터 할 거야."

"나는 야동을 그만 볼 거야."

새해 결심들은 모두 좋은 생각들이다. 우리 솔직해지자. 월급의 10퍼센트를 저축하는 것, 탄수화물, 단 것을 줄이는 것, 더 많이 운동하는 것, 인류애를 갖는 것 모두 다 우리가 하려는 굉장히 좋은 일들이다.

예전 직업 특성상 나는 교도소 선교를 많이 했다. 교도소는 영화나 텔레비전에서 보이는 모습과 많이 다르다. 물론 교도소에 깊고 어두운 부분들도 있겠지만 내가 방문했던 플로리다와 뉴저지의 교도소는 호텔들과 크게 다르지 않았다.

나는 소파에 앉아 어느 예의 바른 청년과 경비나 창살 없이 한참 동안을 이야기했다. 나중에 안 사실인데 그가 단지 누군가가 고통에 꿈틀대는 걸 보기 위해서 하룻밤에 6명을 죽였다는 걸 알게 되었다. 그는 굉장히 좋은 사람처럼 보였었는데도 말이다.

사람들이 자주 이야기하는 것 중 하나가 교도소 죄수들의 근육질 몸이다. '범죄를 저지르기 위함이겠지'라고 생각할 수 있다. 나도 최근까지 비슷한 생각을 갖고 있었으니까. 그러다가 갑자기 모든 사실들이 연결되었고 깨닫게 되었다.

무엇을 깨닫게 되었느냐고? 우리의 목표 달성을 위한 비밀 말이다. 웃지 마라. 가벼이 여기지도 마라. 무엇보다 내가 지금부터 하려는 이야기를 과소평가하지 마라. 성공의 비밀은 자유 의지이다.

자유 의지? 단어는 상관없이 부르고 싶은 대로 부르면 된다. 자기 절제력, 습관, 자유 행동권, 그리고 내가 제일 좋아하는 '젠장 다른 방법이 없어'도 좋다. 자, 이제부터 잘 듣기 바란다. 이건 종교적인 토론이 아니지만 이 개념을 잘 드러내는 이야기가 있다.

> 마을에 굉장히 종교적인 사람이 있었는데 마을에 큰 홍수가 났다. 그는 자기 집 앞에 앉아 물이 불어나는 것을 보고 있었다. 이웃이 모터보트를 타고 지나가면서 "얼른 타, 친구! 여기 있으면 안전하지 않아!"라고 외쳤다.
>
> "고맙지만 괜찮아." 그가 말했다. "하나님이 나를 지켜주실 거야." 잠시 후에 그가 지붕에 올라가서 앉아있는데 경찰이 간이 보트를 타고 왔다. "어서 보트에 타세요!" 그가 외쳤다.
>
> 그가 대답했다. "괜찮습니다. 하나님이 저를 구해주실 거예요." 물이 점점 더 차오르면서 헬리콥터가 와서 밧줄을 내렸다.
>
> 그는 또 같은 대답을 했다. "괜찮습니다. 하나님이 저를 구해주실 거예요."
>
> 그리고 그는 익사하였다.
>
> 천국에 들어가기 위해 줄을 서 있는 중에 하나님이 다가왔다. 그는 하나님에게 물었다. "왜 저를 구해주시지 않았나요?" 하나님이 대답했다. "나는 너에게 모터보트를 보내고 간이보트를 보내고 헬리콥터를 보냈다. 너는 도대체 무엇을 바라고 있던 것이냐?"

이 이야기의 요점이 뭔가? 우리는 모두 우리가 지금 당장 컴퓨터 책상에서 일어나 체육관으로 가서 우리가 싫어하는 운동을 적어도 한 시간은 해야 하는 것을 안다.

아니면 이 책을 계속 읽으면서 옆에 있는 건강에 나쁜 감자 칩을 몇 개 집어먹을 수도 있다. 근데 하와이 산인 걸 보고 '건강에 그렇게 나쁘지도 않겠다. 인터넷 서핑을 해도 되겠지'라고 생각할 수 있다.

모든 유명한 동기 부여 연설가들인 나폴레옹 힐(Napoleon Hill)에서부터 얼 나이팅게일(Earl Nightingale) 그리고 안소니 로빈스(Anthony Robbins)에 이르기까지 그들 모두 많은 시간과 에너지를 자기 절제력에 대해서 말하는 데 할애한다. 내가 대학교 때 코치, 랄프 모건(Ralph Maughan)은 항상 그의 제자들에게 이야기했다. "좋은 습관의 노예가 되라."

물론 모두 평균 성적이 3.0 이상인 열심히 하는 운동선수들에게는 그 조언이 딱 알맞다. 물론 우리 대부분은 그 운동선수들과 조금 다르다는 것을 알고 있다.

그래서 왜 교도소에 있는 저 남자가 당신보다 좋은 몸을 갖고 있느냐? 왜냐면 우리는 자유 의지가 아주 조금밖에 남아 있지 않기 때문이다. 내가 어떻게 아느냐고? 이 분야에 대해서 연구한 사람들이 있는데 나는 그 결과를 차용할 뿐이다. 우리의 자유 의지에 대해서 간략히 설명해보고자 한다.

나는 면도를 매일 한다. 나는 최근에 면도 크림에서 면도 젤로 바꿨다. 그리고 나는 다시 면도 크림으로 돌아가려고 한다. 왜냐고? 면도 크림은 바닥으로 갈수록 여기저기 크림을 튀기고 적어도 완전히 없어지기 전까지 일주일간은 그 상태로 있다. 면도 크림이 눈으로 튀기기 시작할 때 내가 면도 크림을 바꿔야 하는구나 하고 깨닫는다. 그 주에 서너 번은 더 당신이 면도 크림을 다시 사야 한다는 사실을 깨닫게 해준다.

면도 젤의 경우는 샤워를 하는 도중에 젤이 나오는 버튼을 누른 후 아무것도 안 나온다는 것을 알게 된다. 어제만 해도 얼굴 한 가득 젤을 묻힐 수 있었는데 오늘은 비누로 면도를 하려고 노력해야 하고 하루 종일 친구들이 면도칼에 베여 피 나는 당신의 얼굴을 놀림감으로 삼을 것이다. 당신의 직장동료들은 당신이 또 싸움에 휘말렸다고 생각할 수도 있다. 당신이 전에 변명거리로 삼았을 때처럼 말이다.

이제 좀 알겠는가? 자유 의지는 면도 젤 같은 것이다. 한가득 있는 것 같다가도 어느 순간 보면 없다. 연구자들은 사람들에게 흥미로운 실험을 했다. 모든 사람들이 성공할 확률이 전혀 없는 어려운 시험을 치르게 했다. 시험을 포기하기까지 사람들이 얼마나 오래 노력할 수 있는지 측정을 했다.

다음 그룹이 들어왔을 때 모든 실험 참가자들에게 쿠키를 나눠줬다. "지금 다이어트 중이라 괜찮아요"라고 말하고 쿠키를 거절한 사람들은 쿠키를 마음 편하게 받아서 먹은 사람들보다 더 일찍 포기하는 경향성이 관찰됐다.

어째서 이런 결과가 나왔을까? 오직 한 캔 정도의 자유 의지가 있기 때문이다. 당신이 쿠키를 거절함으로써 그 자유 의지를 사용했다면 금연이나 탄수화물 줄이기 같은 성공하기 어려운 일을 이루기 위한 자유 의지가 더 이상 남아있지 않을 것이다. 미안하지만 자유 의지는 오직 한 캔밖에 없다.

그게 바로 교도소에 있는 저 남자가 당신보다 나은 몸을 갖고 있는 이유이다. 아침 알람이 울리면 바로 일어나게 되는가? 어째서? 학생이면 수업을 빼먹을 수 있을까? 아마도. 그렇다면 포근한 침대에서 일어나는 행동 자체가 자유 의지를 얼마만큼 갉아먹을 것이다.

일에 빠질 수 있는가? 물론이다. 하지만 그렇게 한다면 직장에서 매우 곤란한 일들이 발생한다.

아이들이 있는가? 여기에서 엄청나게 많은 자유 의지가 갉아 없어지게 된다. 빠르고 매섭게. 아이들은 학교로 보내기 전까지 당신의 자유 의지를 바닥까지 빨아 먹을 것이다. 문자 그대로 개인적인 선택이 전혀 없어진다.

누가 당신의 음식을 차려주고 어디서 먹을 건지 알려주는가? 바로 당신이다. 저기에서 또 자유 의지가 일부 없어지게 된다.

한 결정 다음 결정, 또 다음 결정을 내리고 난 후 당신이 체육관에 가서 운동할 수 있을 만큼의 자유 의지는 정말 옅어지게 된다. 내가 예전에 기고한 글인 지방 감소를 위한 하루에 4분 운동(책 뒷부분에 소개되어 있다)을 읽고는 많은 사람들이 물었다. 그게 그렇게 좋은 거라면 왜 하루 종일 하지 않는가? 내 대답은 항상 같았다. "해보시고 다시 오세요."

내가 왜 그 운동을 매일 못 할까? 아이들을 학교에, 합창단에, 배구 동아리에 바래다주고 다시 데려오고, 강아지가 고장 난 화장실 옆에서 토하고 있고, 동창회에서 크레이프지를 거는 걸 도와주러 조금 일찍 올 수 있느냐는 요청 전화에, 오래된 트럭 타이어를 갈고 정원을 손질하고 직장 상사는 보고서를 재촉할 때…. 내 자신을 그렇게까지 강제하기가 어렵다.

우리는 어떤 식으로 운동해야 할지 잘 알고 있다. 우리는 체육관에 가서 숨는다. 오늘은 팔만 운동해야지! 하고. 교도소에 있는 저 남자는? 그가 언제 잠을 잘지 결정하는가? 아니. 언제 일어날지 결정하는가? 아니. 하루에 세끼 식사를 할지 말지 결정하는가? 아니, 선택권이 없다. 어떤 음식일지? 이 또한 선택의 여지가 없고 또한 식사 준비도 할 필요가 없다.

하루하루 살면서 내리는 결정들이 교도소 생활에서는 삶의 일부가 아니다. 교도소에 있는 사람이 내릴 수 있는 유일한 결정은 그의 운동이다. 위까지 가득한 그 자유 의지. 말 그대로 몇 날 혹은 몇 주, 몇 달, 몇 년간 가득 채워져 있는 자유 의지가 훈련에 사용될 수 있다. 그리고 그 자유 의지를 이용해서 그는 훈련을 한다.

10개의 새해 결심을 세우는가? 내 측으로 봤을 때 성공할 가능성이 전혀 없다. 오직 1개의 새해 결심만 세우는가? 아마도 달성할 수 있을지도 모른다. 올바른 동기만 갖고 있다면 해낼 수 있을지도 모른다.

왜 당신이 실패할 거라고 이렇게까지 자신할 수 있는지 궁금할 것이다. 우리는 한 캔의 자유 의지밖에 없는데, 우리는 대부분을 여러 결정을 하는 데 이미 써버려서 니코틴이나 탄수화물을 갈구할 때, 트레드밀에 운동하러 올라갈 때 사용할 수 없게 되는 것이다.

그냥 그 쿠키를 먹어버리는 게 더 쉽다. 나도 안다. 탄수화물이 내 몸에 나쁘다는걸. 그래도 나는 그냥 먹는다. 그러니 구석에서 혼자 울 수 있게 나를 내버려두라.

우리가 어떻게 해야만 우리에게 한 캔밖에 없는 자유 의지를 아껴서 훈련이나 식이 조절에 사용할 수 있을까? 우리 솔직해지자. 크리스 슈거트의 벨로시티 다이어트를 보자. 그냥 한번 봐보자. 저걸 한 달 동안 할 수 있다고 한번 가정해보자. 그냥 가정만 하자. 생각을 해봤는데 즉시 단백질 셰이크를 들고 갈 수 없는 400개의 일이 생각났다.

여기에 캔에서 자유 의지를 아낄 수 있는 세 가지 아이디어를 소개한다.

하나

캠프. 농담이 아니라 진지하게 이야기하는 것이다. 매년 나는 4주 정도 훈련 캠프를 다녀온다. 다른 사람이 날 깨워주고, 식사를 준비해주며 훈련을 하도록 강제하며, 몇 시에 잘지 지정해준다. 나는 그 4주 동안 정말 열심히 훈련한다.

일상의 삶에서 어떻게 캠프에서와 같이 생활할 수 있을까? 몇 가지 방법이 있다. 첫 번째로 영양이 당신에게 중요하고 또한 가장 문제가 되는 부분이라면 여러 방법들을 생각해보자. 식사 계획을 다른 사람이 세워주도록 맡길 수 있을까? 일주일에 한 번 모든 요리를 다 한 다음에 나눠서 냉동을 시킬까? 요리사를 고용할까? 레토르트 식품을 잔뜩 구입할까? 아니면 내 찬장을 온통 좋은 음식들로 가득 채워서 좋은 음식들만 먹을 수 있도록 할까?

이 모든 방법은 나쁜 방법들이 아니다. 굉장하지는 않지만 나쁘지도 않다. 훈련의 세계에서 우리 모두는 개인 훈련 교습의 진정한 가치가 어디 있는지 알고 있다. 개인 훈련 교습의 진정한 의미는 다른 사람이 지정된 시간에 지정된 만큼의 운동을 하게끔 하는 데 있다. 개인 훈련 교습을 폄하하는 건 아니다. 단지 개인 훈련 교습의 가장 중요한 가치는 당신의 자유 의지를 다른 사람이 채워주는 데 있다는 것을 말하고 싶다.

둘

에드나(Edna)라는 나랑 같이 일하는 여성 중에 한 명은 최근에 굉장히 인상적인 일을 해냈다. 담배를 끊고 많은 체중 감량을 하고 파티를 줄이고 그녀의 인생 목표에 집중하기로 한 것이다. 지금 글을 쓰고 있는 때까지 그녀는 담배를 한 개비도 입에 대지 않았고 여전히 많은 체중을 감량한 채로 있으며 훌륭한 남성과도 교제하게 되었다.

이렇게 훌륭한 일을 해낼 수 있는 비밀이 뭘까? 그녀는 한 번에 한 가지씩 주위 사람들의 많은 지지를 받으며 일을 했다. 그녀는 그녀가 만나는 모든 사람들에게 그녀의 목표를 말하고 다닌 것이다. 친구들, 파티에 있는 사람들, 직장 동료들, 마트에 있는 전자레인지를 파는 판매원까지 그녀의 인생 목표를 들었다.

"저 금연할 거예요, 그러니 내가 담배 한 개비라도 달라고 하면 날 묶어서라도 담배를 못 피게 하세요." 이렇게 말한다면 그 어느 누구도 그녀에게 담배를 피게 하지 않을 것이다.

다음으로 에드나는 '체중 관리자들'이라는 모임에 가입했다. 그녀는 미팅에 가서 같이 체중 관리하는 사람들끼리 이야기하고 또한 다른 사람들에게도 자신이 체중 관리하는 모임에 가입했다고 이야기하고 다녔다.

이런 방식으로 당신이 여러 사람들을 포섭하여 그 사람들의 자유 의지로 당신을 제약한다면 당신은 당신의 자유 의지를 그만큼 절약할 수 있다. 그들에게 묻고 도움을 요청하라. 당신의 가족이 당신의 목표를 알고 있는가? 직장 동료들은? 교수님들은? 우편 배달원은? 그들 모두에게 당신의 목표를 전달하고 도움을 요청하라.

젊은 한때 알코올음료와 몸에 안 좋지만 맛있는 음식들이 가득한 파티에 가도 사람들이 나에게 한 잔도 권하지 않던 때가 있었다. 내가 추구하는 목표에 술과 안 좋은 음식들이 장애가 된다고 모든 사람들에게 알렸기 때문이다.

그 방법을 선택한 내 자신이 자랑스럽다.

셋

이건 내가 좋아하는 방법은 아니지만 효과는 좋다. 삶을 조금 축소해봐라. 나는 나의 딸들에게 항상 좋은 관계는 확대할 때보다 축소할 때 알 수 있다고 말해준다. 요점은 당신은 아마도 너무 많은 것을 한 번에 하고 있을지도 모른다는 것이다.

이 부분에서는 나도 죄책감을 가지고 있다. 나는 일에 뛰어드는 걸 좋아한다. 사실 매번 주말에 항상 하이랜드 경기(Highland Games)와, 미식축구 리그와, 올림픽 역도 모임 사이에서 갈등을 한다. 이 모든 것을 하려면 어떤 것은 포기해야 한다. 대부분 포기하게 되는 건 나의 하이랜드 경기와, 미식축구와 역도 실력이다.

줄여라. 최근에 나는 파티에서 한 남성을 만났는데 그 남성은 다시 훈련을 시작하기가 너무 어렵다고 나에게 하소연을 했다. 6분 후에 그는 나에게 내가 본 적도 없는 몇몇은 들어보지도 못한 텔레비전 프로그램에 대한 이야기를 했다. 세상에 그는 심지어 〈조이〉(Joey, 미국 드라마 중 하나)도 봤다!

텔레비전을 보는 시간을 조금 줄이면 훈련할 수 있는 시간이 생길 것이다. 광고 없이 텔레비전을 더 보려고 티보(TiVo) 같은 걸 사용하지 마라. 나는 자라면서 한 번도 CBS(미국 방송 채널)를 본 적이 없다. 내가 사는 지역에서는 신호가 잡히지 않았다. 이제 우리는 10,000개의 채널이 있는데도 다른 더 재밌고 좋은 채널을 찾아 헤맨다.

줄여라. 주말 내내 술을 마시고 직장에 숙취를 가득 안고 출근하는가? 거기서 조금 더 줄여라. 훈련도 조금 줄여라. 왜 허벅지 근육 운동을 안쪽으로도 하고 바깥쪽으로도 하는가?

기본적인 아이디어를 제시하지만 행동에 옮기기는 쉽지 않다. 그 작은 한 캔에 담긴 자유 의지를 잘 나누어서 사용해라.

좋은 결정을 할 수 있는 세 가지의 방법이 있다.

1. 능동적으로 선택지를 줄일 수 있도록 노력해라. 특히 영양과 훈련에서 하루 중에 만드는 결정과 선택을 줄일 수 있으면 좋다.
2. 주위에 있는 모든 사람에게 너의 목표를 말해서 너를 지켜보게

만들어라. 개인 훈련 지도자들, 멘토, 구루, 요다, 간달프 들이 너의 인생에 많을수록 삶을 살아가는 게 더 쉬워진다. 모든 사람들에게 너의 목표를 말하고 다녀보면 얼마나 더 수월하게 그 목표를 향해 갈 수 있는지 볼 수 있을 것이다.

3. 과잉으로 가지고 있는 것들을 줄여라. 잘라서 버려버려라. 인간성을 버리라는 말은 아니다. 하지만 텔레비전을 끄는 모습은 참 보기 좋을 것이다. 잘라내버려라. 싹둑 싹둑.

〈인디아나 존스: 최후의 성전(Indiana Jones and the Last Crusade)〉에 나오는 대사처럼 "현명하게 선택하라."

그리고 선택을 너무 자주 하지 마라.

02

다섯 가지 원칙

인클라인 벤치(incline bench)에 누워 있던 기억이 난다. 학교에 있던 낡은 인클라인 벤치였다. 길고 곧았으며 붉은색이었다. 밑에는 발 받침대가 있어 발목부터 어깨까지 운동을 할 때 고정되어 있을 수 있었다.

대부분의 경우 다른 운동기구들과 마찬가지로 이 벤치를 의자로 사용했는데 지금은 혼이 빠져 벤치에 의지하고 있을 뿐이다. 다리 운동을 너무 많이 해서 집에 돌아갈 길이 걱정이다. 혼다 200 오토바이에서 다리 경련은 생각하기도 싫은 재앙이다.

나에게 무슨 문제가 있던 것일까? 1979년 6월 바바리안 흑맥주에 얼큰히 취한 채 나는 내기를 했다. 그건 참 아무리 봐도 멍청한 내기였다. 나는 300파운드 스쿼트(squat)를 61회 반복하기로 도전했던 것이다.

자, 내가 왜 그랬는지 어서 물어보라.

1978년 여름 우리는 체육관에서 새로운 클럽을 시작했다. 태평양 바벨 클럽(The Pacifica Barbell Club)이었는데 우리는 작은 소규모 대회들을 열었고 각 대회들을 별 생각 없이 개최했다. 각각의 대회는 클럽 안의 클럽이 되었다. 대회가 지속될수록 과거의 기록들은 깨지고 새로운 기록들로 채워지기 시작했다.

인클라인 싯업 클럽(incline sit-up club)은(나는 한 번도 참가한 적이 없다) 오직 두 명의 기록만 남아 있을 뿐이었다. 두 번째 기록이 1,400번이었다.

나는 '체중만큼의 중량으로 스쿼트하기' 클럽에 도전하기로 했다. 내 체중은 218파운드인데 중량은 225파운드를 사용했다. 몸무게와 정확히 일치하지는 않지만 운동을 하는 대부분의 사람들은 큰 중량의 플레이트를 사용하는 데 자부심이 있다. 그 상태로 나는 스쿼트를 50번 해냈다.

20회 이상부터는 한 회 한 회가 모두 최대 기록 경신이다. 이 도전의 안 좋은 부분은 항상 1회는 더 할 수 있다는 것이다. 30회부터 40회까지 한 회 한 회의 스쿼트는 수없이 많은 심호흡과 동기 부여로 이루어졌다. 그리고 40회를 할 수 있다면 왜 50회를 못 하겠는가?

50회를 하는 동안 땀이 바닥을 수영장마냥 흥건히 적시는 건 기분 좋은 구경거리였다. 나는 바(bar)를 놓지 않기 위해 어딘가에 집중을 해야 했다. 나는 내 땀이 이웃집 아이가 몸을 담굴 수 있을 만큼 많아지는 걸 보고 있었다. 대부분의 사람이 상상하기도 싫을 광경이다.

그 후 술집에서 바바리안 맥주 3병째를 들이키는데 어떤 사람이 이야기를 꺼냈다. "네가 스쿼트를 훈련했으면 몇 개나 할 수 있을 것 같아?" 내 현명치 못한 대답은 "음 225파운드는 너무 가벼워. 무게를 좀 더 올려야 하지 않을까?"

우리는 술을 더 마셨고 결국에는 300파운드로 스쿼트를 61회 하는 내기를 했다. 먼저 몇 주간의 훈련을 할 수 있는 기간은 주어졌다.

이건 명백한 실수였다. 술 취한 채로 한 약속이었다.

이게 내가 인클라인 벤치에 누워 있게 된 이유다. 다음은 오늘 한 훈련이다.

- 315파운드 스쿼트 31회 1세트
- 휴식
- 275파운드 스쿼트 31회 1세트
- 휴식
- 225 운드 스쿼트 31회 1세트
- 인클라인 벤치에 누워서 쉬기

이게 지금 인클라인 벤치에 널브러져 있는 내 상태이다. 상체 단련에 더 특화되어 있는 벤치에 누워 있으며 생각했다. 나는 여기서 두 시간 동안 있으며 3세트를 했다. 이 상황을 어떻게 타개할 것인가?

예상했겠지만 상황을 변화시킬 수 없었다. 사실이다. 몇 주간의 훈련으로 내 허벅지 근육은 두꺼워졌고 지방도 상당수 감소했지만 이런 식으로 계속 훈련할 수는 없었다.

근력 훈련을 하는 사람에게 이건 언제나 넘기 힘든 문제였다. 그만큼의 강도를 어떻게 반복할 것인가?

단도직입적으로 말한다면 그렇게 할 수 없다.

그 완벽한 순간, 완벽한 키스, 완벽한 데이트, 완벽한 훈련은 반복되기 힘들다. 완벽하다는 건 주관적이지만 마치 그런 것일 것이다. 바에 걸려 있는 중량, 반복 횟수, 세트(set)의 횟수 그리고 훈련의 강도가 나중에 훈련 일지에 기록되어 있는 걸 봤을 때 당신을 흔들어놓을 만한, 그런 훈련일 것이다.

갑자기 들 수 있는 최대 무게에서 30파운드를 더 들거나 데드리프트를 한 세트 더 할 수 있거나 도저히 되지 않을 것 같은 도전을 성공했을 때 몇 년 후에도 밤중에 생각나 눈물지을 수 있을 그런 훈련 말이다.

내 친구의 이야기인데 그가 세계적으로 유명한 체육관에 갔을 때 명성이 자자한 보디빌더가 그와 같이 훈련을 하자고 한 적이 있었다. 그 친구는 한 세트 한 세트 세상에서 가장 뛰어난 보디빌더와 어깨를 나란히 하고 훈련을 했다. 그다음 날 그 친구는 침대에서 일어날 수 없었다.

그런 가슴 떨리는 훈련이다.

내가 훈련에서 사용하는 단순한 공식이 있다. 다섯 가지 원칙이라고 부른다.

다섯 번의 훈련 중에 한 번은 굉장한 훈련을 한다. 이대로만 훈련을 한다면 올림픽 챔피언이 될 수 있을 것만 같은 그런 훈련이다.

그러고 나서 내 자신이 처참할 만큼의 낮은 질의 훈련을 한 번 한다. 마지막으로 남은 3번의 훈련은 그저 평범한 보통의 훈련이다. 대부분의 사람들이 하는 훈련처럼 말이다.

100번의 훈련 중에서 나는 20번의 굉장한 훈련을 할 것이고 그 20번 중에 몇 번은 정말 놀라 자빠질 정도의 훈련일 것이다. 그리고 1,000번의 훈련 중에서 한 번은 예술의 경지에 이른 훈련일 것이다. 내가 운이 좋다면 10년에 한 번은 그런 훈련을 하게 될 것이다.

안타깝게도 많은 사람들이 훈련 때 토할 정도로 훈련하지 않아서 항상 적게 훈련한다고 생각한다. 세계 기록은 훈련 중이나 기자들이 몰려와 사진을 찍지 않을 때 나오지 않는다. 진심으로 나는 매번의 훈련이 인생에서 가장 훌륭한 훈련이 되어야 한다고 생각하지 않는다.

두 가지 부분을 시사해준다. 인생에서 어떤 것이 매번 더 나아지는가? 식사? 잠? 일? 심지어 섹스도 좋을 때가 있고 안 좋을 때가 있다. 진심으로 어떻게 매번 훈련이 더 나아지겠는가?

이걸 기억했으면 좋겠다. 100파운드 벤치 프레스를 할 수 있고 한 달에 10파운드씩 더 얹는다면 당신은 3년 안에 460파운드를 벤치 프레스 하고 몇 달 후에는 500파운드를 벤치 프레스 할 수 있을 것이다. 3년 안에 500파운드를 벤치 프레스 할 수 있는 사람이 몇이나 되겠는가? 인터넷에서 말고 진짜 체육관에서 말이다.

다른 말로 하자면 스스로에게 정서적, 육체적으로 휴식을 줄 필요가 있다. 우리는 우리의 최악의 훈련들을 서로 공유할 필요가 있다. 그 누구도 자신은 없다고 여기고 싶지만 모두가 갖고 있는 그 최악의 훈련을.

예를 하나 들어보자.

오늘의 훈련

- 5분간 훈련 일지 찾기
- 의자에 앉아서 7분 동안 세븐틴 잡지(Seventeen Magazine) 읽기
- 저번에 해변에서 본 여자가 토트백(tote bag)으로 했던 운동 따라 해보기
- 등을 6분 동안 비비고, 토트백 운동으로 부상 입기
- 8분 동안 트레드밀에서 오프라 윈프리를 보고 있는 예쁜 여자 구경하기
- 턱걸이 한 번 하고 플라스틱 덤벨 갖고 놀기
- 뜨거운 욕조와 사우나

사실 말하자면 더 심했던 훈련들도 있었다.

가끔 아서 존스(Arthur Jones)를 인용하여 항상 훈련은 더욱 힘들게 해

야 한다고 말하는 사람이 있다. 하지만 이런 훈련을 2주에서 6주 이상 반복적으로 하는 경우는 극히 드물다. 왜 그럴까? 현실적으로 가능하지 않다. 우리의 건강을 위해서라도 항상 적정량으로 운동을 해야 한다.

나는 내가 최대한의 강도로 훈련할 수 있는 가장 긴 기간이 3주라는 걸 알게 되었다. 3주간의 힘든 훈련 후에 4주째는 강도를 약하게 하거나 아니면 쉬어야 한다는 것도 알게 되었다. 그렇지 않으면 재활치료를 받을 지경에 이른다. 나는 약한 훈련을 강조하는 게 아니다. 내 이야기의 중점은 훈련에서 현실을 직시해야 한다는 것이다.

1. 우리는 모두 강도 높게 훈련할 수 있다. 강도 높은 훈련 후에 회복할 수 있는 계획을 세워야 한다. 복잡한 계산식이 필요한 게 아니다. 몇 주간 힘들게 훈련한 후에 1주 정도는 가볍게 훈련하라. 대부분의 옛날 훈련 방식은 일주일에 3일간 하루는 강도 높게, 하루는 강도를 중간으로, 하루는 강도를 약하게 훈련하는 방식이다.
2. '쉬운' 훈련의 재정의가 필요하다. 나는 쉬운 훈련 날에는 새로운 운동이나 자세를 시도해보는 것을 좋아한다. 썰매 끌기 후에 인상을 하는 아이디어도 쉬운 훈련 날에 나온 것이다. 나중에 나는 그 훈련을 강도 높은 훈련 날로 옮겼다.
3. 엉망인 날들을 받아들여라. 나는 쉬운 훈련 날들도 나의 훈련의 일부로 받아들였고 굉장한 훈련 날들이 바로 그 근처에 있다는 것을 안다.
4. 마지막으로 굉장한 훈련을 한 날을 새로운 정상으로 생각하고 연간 계획을 망치지 마라. 굉장한 날을 즐겨라. 하지만 현실을 잊지 말아라.

아, 그리고 300파운드로 61회 스쿼트는 어떻게 됐느냐고? 실패했지만 도전에 의의를 둔다. 아마도 그날은 엉망인 날 중 하나였는지도 모르겠다.

03

벨로시티 다이어트를 경험하다

몇 년 전 어느 날, 일어나보니 나는 뚱뚱해져 있었다. 데자뷰를 보는 듯했다. 꽤 괜찮은 몸이었는데 왜 갑자기 다시 뚱뚱해졌을까? 나의 첫 지방 감량 경험은 매우 성공적이었다.

몇 년 전 내가 교편을 잡고 있던 가톨릭 고등학교의 탈의실 벽에서 연필로 그린 그라피티를 발견했다. 존씨는 뚱뚱한 ××이다. 나는 ×× 부분에서는 괜찮았다. 학생들은 선생님들을 ××라고 부르기도 하니까. 내가 놀랐던 부분은 '뚱뚱한'이라는 부분이었다.

청소년기 때 나는 꽤 마른 편에 속했고 여자애들이 나의 근육 없음을 비웃기도 했었다. 나의 십대도 그렇게 행복한 때는 아니었다. 20년이 넘는 시간의 근력 훈련은 나를 내 인생의 정점에 서게 해주었다. 내 몸무게는 273파운드가 되었고 대부분의 보통 고릴라보다 더 무거운 물체들을 들 수 있었다. 물론 힘센 고릴라들보다는 아니었다.

내 친구의 20주년 결혼 기념 파티 사진에 있는 내 모습을 보았는데 3개의 턱을 갖고 있는 것을 발견했다. 그리고 벨트 위로 튀어 나와 있는 나의 "복근"을 보았다. 나는 두꺼운 다리와 두꺼운 등 그리고 목이 없는 몸이었고 허리는 42인치였다. 그 탈의실에 그라피티를 그린 녀석이 옳았다. 나는 뚱뚱했다. 30년간의 근력 훈련을 통해서 무거운 물체를 들 수 있는 근력이 향상되었지만 식탁에서 의자를 당겨 앉지는 못했다.

이 상황을 어떻게 해보기 위해서 내 아내 티피니와 엘링턴 다르덴(Ellington Darden)의 방법을 따르기로 했다.

우리는 슈퍼 슬로우 트레이닝(Super Slow training)의 전 과정과 아침 식사로 슬림 패스트(Slim Fast)를 하고 많은 물을 마시고 60퍼센트의 식사는 탄수화물과 전자레인지 음식으로 해결하기 시작했다. 2주간의 힘든 시간을 보내고 우리는 조금 체중 감량을 할 수 있었다. 그 2주간은 전혀 행복하지 않은 기간이었다. 하루 종일 배고프고 우울했다. 하지만 연구들에서는 그 방법이 효과가 있을 것이라고 했다. 하지만 그렇다면 왜 몇 주 후에 빠진 체중이 다 복구가 되었을까?

티피니는 친구들에게 겪고 있는 어려움을 이야기하기 시작했다. 그녀의 친구들과 의사는 모두 고단백 식단을 권했다. 내가 읽었던 모든 것과 내가 들었던 모든 조언은 고단백 식단을 하지 말라고 했었다.

고단백 식단에 대한 대부분의 의견은 안 좋은 혈액 수치를 올리고 정말 잃는 것은 수분뿐일 거라는 부정적인 의견들이었다.

내가 연구를 하는 동안 티피니는 옳은 일을 했다. 그녀는 우리가 단식 다이어트를 해서 실패했는데 우리가 무엇을 더 잃을 게 있느냐고 고단백 식단을 시도해보자고 했다. 우리는 방향을 바꿔서 탄수화물을 줄이고 고기를 먹기 시작했다.

나와 티피니가 석기시대 사람들같이 먹기 시작한 이후로 삶은 굉장히 간편해졌다. 매일 밤 우리는 새 옷장이 필요할 정도였다. 나는 1년에 네 번이나 새 벨트를 구입해야 했다. 티피니는 옷장을 두 번이나 갈아치웠다. 그녀는 사이즈 12에서 시작해서 금방 사이즈 6을 입을 수 있었다. 사람들은 여전히 그게 다 물이 빠진 거라고 이야기했다.

아이러니한 점은 내가 1970년대 때 이런 방식의 식단을 가지고 있었다는 것이다. 나는 커지고 강해지기 위해 고단백 식단을 택했었다. 유타 주립대학 3학년 재학 당시 내 몸무게는 218파운드였고 체지방이 80퍼센트였다. 원반은 190피트 던질 수 있었다.

그 당시 나는 올림픽 훈련 센터의 사람들에게서 많은 탄수화물이 필요하다는 조언을 들었다.

그들은 미국 장거리 달리기 선수들을 대상으로 한 연구를 인용했다. 나는 그때 논리적으로 생각했어야 했다. 언제 미국 장거리 달리기 선수들이 세계무대에서 우승하거나 아니면 적어도 세계무대에서 빛을 봤던 적이 있었던가? 잠시 시간을 들여 고등학교 남성 달리기 기록들을 보자. 어떤 기록들은 코치들의 나이보다 더 오래됐는데 왜 이 당시에는 그 사실이 안 보였을까. 멍청하게도 나는 수척하고 과잉 훈련된, 제대로 실적을 낼 수 없는 사람들처럼 먹기 시작했다. 고탄수화물 식단이 악마의 조언이라는 걸 깨닫는 데 몇 년의 시간이 걸렸다.

고단백 식단으로 다시 바꾸고 나서 가장 변화가 많은 부분은 새로 바뀌는 옷들이나 하나가 된 턱보다 음식을 마련하기가 굉장히 쉬워졌다는 것이다. 식사는 몇 분이면 뚝딱 마련되었다. 사실 우리는 이전 식사로 이미 배가 불렀기 때문에 가끔 먹는 것을 잊어버리기도 했다. 곧 우리는 식단을 더 단순화시켰다. 우리는 고기, 잎, 베리류 들을 먹기 시작했다. 구체적으로 말하자면 생선, 계란, 닭, 고기, 샐러드, 야채, 신선한 과일들을 쌓아놓고 먹기 시작했다. 우리는 가공식품은 되도록 멀리했다. 집안 찬장에 몇 년간 있을 수 있다면 엉덩이나 배에도 몇 년간 있을 수 있을 것 아닌가?

그렇다면 무슨 일이 일어난 걸까? 나는 왜 다시 뚱뚱해졌을까? 내가 지금부터 하는 이야기들은 다 변명처럼 들릴 수도 있겠지만 우리 솔직해지자. 이게 삶이고 현실이다. 처음 시작은 9 · 11테러가 내 삶에 영향을 줬다고 생각한다. 티피니는 맨해튼에 있었고 두 번째 비행기가 쌍둥이 타워에 부딪히는 광경을 눈앞에서 목격했다. 우리는 그녀를 일주일 넘게 집으로 데려오지 못했고 나는 이미 상황을 너무나 잘 알고 있는 두 아이들을 함께 보살펴야 했다. 그때쯤 나는 술을 더 많이 마시기 시작했다. 하지만 술을 조금 더 마신 것이 몸에 큰 영향을 주지는 않았다. 체중도 거의 느끼지 못할 만큼 조금 증가했다. 대회가 가까워왔고 나는 아주 근소한 차이로 105kg(231파운드) 체급을 놓쳤다. 그다음 주말 대회에서 나는 손목 골절이 되었다. 두 번의 수술과 이어지는 끊임없는 재활 치료로 나는 천천히 내 왼팔을 다시 단련했다. 나는 진통제도 거부했다. 약 복용을 원체 싫어했고 나에게는 스카치라는 진통제가 있었으니까.

그 후로 몇 년이 더 지나고 2004년에 올림픽에 출전할 수 있을 만큼 멀리 원반던지기를 해야겠다는 생각을 가졌다. 목표는 달성하지 못했지만 47세치고 정말 원반을 멀리 던졌다. 이렇게 멀리 던질 수 있는데 누가 체중에 신경을 쓰겠는가?

그 후로 시간이 더 지나고 인생의 비극과 삶에서 일어나는 이러저러한 일에 대응하다 문득 아래를 보니 배가 벨트 밖으로 흘러나와 있는 걸 보게 되었다. 『카라마조프가의 형제들(Brothers Karamozov)』에서 보면 여인이 신부에게 다가와 이야기한다. "나는 나의 믿음을 잃었어요." 신부가 어떻게 하다가 잃게 되었는지 물어본다. 여인이 대답한다. "조금씩, 조금씩 잃게 되었어요." 이게 정확히 지방 축적에서 일어나는 일이다. 지방은 조금씩, 조금씩 축적된다.

이 기간에 나는 재미있는 사실을 깨닫게 되었다. 나는 내가 일반적인 체중 감량 프로그램으로는 효과를 보지 못할 거라는 걸 알고 있었다. 지금은 극약 처방이 필요한 때였다. 내 친구 크리스 슈거트는 28일 지방 감량 프로그램을 만들었다. 처음에 그 프로그램을 봤을 때 나는 참 멍청한 프로그램이라고 생각했다. 그 프로그램을 더 면밀히 봤을 때 그 프로그램은 더 멍청해 보였다. 그가 워싱턴 DC에서 강연을 하는 걸 듣고 나는 그가 미쳤다고 생각했다.

매일 아침 산책을 하고 일주일에 3일은 웨이트 트레이닝을 해야 한다. 음식은 고려사항이 아니다. 전혀 먹지를 않으니까!

나는 이 프로그램을 시도해보기로 했다. 벨로시티 다이어트는 내 자유의지를 마지막 한 방울까지 쭉쭉 짜내어 말려버렸다. 하지만 효과는 있었다. 사실 효과가 너무 좋아서 내 주치의가 놀라 자빠질 정도였다. 1일차에 내 체중은 249파운드였다. 29일차에는 같은 저울로 226파운드가 되었다. 내 허리 치수는 1일차에 42인치에서 30일차에 37인치로 줄었다.

23파운드의 감량, 줄어든 5인치의 허리 치수는 다 물이 빠진 게 아니었다. 벨로시티 다이어트를 하기 전과 후의 혈액 수치를 비교해보면 그 차이가 극명하다.

전

총콜레스테롤: 255

트리글리세라이드: 182

HDL: 41.2

LDL: 177.6

후

총콜레스테롤: 171

트리글리세라이드: 103

HDL: 46.9

LDL: 103

수치를 본 이후에 내 주치의 브루네티(Brunetti)는 물었다. "내 의사 인생에 이런 건 본 적이 없소. 정확히 뭘 하셨다고 했지요?" 이건 사실이고 과학이다. HDL은 올라갔고 나쁜 것들은 다 떨어졌다.

나중에 크리스 슈거트가 나에게 다이어트를 시작한 이유에 대해서 물었다. "크리스 슈거트라는 작자가 있었는데 계속 나한테 뚱뚱하다고 하더라고! 우는 것 대신 나는 내 인생을 바꾸고 내 자신을 조금 더 사랑하기로 했지."

사실 나는 두 시즌을 연속으로 실망스럽게 보냈다. 나는 이직과 아이들 탓을 했다. 하지만 결국에는 정기검진에서 내가 체중이 많이 증가했다는 걸 알게 되었고 부진은 불어난 체중 탓이었다. 그리고 모든 사진에는 뚱뚱한 내 모습이 찍혀 있었다.

근력 운동가로서 큰 체격은 흉볼 거리가 안 되었지만 나는 실력이 줄어들고 있었고 조금씩 부상을 입고 있어 변화가 필요하다는 것을 알았다.

벨로시티 다이어트에서 내가 좋았던 점은 체중이나 지방을 감량한다는 것보다 다이어트를 통해 자기 절제력이 길러지고 그것이 나의 새로운 목표를 향한 도약점이 될 것이라는 점이었다.

당신이 벨로시티 다이어트를 할 수 있다면, 28일 동안 음식과 술을 포기할 수 있다면 그 어떠한 목표라도 이룰 수 있는 힘이 있다.

플레젠튼을 상대로 어떤 훈련을 해야 할까 고민하면서 염증 때문에 욱신거리는 내 왼쪽 무릎을 보다가 갑자기 벨로시티 다이어트가 떠올랐다. 내 기억으론 굉장히 괜찮은 생각인 것 같았다. 내 자신의 모습 중 평소와 달리 스님과 같이 절제력이 있는 나는 이 아이디어를 좋아했고, 또 다른 내 모습 중 파티를 즐겨하는 나는 반대했지만 이번만은 스님처럼 절제하는 내가 이졌다.

크리스는 이 다이어트가 효과가 좋은 이유 중에 하나가 한 사람의 인생에서 한 부분에 온전한 통제력을 가질 수 있기 때문이라고 생각했다. 진부하지만 사실이다. 십대 때 겪는 많은 식이 습관 장애들에서도 나타나는 현상인데 식이가 그들의 삶에서 온전히 자신이 통제할 수 있는 영역이기 때문이다. 아마도 우리는 어느 부분에서건 우리가 통제할 수 있는 부분이 있기를 원하고 있지 않은가?

부모로서 여러 역할들을 하는 상황에서 정원에서 내가 작게라도 바꿀 수 있는 부분이 있다면 거기에서 안도감과 평화를 느낀다.

벨로시티 다이어트를 처음 시작하면서 느끼는 가장 큰 문제는 사람들이 "이봐 댄, 치즈 안주에다가 싼 스카치 한잔 하지 않을래?"라고 물을 때이다. 나는 "안 돼, 크리스가 하지 말랬어!"라고 대답하고는 했다.

나는 선택할 수 있는 자유도 없었다. 그 프로그램은 엄격하게 먹어야 할 것들이 계획되어 있었고 나는 거기에 따를 뿐이었다. 나에게는 좋은 부분이었다.

이제 벨로시티 다이어트가 어떤 식으로 이루어지는지 알아보자. 알람시계가 울리는 것으로부터 시작된다.

따르릉 따르릉!

아, 이게 꿈이었으면 싶다.

1일차부터 20일차까지 매일 일어나는 일이다. 아침 5시 반 알람. 나는 일어나서 소변을 보고 아침 팩을 열어 두 핫-락스(Hot-Rox) 캡슐과 대사 촉진제를 물과 함께 삼키고 개를 데리고 산책을 나간다. 개 또한 내 다이어트 이후 훨씬 보기 좋아졌다.

산책에서 돌아온 후 커피를 좀 마시고 항상 엉망인 지역 신문이나 책을 읽고 1번 단백질 셰이크를 섭취한다. 좋은 콤비네이션을 하나 알려주겠다. 초코렛맛 단백질 파우더 한 스푼, 바나나 크림 단백질 파우더 한 스푼, 일반 맛 단백질 파우더 한 스푼…. 나쁘지 않은 조합이다.

학교에 다닐 때는 더 수월했다. 아침에 수업 중간 중간 셰이크를 2번 섭취하고 점심에 섬유질 알약과 종합비타민제, 핫-락스 캡슐을 섭취한다.

하루가 끝나기 전에 셰이크를 한 번 더 마신다. 그리고 귀가 후 훈련을 한다. 그 후 저녁 셰이크를 마시고 마지막에 단백질 파우더와 자연산 피넛버터가 섞인 밤 셰이크를 마신다. 밤에 오메가-3 캡슐도 함께 먹는다. ZAM 보충제도 매일 밤 섭취했다.

크리스가 적어 놓은 그대로 따랐다.

그게 중요한 부분이다. 쿠키, 머핀, 터키 등등 더하면 안 된다. 있는 그대로 따라야 한다. "아 나는 벨로시티 다이어트가 안 맞나봐. 하루에 5끼 먹고 셰이크 6번 먹었는데 살이 하나도 안 빠져." 그런 식으로 하는 게 아니다.

처음에 나는 훈련할 때 제대로 훈련하기가 망설여졌다. 어떤 훈련을 하기에도 두려움이 앞섰다. 데드리프트, 스쿼트, 프레스, 풀업을 3회씩 10세트를 하고 6회에서 8회 동안 다른 운동을 했는데 마치 쓰나미를 기다리고 있는 듯한 느낌이 들었다. 언제 몸에 이상이 생길까? 음식도 하나도 안 먹고 탄수화물도 하나도 안 먹은 악영향이 언제 올지 조마조마했다.

하지만 그런 일은 일어나지 않았다. 1~2주 후에 나는 정말 제대로 훈련하기 시작했다. 올림픽 역도 훈련과 케틀벨 훈련도 병행했다.

아래와 같은 형식이다.

파워스내치 5회
오버헤드 스쿼트 5회
백 스쿼트 5회
비하인드 더 넥 프레스 5회
굿 모닝 5회
로잉 5회

가벼운 중량으로 이 모든 운동을 하고 연속으로 웨이트 트레이닝을 했다. 이렇게 한 세트가 된다.

나는 6세트를 목표로 했지만 대부분 3~5세트에서 합의를 본다. 나는 내 자신과 타협을 잘한다.

내가 발견한 다른 한 가지는 내 스쿼트가 예전만 같지 못하다는 것이었다. 데이브 드레이퍼의 스쿼트 방식을 사용하여 스쿼트 자세를 다시 교정했다. 두 번의 운동 후 나는 내 자신에게 물었다. "내가 스쿼트 10세트를 할 수 있다면 왜 하지 않을까? 내가 그 해답을 알았다면 훨씬 더 나은 성과를 보였을 것이다.

한 손 프레스를 많이 했는데 거기다가 밀리터리 프레스도 추가했다. 체인을 이용한 팔 운동도 개발했는데 효과가 좋았다.

나는 풀업을 매번 운동 때마다 했는데 가벼워진 체중 덕분에 풀업이 점점 쉬워졌다. 스프린트도 다시 시작했는데 한번에 8회를 했다. 횟수를 거듭할수록 속도와 강도를 높여갔다. 이 정도 강도의 운동은 벨로시티 다이어트를 시작한 지 2주 후에 할 것을 권한다.

그리고 파머스 워크 운동도 다시 진지하게 시작했다. 내 몸의 신체적인 준비 정도가 많이 떨어져 있다는 것을 깨달았고 그 때문에 대회들의 결과가 좋지 않았다. 여기서 다시 배웠다. 배운 걸 또다시 배우는 건 지치는 일이다.

나의 올림픽 역도가 더 부드러워졌다. 어떻게 된 건지는 잘 모르지만 긍정적이었다. 인상에서 나는 주 기록을 유타 대회에서 갱신했다. 내 근력 컨디션은 좋았다.

스프린트도 하고 걷기도 하고 웃으며 기분도 좋았다. 다이어트를 하면서 "난 기분 좋아" 같은 거짓말을 하는 게 아니었다. 나는 외양뿐만 아니라 관절들도 좋아졌다. 하지만 여전히 부상들은 있었다. 무거운 물체를 10년 넘게 던지는 동작은 미세한 부상들을 일으켰지만 그 외에 다른 부분에서 나의 몸 상태는 굉장히 좋았다.

내가 가장 좋았던 점은 운동선수로서의 몸이 더 만들어졌다는 것이다. 나는 과잉 체중이 있었다는 걸 알았지만 그게 어느 정도인지 몰랐다. 내 우측 발목이 더 이상 아프지 않았는데 이 발목은 원반을 던질 때 회전축을 하는 발목이라 굉장히 긍정적인 영향을 받았다. 훈련할 때 아프지 않은 건 매우 중요한 일이다.

물론 다 장밋빛에다가 완벽한 건 아니었다. 저번에는 한밤중에 통닭이 너무 먹고 싶었다. 내 형제 게리(Gary)의 조언을 떠올리며 "내일이다. 내일 나는 다이어트를 그만두고 통닭을 먹을 거다. 하지만 오늘은 아니다"를 되뇌며 겨우 잠들었다. 그다음 날 나는 아침에 일어나서 산책하고 셰이크를 마셨고 괜찮아졌다.

자신과의 싸움을 지속해야 하는 부분이 쉽지 않다. 하지만 대부분의 운동선수들이 자신과의 싸움을 이어간다. 하루만 더, 한 언덕만 더.

금주 부분도 흥미로웠다. 힘들 거라고 생각했는데 생각보다 쉬웠다. 내가 섭취하는 알코올음료의 대부분은 갈증 때문이라는 사실을 깨달았고 내가 밤에 얼마나 많은 갈증을 느끼는지 알게 되었다.

하루 종일 나는 코칭을 하고 소리를 지르고 가르친다. 수분 섭취가 턱없이 부족했던 것이다. 밤에 나는 세 종류의 다른 음료수를 별 생각 없이 입속에 부어 넣었다. 물, 맥주 그리고 와인을. 금주를 한 후에 대부분의 술로 인한 문제는 사라졌다. 28일간의 다이어트가 아니었으면 술 습관을 계속 이어나갔을지도 모르겠다.

여기 조언이 하나 더 있다. 자신의 몸무게에 너무 많은 의미를 부여하라고 하지 마라. 나는 체중이 220파운드이고 1파운드 더 찔 때마다 운동의 무게를 증량하거나 더 멀리 던질 수 없다면 그건 의미 있는 몸무게가 아니다.

그리고 벨로시티 다이어트를 하기 전에는 내가 충분히 영양분을 섭취하지 않았다고 생각된다. 이상하게 들리겠지만 올바른 정도의 단백질과 섬유질이 몸에 흘러 들어가는 걸 느꼈고 에너지가 더 생겼다. 관절도 좋아지고 몸의 상태도 좋아졌다.

이 다이어트의 또 다른 힘든 점은 주위 사람들의 관심과 질문들이다. 주위에 여성들이 "댄, 그 하고 있다는 다이어트가 뭐였죠? 오 그거 나한테 딱 맞겠는데요? 난 절제력이 아주 뛰어나요"라고 말할 때면 그들도 이 다이어트를 해보라고 권하고 싶다.

독자들도 지금쯤 알겠지만 난 자제력이 강하지 않다. 정말이다. 나에게 이 다이어트는 큰 도전이었다. 나는 인터넷 포럼을 통해 나의 이야기를 많은 사람들에게 했고 실패를 하게 됐을 때 아주 큰 좌절감을 맛볼 상황을 만들었다. 주위의 압박을 심하게 만들어 사람들이 나의 의지, 용기에 대해서 질문하게 했다. 수많은 이메일과 전화, 토론이 오갔으며 실패할 수 없는 상황을 만들었다.

당신도 벨로시티 다이어트를 도전해보고 싶다면 내가 작은 조언을 하나 하겠다. 능동적으로 다이어트 시작 하루 전까지 모든 준비물을 준비해놓고 시작하라.

모든 알약 하나하나, 모든 섬유질 하나하나 등 필요한 것 모두를 플라스틱 주머니에 담아라. 주머니 하나는 아침에 섭취하기 위해 침대 머리맡에 두고 하나는 근무일용과 휴일용으로 나누고 세 번째 가방은 밤에 섭취하기 위한 가방이다. 다이어트를 시작하고 나서는 더 이상 아무 생각도 하지 마라.

근무처에 믹서기와 단백질 셰이크용 저장 통을 갖고 가라. 씨앗 두 봉지를 사서 하나는 집에 두고 하나는 근무처에 두라. 한 달 동안 자연 땅콩버터를 먹게 될 텐데 질 좋은 걸로 마련해라.

물에도 투자해라. 수돗물도 좋지만 밤에 마시는 물에 조금의 라임이나 민트향이 들어가 있다면 순간적으로 편안한 기분을 느낄 수 있게 해줄 것이다. 지금은 이상하게 들리겠지만 이틀째부터 내가 무슨 말을 하는지 알게 될 것이다.

마지막으로 가족 식사에는 꼭 참여하라. 요리도 하라! 가족과의 식사를 통해서 즐기고, 휴식을 취하고 새로운 렌즈를 통해 세상을 바라보라. 당신은 자신의 음식 섭취를 완전히 통제하고 있다.

다시 일반식으로 돌아올 때 장을 현명하게 봐라. 다이어트를 끝낸 다음날 나는 학교에 다음과 같은 것들을 사가지고 갔다.

참치 통조림
3파운드의 샐러드 믹스
2파운드의 완두콩
3파운드의 브로콜리
훔무스 한 개와 물에 넣을 라임
다이어트 아이스 티

그 다이어트 이후에 나는 건강하지 않게 먹을 수가 없었다. 나는 하루를 계란 두 개와 초록 콩 70칼로리로 시작했다. 벨로시티 다이어트에서 내가 가장 크게 얻은 수확 중 하나는 야채가 캔디같이 맛있어졌다는 것이다.

마지막으로 벨로시티 다이어트를 통해 배운 점을 요약하자면 지방 감량은 전쟁이다. 딱 28일, 딱 28일이다. 당신이 가진 모든 것으로 공격하라. 생활 속의 선택이 아니다. 이건 전쟁이다. 지방을 잃고 다시 정상으로 돌아와라.

조언 한 가지 더, "애매한 적당함은 버려라." 적당함은 오직 약한 자들을 위한 것이다.

04
이야기의 나머지 부분

폴 하베이(Paul Harvey)는 "자, 이제 이야기의 나머지 부분은요"라는 문장으로 라디오 프로그램도 했었다. 대부분의 독자들은 폴 하베이의 이 문구를 기억하고 있을 것이고 나처럼 이야기의 흥미로운 나머지 부분에 대해 들으려고 귀를 기울였을 것이다.

베이징 올림픽이 끝나고 나서 많은 사람들이 나에게 와서 질문했다. "자메이카 달리기 선수들이 약물 복용을 했을까요?" 몇 분간의 폭소 후에 아마도 매우 낮은 확률로 선수들 중에 전에 약물 복용을 했을 수도 있지 않겠느냐고 이야기했다.

그리고 우리는 여기서 이야기의 나머지 부분을 들어봐야 한다. 훈련의 세계에서 우리가 알지 못했던 새로운 영역일지도 모른다. 아니면 우리가 굉장한 무언가를 놓치고 있었을지도 모른다. 해답은 어쩌면 우리가 생각하는 것보다 훨씬 단순할 것이다.

내가 가장 좋아하는 책 중에 하나인 존 제롬(John Jerome)의 『시간 중 가장 달콤한 때(The Sweet Spot in Time)』에서 작가는 1976년 올림픽에서 동독 수영 팀에 대한 아름답지만 순진한 설명을 적어놓았다.

"동독의 돌파구는 과학이나 훈련의 메커니즘으로 설명될 수 없다. 동독의 성과는 컴퓨터 프로그램의 발전으로 계획을 세밀하게 짤 수 있는 데서 나왔다."

"동독 여성 수영 팀이 1976년 몬 트리얼 올림픽을 기점으로 세계를 제패한 걸로 보아 그 방법이 매우 유효한 듯 보인다. 하지만 흥미롭게도 동독 남성 수영 팀에는 큰 효과가 없었다."

음…. 미안하지만 아마 다른 이유가 있었을 것이다. 컴퓨터도 도움이 좀 됐겠지만 여성을 남성으로 바꾸는 게 더 큰 도움이 됐다.

이게 이야기의 나머지 부분이다. 근력, 건강, 피트니스의 세계에 더 오래 있을수록 더 많은 이야기들을 듣게 된다.

몇 년 전 기능성 등척성 수축운동의 저명한 인사인 딕 스미스(Dick Smith)와 인터뷰를 한 적이 있다. 기능성 등척성 수축 운동은 1960년대 전 세계 훈련 계를 휩쓸었던 운동법이다. 고정되어 있는 물체에 밀거나 당기는 힘을 주어 지방을 제거하는 방법이다.

그건 거의 50년 전 일이다. 그래서 그의 방법들은 거의 대부분 사라졌지만 지금도 여러 기사들 중 미식축구 팀에서 단기간에 승리를 거머쥐게 한 원동력이 등척성 수축 운동이라고 소개하고 있다. 코치로서 장담하건데 짧은 시간에 근력 향상을 약속하는 운동법들은 사라지지 않는다.

물론 그 후에 테리 토드(Terry Todd)나 존 페어(John Fair) 같은 기자들이 이야기의 나머지 부분은 단백동화 스테로이드제 때문이었다고 밝혔다.

그 핑크색 알약, 원래의 스테로이드제는 운동선수들이 단백질을 소화시키는 데 도움을 주는 것이라고 여겨졌다. 1960년대와 1970년대를 지나면서 빈스 기론다(Vince Gironda)를 비롯한 많은 작가들이 소화가 근육 강화에 중요한 부분을 차지한다고 강조했다. 파파야 추출물, HCL 알약, 그리고 여러 안 좋은 철 맛이 나는 것들이 약의 효과를 모방하기 위하여 판매되었다.

어떠한 경우에도 등척성 수축 운동은 효과가 없었다. 사람들의 실력을 향상시킨 건 스테로이드 제제였다. 이야기는 여기서 끝나지 않는다.

하나: 기능성 등척성 수축 운동

몇 년 전 나는 역도 미팅에서 바른 자세로 제대로 서 있을 수 없었다. 그래서 딕 스미스를 불러서 물어봤다. 그의 조언은 렉(Rack, 운동 보조 기구)으로 들어가라는 것이었다. 딕은 아래핀은 뽑고 렉에서 가능한 최대의 중량을 사용하라고 강조했다.

완벽한 중량이란 렉에서 바를 빼내어 최대한 들고 있을 수 있을 정도의 무게이다. 나는 딕의 조언대로 했고 사람의 몸이 렉에서 굉장히 고중량을 빼내어 들고 있을 수 있다는 것을 알았다.

둘째로 그는 렉을 이용하여 훈련을 하면 과잉 훈련을 하는 줄 모르면서도 과잉 훈련을 하게 된다고 했다. 나는 몸소 이게 사실임을 알게 되었다. 1991년에 등척성 수축 운동의 1세대 사람 중 하나인 빌 마치(Bill March)의 프로그램을 따라한 적이 있다.

나는 굉장히 강해졌다. 내 친구 폴 노스웨이(Paul Northway)가 "댄, 방금 렉에서 준비운동 없이 315파운드를 빼내었어"라고 말했다. 나는 굉장히 강해졌고 프로그램들을 섞으며 과잉 훈련이 되었다. 내 운동 일지에 그날 이렇게 적었다. "이거 효과가 굉장하군!"

딕과의 대화 이후 데드스톱 프런트 스쿼트(dead-stop front squat) 프로그램을 시작했다. 프런트 스쿼트는 전체 다리 힘의 지표라고도 볼 수 있는데 데드스탑 운동법은 프런트 스쿼트 힘을 늘리는 데 상당한 역할을 했다. 스쿼트에 사용하기 위해서 나는 70달러짜리 톱질 모탕을 구매했는데 2,000달러 상당의 렉과 효과는 비슷했다.

나는 고중량으로 데드 스탑 바텀 포지션으로 스쿼트를 했고 굉장히 성공적이었다.

'데드 스탑'은 중량을 들 때 반동 없이 하는 걸 뜻한다. 이 운동법은 벤치 프레스나 밀리터리 프레스에도 동일하게 적용된다.

몇 주 후에 나는 몇 가지 중요한 점을 발견했다.

- 최대 6번으로 횟수를 제한하라. 지금이라면 더 적은 횟수로 하라고 말할 수도 있을 것이다. 준비운동 후에 최대 중량으로 2, 3회 하라. 딕은 여기에 동의하지 않을지도 모르겠다.
- 준비운동을 위해서 나는 최대 중량의 50퍼센트 정도의 중량으로 5회씩 2세트로 운동하는 것을 좋아한다. 예를 들어 최대 중량이 330파운드라면 165파운드로 5회씩 두 세트를 하는 것이다. 나는 준비운동 없이 데드스탑 프런트 스쿼트를 시도해봤고 효과가 좋

았지만 며칠간 둔근이 욱신거렸다. 나는 영감이라 그런지도 모르겠다. 젊은 사람들은 준비운동이 필요 없을 수도 있다.

- 렉에서 오직 한 가지 동작만 한다면 일주일에 1번밖에 못할 훈련을 3번은 할 수 있다는 의견에 동의한다. 이건 실험을 해봐야 알겠지만 약점을 극복하는 데 도움이 될지도 모른다.

나는 2주간 일주일에 3일 훈련했다. 그러고 난 뒤 역도를 싫어하게 되었다. 나에게는 아마도 일주일에 이틀이 적당한 것 같다.

이야기의 나머지 부분은 등척성 수축 운동이나 렉을 이용한 운동이 정체되어 있는 사람들에게 효과가 있다는 것이다. 바닥에서 데드리프트를 하는 게 최선이지만 렉에서 바를 빼낸다면 더 고중량을 뺄 수 있다.

둘: 복근 운동의 필요성

당신이 복근을 자랑하고 싶다면 벨로시티 다이어트를 하고 28일 후에 다시 나에게로 와라.

당신에게 식스팩을 선사해주리라고 생각했던 1만 개의 크런치(crunch)가 악영향으로 돌아올 것이다. 복근 운동은 전혀 효과가 없다. 식스팩은커녕 아래 허리 통증을 일으킬 것이다. 주위에 아무 근력 훈련 전문가에게 물어보라.

이제 나머지 이야기를 할 차례이다. 나는 아나톨리 본다르츄크(Anatoli Bondarchuk) 박사와 같이 훈련하던 댄 밀러(Dane Miller)를 만나게 되었다. 본다르 츄크는 근력 훈련계의 전설이다. 그리고 밀러는 내가 복근을 바라보는 시선을 완전히 바꿔버렸다. 그는 근력 훈련에서 수학 공식을 제시했다.

$$A+B+C=D$$

D는 당신의 목표이다. 운동 실력이 될 수도 있고 목표 체중이 될 수도 있다.

A는 상체 운동이다. 예를 들어 벤치 프레스가 있다.

B는 데드 리프트와 같은 몸 전체 운동이다.

C는 복근 운동이다.

내가 B를 향상시켰을 때 나는 D가 증가한다는 걸 발견했다. 따라서 B를 떨어뜨리는 건 좋지 않다. 당신의 목표가 무엇이든 데드 리프트와 스쿼트는 포기하면 안 된다. A의 증가는 D에 약간의 효과가 있다. 하지만 B만큼 가치를 갖기는 힘들다.

C의 경우를 보자. 복근 운동은 목표에 전혀 도움이 되지 않아 보인다. 나는 가끔 말도 안 되는 고중량으로 윗몸일으키기를 하는 사람들을 본다. 중년이 되기 전에 허리 수술을 받게 되는 것 외에 얻어지는 게 뭐가 있겠는가?

복근 운동을 왜 하는가? 밀러에 따르면 C를 떨어뜨리면 A와 B도 같이 추락한다. D에 크게 악영향을 주게 되는 것이다. 다른 말로 하면 복근 운동은 다른 운동을 보조하는 역할을 해준다. 복근은 오로지 전체 훈련 시스템을 보조하는 목적으로 해야 한다.

이게 복근 운동에 관한 나머지 이야기이다. 복근 운동을 하면 식스팩이 나오지는 않겠지만 식스팩을 만드는 데 보조해줄 수는 있다.

셋: 지방 감소는 강도에 달려 있다

공식적으로 나는 지방 감소의 기적을 만드는 고강도 인터벌 트레이닝(HIIT) 혹은 타바타(Tabata) 운동에 관한 1만 번째 이메일을 받았다.

얼마 전 나는 타바타 운동에 관한 글을 썼다. 간단하게 95파운드나 아니면 겸손하게 65파운드를 가지고 프런트 스쿼트를 20초 동안 해봐라. 8~14회 정도 하고 10초 동안 쉬어라. 그다음에 바로 20초 동안 1세트를 더 해라. 이 사이클을 지속해서 4분 동안 해보라.

열 명 정도의 사람들이 타바타 윗몸일으키기를 해보고 효과가 없다고 나에게 이메일을 보냈는데, 제군들이여 감히 윗몸일으키기를 프런트 스쿼트와 비교하지 마라.

그건 마치 동네 미식축구를 전미 프로 미식축구와 비교하는 꼴이다.

HIIT 운동도 비슷한 방식으로 들었다. 트레드밀에서 30초간 전력 질주를 하고 5분간 가볍게 걷는 방식이다(나는 사람들이 나에게 역도와 던지기 외에 다른 분야에 대해서 왜 물어보는지 모르겠다).

나는 HIIT가 어떤 건지 알아보려고 했다. 내가 찾은 가장 좋은 자료는 톰 파헤이 박사의 HIIT, 즉 『고강도 인터벌 운동, 심혈관계 지구력을 기르기 위한 시간 효용적인 고강도 운동(HIIT- High-Intensity Interval Training

Workout: A Time-Efficient, Low-Volume, High-Intensity Training Strategy for Building Cardiovascular Endurance)』이었다. 오랜 친구이고 훌륭한 원반던지기 선수인 그는 HIIT를 분명하고 확실하게 잘 요약했지만 나는 다른 게 더 필요했다.

하이랜드 경기 기금 모금에서 우리는 한때 한 손에 105파운드씩 들고 하는 파머스 워크 운동 도전을 상품으로 판매했다. 이벤트의 지속을 위해서 나도 가끔 참가했고 30초씩 파머스 워크를 했다. 갑자기 파헤이의 아이디어가 이해가 가기 시작했다.

두 가지 선택지를 주겠다. 30초 동안 트레드밀에서 조깅을 하는 것과 고중량의 덤벨을 들고 돌아다니는 것 중에서 한 가지를 선택한다면 어떤 것을 선택하겠는가? HIIT 운동을 하려면 무거운 썰매나 고중량의 덤벨을 가지고 지방을 태울 준비를 하라.

이 아이디어는 아직 검증이 되지 않았지만 곧 이야기의 나머지를 알 수 있을 것이다.

글을 간단히 요약하자면 아래와 같다.

- 문제를 해결하기 위해서 당신이 정체되어 있는 부분에서 등척성 수축 운동을 시도해보라. 횟수를 많이 하지 말고 몇 개만 하라.
- 복근 운동이 당신에게 식스팩을 주지는 않겠지만 전체 훈련에 보조적인 역할을 해줄 것이다.
- 트레드밀에서 부끄러움을 당하지 말고 바벨이나 덤벨을 이용하여 타바타 프런트 스쿼트나 HIIT 파머스 워크로 지방을 태워라.

이게 나의 나머지 이야기의 전부이다.

05

하루에 리프트 한 가지 프로그램

나는 십대 때에 만화책을 보는 대신에 남성 잡지들을 보기 시작했다. 휴 헤프너(Hugh Hefner)의《플레이보이》잡지뿐만 아니라 운동 잡지들도 함께 봤다. 그때《근력과 건강(Strength and Health)》잡지에는 기이한 모습의 아이언맨과 보디빌딩 방법들의 모음이 있었다.

10년 전쯤 완전히 새로운 장르의 피트니스가 나타났다. 글 한 편당 거의 나체인 여자 사진이 3장 정도 나오는, 말하자면 가벼운 근력 잡지라고 하겠다.

이 책들은 비행 중에 시간 죽이기 용으로 읽기에 아주 좋다. 한 페이지에 30가지 주제가 등장하는데, 그 내용은 물건 고치기에서 애완동물 돌보기까지 다양하다.

최근 본 인상적인 기사는 여성이 쓴 캐주얼한 남성 옷에 대한 기사였다. 기사의 내용보다 내 눈을 사로잡은 건 다른 부분이었다.

셔츠: 245달러
바지: 210달러
벨트: 105달러

양말: 29달러
신발: 285달러

이게 캐주얼한 옷인가? 나는 6개들이 양말을 사고 내 정장은 저 남자의 셔츠 가격만 하고 나는 내가 벨트를 산 적이 있는지 모르겠다. 벨트는 바지를 사면 딸려오는 거 아니었던가?

몇 페이지를 더 넘긴 후에 나는 이달의 훈련 프로그램을 다룬 부분을 찾아냈다. 스쿼트, 로잉, 프레스 따위는 잊어라. 이 기사는 리버스 그립 러버 볼 액스 트위스트(Reverse-grip Rubber Ball Axe Twists)와 헝가리안 크로스 립(Hungarian Cross Leaps)의 조합으로 이루어져 있었다. 이 운동들이 현실 세계에서 어떻게 이루어지는지는 모르지만 모델로 나온 남자는 운동을 하고 있음에 틀림없다.

나는 운동 프로그램을 팔며 돈을 벌지는 못할 것 같다. 왜냐면 내가 알고 있는 가장 좋은 훈련 프로그램들만 권하기 때문이다. 문제가 뭐냐고? 이 프로그램이 정말 힘들다는 것이다. 정말로 힘들다.

반면 이 훈련 프로그램은 정말 힘들지만 굉장히 간단하다. 피트니스 잡지에서는 다룰 수 없을 것이다. 보통의 독자라면 시도도 해보지 않을 테니 말이다. 왜 시도도 해보지 않을지는 곧 알 수 있을 것이다.

나는 '하루에 리프트(lift) 한 가지 프로그램'이라고 부른다. 이 프로그램의 뿌리는 올림픽 역도 훈련에서 왔고 너무나 간단하기 때문에 과소평가될 수 있다. 이 프로그램은 체육관에 있는 시간을 줄여주고 대신에 회복 기간을 늘려준다. 이 프로그램대로 훈련하다보면 직장에 못 가는 불상사가 생길 수도 있다.

첫째로 왜 이 훈련 프로그램을 하는 사람들이 왜 프로그램을 싫어하게 되는지 알아보자. 이 부분은 나중에 또 이야기할 테지만 이 '하루에 리프트 한 가지 프로그램'은 눈에 보이는, 또 눈에 보이지 않는 문제들이 있다. 가장 큰 문제는 이 프로그램을 처음 시작하는 사람들은 체육관에서 시간을 오래 보내지 않는다는 것에 불편함을 느낀다. 체육관에서 시간을 오래 보낼 수 없는 프로그램이기 때문이다.

다른 문제는 오직 한 종류의 운동만 하기 때문에 스쿼트를 하지 않고 다리 운동 머신으로 도망가면서 다리 운동을 했다고 위안을 받을 수 없다는 것이다. 스쿼트를 하기로 했으면 그날은 스쿼트만 해야 한다. 친업을 하기로 했으면 그날은 친업을 하는 것이다. 45분 동안!

체육관으로 가는 차 안에서는 45분 동안 친업만 하는 게 괜찮은 생각이라는 느낌이 들 수도 있겠지만 5세트 후에는 내가 장담하건데 다른 운동을 할 수 있는 자유가 정신적으로 육체적으로 얼마나 위안을 주는지 깨닫게 될 것이다. '하루에 리프트 한 가지 프로그램'에서는 그런 위안을 어디에서도 찾을 수 없다.

가장 큰 문제는 변명거리가 없다는 것이다. 스쿼트를 하기로 했으면 그날은 스쿼트의 날이다. 이 프로그램에서는 숨을 곳이 없다. 41개의 다른 운동을 하고 고중량으로 하기 싫은 운동들은 하지 않은 채 복근 운동만 하고 "아 오늘 운동 잘했네"라고 할 수 없는 것이다.

매우 간단하다. 하루에 한 가지 운동을 정하고 전체 운동 시간 동안 그 운동만 하라. 첫 번째 장점은 단순함이다. 온갖 운동들의 자세와 운동 방법과 횟수와 순서가 적힌 종이를 프린트해 갈 필요가 없다. 하루에 한 운동만 한다. 쉽게 들리지 않은가?

운동법을 선택하기 전에 횟수와 세트에 관한 이야기를 먼저 하자. '하루에 리프트 한 가지 프로그램'에 대해서 접근할 때는 일주일이나 한 달 단위가 아니라 조금 더 넓게 바라봐야 한다. 한 가지 방법은 성공적인 일주일을 보낸 후에 횟수와 세트의 조정을 통하여 적정한 운동의 강도를 찾는 것이다.

첫 주: 5번씩 7세트

5번씩 7세트는 어떤 운동을 하더라도 힘든 기준이지만, 특히 스쿼트, 벤치 프레스, 데드리프트, 프레스, 스내칭 같은 큰 운동을 할 때는 정말 지칠 것이다. 약간의 실험을 통해서 나는 효과가 좋은 운동 순서를 알아냈다.

세트 1: 225파운드 5회
세트 2: 245파운드 5회
세트 3: 265파운드 5회
세트 4: 275파운드 5회
점점 지친다. 힘에 부친다는 생각이 들고 한 세트도 더 못 할 것 같은 기분이다.

세트 5: 235파운드 5회
강도가 떨어져 신선하고 수월하다.
세트 6: 255파운드 5회
도전적이고 조금은 힘들지만 지옥 같지는 않은 세트다.
세트 7: 275 혹은 285파운드 5회
이건 남은 체력에 따라 해야 한다.

보조해주는 사람이 있다면 벤치 프레스와 스쿼트에 좋은 다른 방법은 최대 중량을 이용하는 것이다. 바는 스스로 내리되 바를 올릴 때는 보조하는 사람들의 도움을 받도록 하라. 5회 운동을 한 후에 바는 렉에 두고 스쿼트를 하는 경우에 빠르게 8~10회 점프를 하고 벤치 프레스를 하는 경우 8~10회 푸쉬업을 하라.

이 운동법이 나에게 어떠한 운동법보다 일을 가장 오랫동안 못 나가게 한 운동법이다. 5회 7세트 최대 중량 스쿼트 후에 뛰기를 하는 건 다리에 있는 모든 섬유질을 불태워버리는 듯하다. 내 제자들 중 일부는 말 그대로 다음 날 침대에서 못 나왔다.

내가 아는 한 5회씩 7세트 후에 회사나 학교에 갔던 운동선수를 딱 2명 안다. 하지만 오늘은 그날이 아니다.

둘째 주: 3회씩 6세트

18회로 봤을 때 이번 주는 첫 주의 딱 반절이다(35회와 18회를 비교했을 때). 첫 주와 완전히 동일하게 운동을 하고 대신 중량을 좀 더 올려라. 첫 주 후에 둘째 주는 조금 더 쉬워 보인다. 종이에서만….

셋째 주: 5, 3, 2

이게 내가 가장 좋아하는 횟수와 세트의 조합이다. 기본적으로 우리는 2회 최대 중량을 생각하는 것이다. 대부분의 운동선수들은 1횟수의 최대 중량에 대해서는 이야기를 하지만 2회의 최대 중량에 관해서는 잘 아는 바가 없다. 한 가지 생각할 건 대부분의 사람들이 1회를 할 수 있는 중량이면 2회도 할 수 있다는 것이다.

반은 농담이지만 운동선수와 코치들은 다 자신의 최대 중량에 대해서 거짓말을 한다. 아무 대학 미식축구부에 가서 최대 중량에 대해 물어보라. 최근에는 어떤 대학 미식축구 선수가 자신의 용상 최대 중량을 540파운드라고 했다. 역도 용상의 미국 최고 기록이 517파운드다.

넷째 주: 휴식!

문서상으로 봤을 때 첫 3주는 너무나 쉬워 보인다. 이번 주를 보면 많은 사람들이 코웃음을 친다. "한 주 전체를 쉬라고!" 나는 그 사람들을 도리어 조롱한다. 일단 '하루에 리프트 한 가지 프로그램'을 해보고 다시 오라고. 한 주 쉬는 게 잘못된 것처럼 들리면 내가 장담컨대 운동을 잘못한 것이다.

운동 선택은 목표와 삶에 부합해야 한다. 주말에 술집에 가거나 파티에 가서 춤을 추고 싶다면 목요일이나 금요일에는 스쿼트를 삼가라. 다리를 이쪽에서 저쪽으로 움직이지도 못할 테니까.

파워 리프터나 파워 보디빌딩을 하는 사람들에게 '하루에 리프트 한 가지 프로그램'은 완벽한 선택이다. 일주일의 운동 계획을 다음과 같이 짤 수 있다.

월요일: 벤치 프레스 혹은 인클라인 벤치 프레스
화요일: 로잉
수요일: 스쿼트
목요일: 휴식
금요일: 밀리터리 프레스
토요일: 컬, 데드리프트 등등

이미 무슨 생각을 하는지 알고 있다. 복근은? 전거근은? 밀리터리 프레스만 45분을 하면 복근이든 어디든 단련될 것이다.

'하루에 리프트 한 가지 프로그램'은 정말 어렵다. 효과는 정말 엄청나지만 너무나 힘들다. 재밌지도 않다. 당신이 스쿼트를 한 다음에 못 걷는 모습을 보는 친구들 외에는. 대부분은 한 달도 못 할 것이다.

도전해보고 싶은가? 몇 가지 조언을 하겠다.

- 고중량으로 짧게 운동하라. 고중량으로 오래 운동하는 건 힘들

다. 믿기 힘들다면 스트롱맨 대회나 하이랜드 대회에 가서 선수들이 하루를 어떻게 보내는지 한번 보라.

- 전체 프로그램이 말이 안 되는 것 같다면 간헐적으로 '하루에 리프트 한 가지 프로그램'을 사용해보라. 기존 훈련과는 다른 신선한 느낌을 받을 것이다.
- '하루에 리프트 한 가지 프로그램'은 운동선수들에게 훈련의 새 패러다임을 제시해줄 것이다. 중요 운동이 중요한 것이다. 오랫동안 사람들은 이 기본적인 사실을 잊고 있었다.
- 일어날 수 있는 가장 나쁜 일은 허벅지 근육이 너무 커져서 당신의 그 210달러짜리 섹시한 바지를 못 입게 될지도 모른다는 거다. 난 분명히 경고했다.

06

타바타 운동, 4분 만에 지방 감량하기

몇 년 전에 어떤 운동기구 회사가 하루에 4분으로 운동 효과를 낼 수 있다는 기기를 개발했다. 가장 큰 문제는 그 기계의 가격이 1만 2,000달러라는 것이었다. 내 자동차보다도 비쌌다. 나는 내 학위를 포함하여 어떤 것에서든 그만큼의 돈을 써본 기억이 없다.

나는 오늘 당신에게 많은 돈을 아끼게 해줄 것이다. 왜냐하면 저 비싼 기계 없이도 같은 효과를 나타낼 수 있는 방법을 알려줄 것이기 때문이다. 이 훈련의 비밀은 다른 모든 훈련을 다 합한 것보다도 더 많은 훈련이 되면서도 하루의 23시간 56분이 남아 있게 만들어준다는 것이다.

하지만 공짜는 아니다. 극도의 지침, 구토, 수영장을 방불케 할 땀을 보게 될 것이다.

타바타는 이 훈련법을 개발한 일본인 연구자의 이름이다. 이 훈련은 무산소와 유산소 운동을 동시에 할 수 있도록 개발되었다. 이 훈련의 또 다른 훌륭한 점은 여러 분야에서 도움을 준다는 것인데, 자전거 타기, 스피드 스케이팅, 올림픽 역도 그리고 지방을 빨리 없애려는 사람들에게도 큰 도움을 준다.

훈련 방법은 너무 간단하지만 실제로 하기는 굉장히 힘들다. 운동선수들은 한번 해보고 그 굉장함에 놀라고 그 이름을 다시 입에 담지 않는다. 백번 듣는 것보다 일단 한번 해보는 것이 낫다. 아무 운동이나 하나를 선택해서 다음 순서대로 해보자.

1) 20초 동안 최대한 많은 횟수를 시행한다.
2) 10초 동안 쉬어라.
3) 같은 순서로 7번 더 반복해라.

이게 전부이다. 당신은 4분간의 훈련을 훌륭히 해냈다! 바닥에 납작 엎드려 있는 모습이 그려지는데?

8세트의 최대 횟수와 10초간의 휴식, 간단하고 효과적이다. 타바타 운동에서 가장 좋은 두 가지 운동은 프런트 스쿼트와 쓰러스터이다.

타바타 운동을 할 때는 옆에서 횟수를 같이 세어주는 사람이 있으면 좋다. 왜냐하면 기절해버리면 횟수를 기억하지 못할 테니까. 나는 운동을 할 때마다 8번의 세트 중에서 가장 낮은 횟수를 기록한 세트를 각 운동의 기준으로 삼는다. 너무 고중량으로 하면 2회 정도 할 것이며 너무 가볍게 하면 15회까지 할 것이다.

우리가 운동에 대해 말하기 전에 우리가 무엇을 하고 있는지 다시 한번 생각해보자. 이 운동은 8회씩 8세트를 하는 게 아니다. 8세트 동안 20초씩 운동을 하는 것이다. 20초 동안 최대한 많은 횟수를 하고 10초 동안 쉬는 것이다.

10초는 바를 렉에 올려놓거나, 음료를 한 잔 마시거나 자전거 운동을 하고 있는 귀여운 여자아이를 보는 시간이 아니다. 10초는 시계를 보거나 바에 다시 다가가거나 구토를 다스리거나 벨트를 바로잡거나 한 후에 다음 세트를 하는 것이다. 10초는 10초다. 반칙은 안 된다!

타바타 훈련을 할 때 최대한 많은 근육을 사용하는 운동을 골라야 한다. 내가 제일 추천하는 운동은 프런트 스쿼트이다. 왜 백 스쿼트는 안 되냐고 물어본다면 백 스쿼트는 바를 렉에 다시 빨리 돌려놓기가 힘들기 때문이다. 프런트 스쿼트의 경우에는 바로 던져놓고 10초를 쉴 수 있다.

밀러터리 프레스 같은 운동은 마지막 1분까지 근육이 살아 있기 힘든 운동이다. 어깨가 불타면서 2회 정도나 겨우 할 것이다. 데드 리프트로도 시도해보았지만 타바타 운동을 데드 리프트로 하기에는 사람들이 부상 걱정을 많이 한다.

프런트 스쿼트가 타바타 운동으로는 가장 좋다. 또한 프런트 스쿼트를 제대로 할 줄 몰랐다면 타바타 운동을 통해 어떤 코치한테 배우는 것보다 더 잘 배울 수 있을 것이다. 4분 동안 64회에서 70회까지 가는 건 쉽다. 2시간짜리 신경학 강의보다 신경에 대해서 더 잘 배울 수 있을 것이다.

바는 몸 앞쪽으로 들고 손가락은 편안한 상태로, 팔꿈치는 위로, 바는 쇄골에 위치해 있어야 한다. 그리고 다리 사이로 앉으라. 3분, 4분 대에는 오히려 쉬워지는데 바로 밑으로 내려오게 되기 때문이다. 올라가면서 무릎으로 탁 멈추지 않아도 괜찮다. 위에서 멈추는 건 생각도 하지 마라. 올라가자마자 바로 내려와라.

바의 무게는? 프런트 스쿼트를 465파운드로 하던 남자가 타바타 운동으로 95파운드 스쿼트를 하고 구토를 했다. 대개 나는 사람들에게 가벼운 중량으로 하라고 권한다. 한 65~75파운드가 적당할 것이다. 아주 간혹 155파운드로 마지막 8회까지 마치는 사람도 있지만 흔치 않다.

타바타 운동에서 또 추천할 만한 운동은 쓰러스터이다. 쓰러스터는 체육관에서 사람들이 많이 하고 있지는 않지만 효과가 굉장히 좋은 운동 방법이다. 덤벨이나 케틀벨 두 개를 가지고 어깨 높이로 들라. 아래로 스쿼트를 하고 이때 덤벨이나 케틀벨은 계속 어깨 높이에 둔다. 일어나면서 덤벨이나 케틀벨을 머리 위로 들고 잠시 멈춘다. 밀면서 일어나거나 반동으로 덤벨을 머리 위로 들어도 된다. 나는 두 메커니즘을 4분 동안 사용한다.

쓰러스터는 맥박수와 호흡에 어떻게 설명할 수 없을 정도의 영향을 미친다. 저중량으로 해라! 한 손에 35파운드짜리 쓰러스터는 굉장히 어려운 운동에 속한다. 첫 2분간은 정신을 못 차릴지도 모른다.

4분 동안 시간을 잴 수 있는 벽시계가 있으면 좋다. 20초 운동 후에 바를 렉에다가 놓고 10초를 쉬고 다시 바를 잡고 20초 운동을 하라. 시계를 보고 있으면 집중을 하는 데 도움을 준다.

그리고 이 사실을 명심하라. 타바타 운동 후에는 많은 활동을 하면 안 된다. 폐가 기관차같이 폭발적으로 움직일 것이다. 타바타 운동 후에 할 여러 가지 계획을 세워도 괜찮지만 그 계획을 실행할 수 없다고 해서 실망하지는 말아라. 나는 타바타 운동 후 산책길에서 휴식을 취할 때 개를 데리고 가서 새들을 쫓게 만든다.

타바타 운동의 가장 힘든 부분은 4분 동안 집중하는 것이다. 손에서 바나 덤벨을 놓게 해서는 안 된다. 프런트 스쿼트 후에 바를 렉에다가 놓은 후에는 거기서 잠시 멈췄다가 한두 걸음 뒤로 갔다가 다시 앞으로 가서 바를 잡고 다시 시작하라.

당신이 쓰러스터를 한다면 덤벨을 벤치에 놓고, 손으로 핸들을 잡을 준비를 한 채로 시계를 봐라. 길지 않은 10초이지만 당신이 중량을 계속해서 들 수 있도록 도와줄 것이다. 적어도 다시 중량을 많이 움직일 필요는 없을 것이다.

나는 한 달에 두 번 정도 타바타 스타일의 프런트 스쿼트나 쓰러스트 운동을 한다. 분명 누군가는 말할 것이다. "그렇게 좋으면 매일 하지?" 해봐라. 해보고 다시 나에게 와라.

왜 이 운동을 해야 할까? 타바타 운동은 내가 아는 한 가장 효과적으로 지방을 연소시키는 운동이다. 4분밖에 안 될지 모르지만 오랫동안 땀이 비 오듯 나고 호흡이 매우 거칠어진다. 더 나아가서 프런트 스쿼트를 제대로 하는 방법을 그 어떤 방법보다 잘 가르쳐준다.

다른 한 가지는 타바타 운동은 정신적으로도 육체를 초월하여 집중하는 법을 알려준다. 그리고 1만 2,000달러도 아낄 수 있지 않은가.

07

다이어트의 역사

몇 년 전 나는 고등학생들을 대상으로 하는 강연에 초청받았다. 나는 정중히 거절했으나 재요청을 받았고 다시 거절했다. 세 번째 요청이 왔을 때 나는 죄책감을 이기지 못하고 강연을 하겠노라고 수락했다. 나는 강연의 주제를 듣자마자 후회했다. 강연의 주제는 '절제'였다.

나는 즉시 내가 속았다는 걸 깨달았다. 그 어느 누구도 십대들 앞에서 거절하는 법이나 음주운전에 대해 이야기하고 싶지는 않을 것이다. 나는 다른 이야기를 찾아야 했다. '절제'에 대해 이야기하면서도 청소년들의 관심을 끌 만한 것 말이다.

운이 좋게도 최근에 내 친구 케이티(Kathy)는 본인의 3일 다이어트에 대해서 나에게 말해주었다. 다이어트의 이름은 7-7-7 다이어트였다. 첫 번째 날 그녀는 달걀 7개를 먹었고(그 달걀 7개가 하루에 먹는 음식의 전부이다.) 둘째 날에는 오렌지 7개, 셋째 날에는 바나나 7개를 먹었다. 케이티에 따르면 4일째 7파운드가 감량되어 있을 것이라고 했다.

그녀에게 차마 말하지 못했지만 굶는 기간 동안에는 체중이 감소하겠지만 4일 이후부터는 14파운드의 체중이 더 증가한 채로 근육량은 줄어들어 있을 것이다. 케이티의 이 놀라운 다이어트는(너무 허무맹랑해서 놀랍다) '절제'라는 주제의 강연에 딱 알맞았다. 연구를 좀 더 해보니 체중과 지방 감량에 관한 한 시대를 풍미한 이야기들을 많이 찾을 수 있었다.

식료품점들을 돌아다니다보면 다이어트가 지금 시대의 굉장한 관심사라는 걸 알 수 있다. 흥미롭게도 옛 시대에서는 다이어트가 비만뿐만 아니라 부도덕함을 극복하는 수단으로 사용되기도 했다. 그 옛 시대 다이어트들의 흔적들은 오늘날 식료품점 찬장에서도 찾아볼 수 있다.

1830년대 레버렌드 실베스터 그래햄(Reverend Sylvester Graham)은 폭식은 강력한 성욕을 불러일으킨다고 믿었다. 성적인 과잉은 죄악시되었다. 그래햄은 남성은 30세가 될 때까지 동정이어야 한다고 생각했고 결혼 후에도 섹스는 한 달에 한 번만 해야 한다고 했다. 자위는 절대 해서는 안 될 행위로 여겨졌다. 자위가 질병과 정신병을 야기한다고 생각했기 때문이다.

성적, 영양적 배고픔 모두를 해결하기 위해 그래햄은 채식 식단을 개발하였는데 자신이 발명한 크래커도 첨가되어 있다. 후세 사람들은 그 크래커를 그래햄 크래커라고 불렀다.

그래햄 이 후 몇십 년 뒤에 윌리엄 밴팅(William Banting)이라는 영양학자가 등장하였다. 그는 살코기, 마른 토스트, 계란, 채소를 먹는 식단을 통해 50파운드를 감량했다. '밴팅'은 미국에서 다이어트의 대명사가 되었고 그의 책 『비만에게 쓰는 편지(Letter on Corpulence)』는 베스트셀러가 되었다.

같은 시기에 제임스 살리스버리(James Salisbury) 박사는 간 고기 패티와 뜨거운 물로 구성된 고단백 식단을 소개하였다. 그는 녹말에 대해 아주 부정적이었는데, 녹말은 소화가 될 때 독성 물질을 내뿜는다고 주장하였다. 그가 제시한 해법은 간 고기 패티를 하루에 3번 섭취하며 채소와 과일 녹말 음식들을 제한적으로 섭취하는 것이었다. 현재도 대부분의 식당에서 살리스버리 스테이크를 주문할 수 있다.

1900년대 이전에 가장 유명했던 사람 중에 한 명인 존 하베이 켈로그(John Harvey Kellogg) 박사는 관장의 열렬한 지지자였다. 그 켈로그 맞다. 당신의 찬장 속에 있는 시리얼 박스에 나와 있는 그 이름 말이다. 켈로그 박사는 콘프레이크와 그래놀라를 개발했는데 주된 목적은 성욕을 줄이고 사람들이 자위행위를 하는 걸 막는 것이었다.

그는 또 소년들이 마취제 없이 포경 수술을 해야 한다고 주장했다. 그 이유가 가관인데 소년들이 고통을 성기와 항상 연관시키기 위해서라고 했다. 여성들은 클리토리스를 석탄산으로 처치를 해야 한다고 했는데 소위 '비정상적인 즐거움'을 예방하기 위해서라고 했다.

켈로그의 채식 식단과 관장은 1994년도에 나온 영화 〈웰스빌로 가는 길(The Road to Wellsville)〉에서 풍자되었다. 앤서니 홉킨스(Anthony Hopkins)가 켈로그의 역할을 맡았다.

홉킨스는 켈로그뿐만 아니라 〈양들의 침묵〉에서 한니발의 역할도 맡았는데 여기서 한니발의 식단을 다루지는 않을 것이다.

그래햄 크래커, 살리스버리 스테이크 그리고 켈로그의 식단은 한때 미국에서 영양학의 최첨단에 있었다. 그리고 체중과 지방 감량을 돈벌이에 이용한 재미있는 사건들도 있다.

내가 개인적으로 가장 좋아하는 체중 감량에 관한 광고는 1920년대에 나온 럭키 스트라이크(Lucky Strike)라는 담배 광고이다. 그 광고에서 럭키 스트라이크는 체중 감량을 위한 방법으로 소개되었다. '단것에 손대는 대신 럭키 스트라이크를 집어라'가 대표 문구였다. 폐암이 체중 감량에 매우 효과적이기는 하지만 나는 절대 추천하지 않겠다.

또한 1950년대의 여성 잡지의 뒷부분을 보면 매우 흥미로운 체중 감량법들이 소개되어 있다. 크림, 로션, 그리고 그 유명한 촌충을 이용한 다이어트 약까지. 근데 그 촌충을 이용한 다이어트 약은 진실보다는 도시전설에 가깝다고 생각한다.

모든 다이어트 방법은 크게 세 가지 범주로 나눌 수 있다.

- **음식을 골라내거나 조합하는 다이어트:** 이 방법은 매우 오랫동안 이용되었다. 대표적으로 코셔(Kosher)의 체중 감량 식단이 있다. 기본적인 생각은 어떤 음식과의 조합은 좋고 어떤 음식과의 조합은 나쁘다는 식이다.
- **'더 섭취하는' 다이어트:** 어느 다이어트이든지 '고'를 사용하는 다이어트들(고단백, 고탄수화물 등)은 이 범주 안에 들어간다. 대부분 이런 다이어트들은 특정 다량영양소인 탄수화물, 단백질, 지방의 대량 섭취를 권장한다.
- **'덜 섭취하는' 다이어트:** 이 다이어트들은 '저'라는 단어가 포함

되어 있는 다이어트(저지방, 저탄수화물 등)들이다. 여러 종류의 굶거나 단식하는 다이어트들도 이 범주에 포함시킨다.

음식을 골라내거나 조합을 하는 다이어트는 내 개인적인 경험을 바탕으로 봐도 설득력이 있다. 내가 맥주를 하루에 6캔씩 먹어서 지방이 축적되는 게 아니라 주범은 맥주와 함께 먹는 땅콩이다. 그 음식의 조합이 뚱뚱한 배를 만드는 것이지 칼로리가 만드는 게 아니다. 이제는 맥주만 마셔야겠다.

파블로브(Pavlov), 그러니까 개가 침 흘리는 것으로 유명한 그 사람은 고단백 음식과 고탄수화물 음식을 섞어 먹는 게 소화에 문제를 일으킨다고 주장했다. 카이로 프랙틱 의사인 필 마페톤(Phil Maffetone)은 이 개념을 책으로 출판했다. 책 제목은 『모든 사람이 운동선수(Everybody is an Athlete)』이다. 기본적으로 연어를 한 조각 먹는 것은 괜찮지만 연어와 라면을 섞어 먹으면 몸에 문제가 된다는 식이다. 국수와 케첩은 괜찮지만 스테이크만 추가하지 않으면 된다는 것인가? 아하.

〈쓰리 컴퍼니(Three's Company)〉라는 시트콤을 통해서 수잔 소머스(Suzanne Somers)는 다이어트의 전문가가 되었다. 그녀는 심지어 음식 조합에 관한 책도 출판했다. 과일만 따로 섭취하는 이론이 이 음식 조합 프로그램의 기반을 이룬다.

파블로브 이외에도 소머스 전에 음식 조합에 관한 주장들을 펼친 영양학자들이 있다. 1920년대 윌리엄 하워드 헤이(William Howard Hay) 박사는 피의 pH가 건강에 아주 중요한 지표라고 생각했고 같은 식사에 탄수화물, 과일, 단백질을 함께 섭취하면 안 된다고 생각했다.

20세기 초반에 '플레처라이징(Fletcherizing)'이라는 방법이 굉장히 유행을 했는데 매일 관장을 하고 음식을 천천히 씹는 방법이었다. 호라스 플레처(Horace Fletcher)라는 사람이 개발한 방법이었는데 그는 음식이 물처럼 될 때가지 씹은 후에 삼켜야 한다고 했다. 이 방법은 내가 고등학교 학생일 때까지 상식처럼 널리 퍼져 있었다.

쥬디 마젤(Judy Mazel)은 소머스 전에 가장 유명한 음식 조합가일 것이다. 1980년대에 그녀가 출판한 『비버리힐스 다이어트(The Beverly Hills Diet)』는 대히트였다. 여인들이 스파게티를 잔뜩 먹은 후에 망고, 파파야, 파인애플 등을 먹으면서 체중이 증가하지 않을 거라고 말하던 광경이 생각난다.

『비버리힐스 다이어트』 이후 1980년대에는 여러 다이어트 이름들이 유행처럼 나왔다. '캠브리지 다이어트(The Cambridge Diet)'는 캠브리지에서 일하고 있는 의사가 개발하였는데 다단계를 이용해서 단백질 음료를 판매하는 게 주된 목적이었다. '비버리힐스 다이어트'나 '사우스비치(South Beach) 다이어트'로 이름을 짓는 게 '오작 산골짜기 다이어트(Ozark Mountain Valley Diet)'보다 더 잘 팔리는 듯했다.

이와 비슷한 시기에 댄 뒤쉐인(Dan Duchaine)과 마우로 디파스콸레(Mauro Di-Pasquale) 박사는 음식 조합에 대한 책을 함께 쓰기 시작했다. 이 방식은 훈련 방식과 식단을 결합하여 5일은 고지방과 고단백 음식을 섭취하고 탄수화물을 전혀 섭취하지 않고 이후 2일은 고탄수화물 음식을 섭취하는 등의 방법을 사용하였다. 비슷한 방식의 바디오푸스(BodyOpus) 다이어트와 아나볼릭(Anabolic) 다이어트가 근력 운동을 주로 하는 운동선수들 사이에서 수년간 유행했다.

최근에 존 베라디(John Berardi) 박사 등은 한 식사에 많은 양의 탄수화물과 많은 양의 지방을 섞지 말라는 조언을 한다.

이 다이어트들의 특징은 탄수화물, 지방, 단백질 중 나쁜 것은 없다는 것이다. 단지 탄수화물, 단백질, 지방을 섭취하는 순서와 타이밍이 중요할 뿐이다. 이 다이어트의 숨겨진 강점 중 하나는 음식을 계획적으로 섭취한다는 데 있을지도 모른다.

'고'나 '더'가 들어간 다이어트들의 추세를 살펴보면 하나의 아주 좋은 다량영양소가 다른 아주 나쁜 다량영양소와 싸우는 모양새라는 걸 알 수 있다. '지방은 나빠. 탄수화물을 더 먹어!'라든지 '아니야. 탄수화물이 나빠. 지방을 더 먹어!'라는 식이다.

역사적으로 단일 음식 다이어트가 체중 감량의 비밀 무기처럼 여겨지고는 했다. 1600년대에 조지 쉐븐(George Cheyne) 박사는 자신의 추종자들에게 우유 섭취를 늘리라고 조언했다.

1960년대까지 한 가지 다량영양소를 섭취하는 다이어트는 출현하지 않았다. 『근력과 건강(Strength and Health)』의 저자인 밥 호프만(Bob Hoffman)이 지속적으로 고단백 음식 섭취를 권장했던 정도였다. 헤르만 톨러(Herman Taller)의 책에 보면 칼로리가 중요한 게 아니라 고지방, 고단백, 저탄수화물 다이어트가 중요하다고 주장했다. 그 뒤를 이어 여러 책이 출판되고 그

중 스틸만(Stillman)의 『의사의 빠르게 체중 감량하기(The Doctor's Quick Weight Loss Diet)』에서는 고기와 치즈의 섭취를 늘리라고 조언하였다. 10년 후에 로버트 앳킨스(Robert Atkins) 박사의 첫 책인 『다이어트 혁명(Diet Revolution)』이 출판되었다.

1990년대 중반까지 저탄수화물 고단백 식단이 주류를 이루었다. 우리는 패러다임의 변화를 볼 수 있었는데 가장 악한 다량영양소가 지방에서 탄수화물로 바뀌었다. 베리 씨어(Barry Sear)의 『더 존(The Zone)』은 40-30-30 현상을 널리 퍼뜨렸고 그동안 여러 사람들이 생각했던 지방과 단백질이 나쁘다는 생각에서 멀어지게 해주었다.

슈가 버스터(Sugar Buster), 프로테인 파워(Protein Power), 탄수화물 중독 다이어트(The Carbohydrate Addict's Diet), 팔레오 다이어트(paleo diet)들이 지금 시대 다이어트의 주류를 이룬다. 식당에 가서 "저는 지금 앳킨스 식단을 따르고 있어요"라고 말하면 어떤 음식을 내오고 어떤 음식을 내오지 말아야 할지 웨이터가 알 정도이다.

연구자들도 이제 2주간의 앳킨스 다이어트가 체중 감량에 효과적이라는 사실을 인정하고 있다. 식단에서 지방을 증가시키는 건 식사 후에 포만감을 느끼게 해주기도 한다. 다시 한 번 생각해볼 것은 이 다이어트가 효과적인 이유 중 하나는 다이어트를 하는 사람이 식단을 계획하고 음식 선택에 제한이 걸리기 때문일 수도 있다.

'저' 혹은 '섭취 금지'류의 다이어트들은 1910년대까지 내려갈 수 있다. 칼로리라는 개념이 처음 소개되고 구스타프 개트너(Gustave Gaertner)가 음식 스케일을 발명했다. 그가 가진 체중 감량에 관한 좌우명은 "체중계 없이는 회복이 없다"라는 것이었다. 10년 후쯤 루루 헌트 피터(Lulu Hunt Peter) 박사가 그녀가 개발한 다이어트 계획을 갖고 왔다. 단식으로 시작하고 음식을 플레쳐화하라. 그리고 평생 동안 하루에 1,200칼로리 이하로 음식을 섭취하라.

물론 1,200칼로리가 너무 높다는 의견들이 나왔다. 다이어트들은 하루에 600칼로리를 권장하기 시작했고 유명한 18일 동안 하루에 585칼로리만 섭취하는 할리우드 다이어트도 나왔다. 이 다이어트의 대표적인 식단이었던 포도, 계란, 오렌지, 멜바 토스트는 다이어트 식단의 대명사가 되어 현재까지 내려오고 있다. 할머니에게 다이어트에 대한 조언을 구하면 저 음식들을 줄지도 모른다.

그 후에 의사들에 의해서 비만을 치료할 목적으로 하루에 400칼로리 섭취가 권장되기도 했다. 1950년대에 들어와서는 다이어트 요리책에 관한 새로운 시장이 열렸고 어느 서점에서나 그 책들을 찾을 수 있었다.

1970년대 말 나단 프리티킨(Nathan Pritikin)은 지방을 먹는 게 뚱뚱한 주된 이유라고 주장하고 프리티킨 다이어트와 운동 프로그램을 개발했다. 이 프로그램의 중점은 초저지방 식이였다. 딘 오니쉬(Dean Ornish) 박사는 『더 먹고 덜 쪄라(Eat More, Weigh Less)』라는 그의 책에서 이 아이디어를 더 개발시켜 저지방 채식 위주의 식단을 제시하고 체중 감량과 동시에 혈액 수치 향상도 목표로 하는 프로그램이었다.

"뚱뚱하게 만드는 것은 지방이다"라는 생각은 아직까지 대부분 체중 감량을 원하는 사람들에게서 보편적인 생각이다. 하지만 이 생각은 다이어트를 실패에 이르게 할 수도 있다. 지방 함량을 줄여봤자 고탄수화물 식단을 지속하며 감자 칩을 먹는다면 다이어트에 실패할 수밖에 없다.

1960년대와 1970년대에 유행했던 방법 중 하나는 액체 단백질 음료였는데 주원료가 소의 피부였고 참 구역질나는 맛이었다. 하루에 700칼로리만 섭취하는 헤르만 타르노아(Herman Tarnower)의 스카스데일 다이어트(Scarsdale Diet)도 함께 유행했다.

이러한 다이어트들의 장점은 광적이고 전투적인 정신력이 길러진다는 것이다. 불행히도 초저지방 다이어트는 혈액 수치를 많이 좋게 해주지는 못한다. 사실 많은 고기와 치즈를 섭취하는 앳킨스 다이어트를 하는 사람들의 혈액 수치가 구시대의 토끼 다이어트보다 훨씬 좋다는 걸 발견하게 된다. 여기서 얻을 만한 점은 토끼의 식사를 먹는 대신에 토끼를 먹으라는 것이다.

이 모든 다이어트의 역사가 우리에게 시사해주는 부분은 무엇인가? 첫째 다이어트 책이나 기사들을 볼 때 유의할 점은 대부분 체중 감소를 이야기하지 지방 감소를 이야기하지 않는다라는 것이다. 체중만 감소시키는 건 사실상 아무 의미가 없다. 마당에서 잔디를 깎다가 무슨 일이 발생해도 체중은 감소할 것이다. 그게 우리 목표와 상관이 있는가? 둘째로 이 분야에 대해서 깊이 공부를 하다보면 앞으로 유행할 다이어트는 어떤 다이어트가 될지 맞추는 선지자가 될 수 있을 것이다.

이 모든 다이어트 조언들의 홍수 속에서 내가 가장 확실하다고 생각하는 조언 하나는 음식의 선택이다. 매일 또는 매주 좋은 음식들을 선택해서 섭취할 수 있어야 한다.

몇 년 전 참석했던 워크숍에서 음식 일지를 며칠 동안 기록하여 우리가 어떤 음식들을 섭취했는지 보는 활동이 있었다. 음식의 양이나 칼로리, 단백질 그런 것들이 아니라 어떤 음식을 섭취했는지를 적는 것이다. 이렇게 하는 이유는 간단했다. 대부분의 사람들은 일주일에 10~20개의 음식을 섭취하게 된다. 믿을 수 없다면 당신도 음식 일지를 한번 기록해보라.

섭취하고 있는 음식이 계란, 연어, 참치, 오트밀, 블루베리, 아몬드, 닭요리, 사과, 포도, 치즈, 야채 등이라면 이 글은 읽지 않고 넘어가도 된다.

몇 가지 조언을 해주겠다. 배고픈 채로 장을 보거나 밖에 나가지 마라. 꼭 배가 부른 채로 밖에 나가라. 돈도 절약할 테지만 더 나은 음식을 선택해서 섭취할 수 있을 것이다. 배가 부른 채로 장을 보면 장바구니에 턱을 하나 더 만들 음식들을 담지 않을 것이다.

꼭 쇼핑 리스트를 작성해야 한다. 나는 일터에 하나 냉장고에 하나 붙여놓고 서랍장에 여분을 쟁여둔다. 장을 보기 전에 시간을 들여서 가지고 있는 물품이 진짜로 있는지 확인해라. 장을 볼 때는 꼭 리스트에 따라서 봐라.

많이 먹기로 계획한 음식이 있다면 많이 사라. 하루에 달걀을 4개씩 먹기로 결심했는데 12개짜리 계란 한 줄을 산다면 3일 만에 계란이 다 떨어지고 계란 외에 다른 걸 먹고 있는 자신의 모습을 발견할 것이다.

간식으로 과일을 먹는 것도 나쁜 생각이 아니다. 사과를 한 그릇 먹으려고 시도해봐라. 쉽지 않다. 아몬드나 사과가 간식으로 좋은 선택이다. 항상 곁에 두면 몸에 안 좋은 다른 간식거리에 손이 잘 가지 않을 것이다.

마지막으로 좋은 음식을 선택하려고 진심으로 노력하라. 어떤 사람 하나가 예전에 먹고 싶은 음식을 다 먹을 수 있는 다이어트가 있는지 나에게 물었다. 나는 그렇다고 대답을 해줬고 하지만 먹고 싶은 음식을 먹기 전에 먼저 연어 2파운드, 오트밀 3컵, 블루베리 1컵, 샐러드 두 그릇, 그리고 치즈 한 덩이를 먹어야 한다고 알려줬다. 매일 그녀가 내가 정해준 음식들을 먹은 이후에 그녀는 그녀가 먹고 싶은 음식들을 먹을 수 있었다.

요약하자면 좋은 음식을 섭취하려고 노력하면 나머지는 대부분 따라서 이루어질 것이다. 이 간단한 사실이 밝혀지는 데 몇백 년이 걸렸다.

08

고전적인 10가지 조언

몇 년 전 나는 운동선수들을 위한 조언들을 작성해달라는 요청을 받았다.

1. 몸 전체를 사용해서 운동해라. 근육의 한 부분만 운동하는 건 아주 가끔씩 하라.
2. 중량을 점차적으로 늘리려고 노력하고 더 빨리 움직여라.
3. 가장 좋은 음료는 물이다.
4. 아침을 먹었는가? 그렇지 않았다면 나에게 영양에 대해서 아무것도 묻지 마라.
5. 담배를 피거나 안전벨트를 하지 않는다면 빠르게 들어 올리는 동작이 위험하다고 하지 마라.
6. 중량을 늘리고 한계에 부딪혀라.
7. 단순함을 유지하라. 적은 게 더 좋다.
8. 바를 머리 위로 들어 올려야 한다.
9. 바를 바닥에 두고 여러 가지 방법으로 들어 올리려고 해봐라.
10. 당신이 하고 있는 운동의 근원을 알고 그 운동을 사랑하라.

나는 아직도 이 리스트를 사람들에게 권한다. 하지만 몇 년간 코칭을 하고 운동선수들과 함께하면서 몇 가지 새로운 사실들을 알게 되었다. 1~3은 조심해야 할 것이고, 4~6은 힘든 경험을 통해 깨달은 것이고, 마지막 7~10은 일터에서 사용할 수 있는 조언들이다.

조심해야 할 것

1. 상식적으로 말이 되지 않는 것들에는 항상 경계심을 가져라.

이를테면 눈을 통해 숨을 쉬어라 이런 것들이다.

"댄, 방금 당신이 눈을 통해서 숨을 쉬라고 했는데 내가 잘못 들은 거 같은데요?"

당신이 들은 게 맞다. 그리고 이제 당신 자신을 태아라고 생각하고 자궁 안에 있다고 상상해보라.

"뭐라고?!"

내 말이 그 말이다.

내 첫 번째 조언은 전혀 상식적이지 않은 것들을 경계하라는 것이다. 동네 영양 상점에 갔는데 점원이 99달러짜리 물품을 형이상학적인 표현을 써가며 팔려고 한다면 조용히 물러서라. 영양 상점에서 내가 가장 좋아하는 물품은 유리 뒤에 잠겨 있는 물품들이다. 유리 뒤에 잠겨 있을 정도면 그만큼 가치가 있는 것 아니겠는가.

'눈으로 숨을 쉬어라'는 여러 가지 변형들이 있다. 동네 주민센터에서 요가를 배운 후 요가 전문가로 돌변하여 요가가 배에 있는 지방을 빼는 데 가장 효과적인 운동이라고 말하고 다니는 것만큼 나쁜 것은 없다. 숨을 깊게 들이쉬면 지방이 빠져 나갈 것이다. 말이 되는 거 같지 않은가? 배 깊숙이 지방이 있기 때문에 배로 깊게 숨을 들이쉬면 숨에서 지방이 포함되어 빠져 나올 것이다. 설마 진심으로 받아들이는 사람은 없을 거라고 생각한다.

만약 누군가가 근력 훈련할 때 천천히 들어 올리는 게 더 효과적이라거나 아니면 복근을 전기로 몇 초마다 한 번씩 자극을 주면 식스팩이 생길 거라는 말을 하거든 눈을 통해 숨 쉬라는 말을 떠올려보자. 상황이 좀 더 명확해질 것이다.

2. 부동산을 소유하고 있지 않은 부동산 교수들을 경계하라.

몇 년 전 나는 내 친구 제리(Jerry)에게 어떻게 그렇게 부자가 되었는지 물어봤다. 그는 나에게 굉장히 단순한 이야기를 하나 들려줬다. 제리는 대학에 가서 성공적인 비즈니스맨이 되기 위한 수업을 듣기 시작했다. 강의 첫 주에 학생 하나가 부동산 교수에게 교수님의 부동산 소유에 대해서 물어봤다. 그 교수는 부동산이 전혀 없는 상태였다.

제리는 바로 그날 학교를 그만두고 부동산 업계에 직접 뛰어들었다. 그는 "지금 이 교수의 수업을 듣는 학생들이 내 경쟁자들이면 나는 금방 백만장자가 될 거야"라고 말했고 그가 옳았다.

영양학이나 훈련에 전문가가 되기 위해서 미스터 선발 대회에서 우승할 필요는 없지만 최소한 그의 인생에서 근력 훈련을 조금이나마 해봤어야 한다.

많은 경우에 나는 다른 운동을 하고 다른 훈련을 하는 사람들에게서 많은 걸 배웠다. 발레리나, 격투기 선수, 수도승 들에게 매우 유익한 조언을 많이 들었고 그것들은 내 훈련에 큰 힘이 되었다. 만약 누군가가 뚜렷한 근거 없이 훈련 프로그램을 극단적으로 바꾸라고 조언한다면 직접 먼저 해보라고 말하고 싶다. 자신의 조언을 직접 해보지 않은 사람들의 조언은 경계해야 한다.

3. 과잉을 경계하라.

다음은 과잉의 한 예이다.

"만약 조그만 상자에서 뛰어내리는 게 내 수직 점프에 도움이 된다면 빌딩에서 뛰어내린다면 그 효과가 훨씬 클 거야."

많은 훈련 프로그램들은 과잉에 대한 개념을 고려하지 않고 있다.

"만약 이두근 운동 두 세트가 이두근을 팽창시킨다면 나는 20세트를 해서 새벽 3시에 클럽에 있을 때까지 팽창된 상태로 있을 거야."

그 팽창은 그렇게 오래 유지되지도 않을뿐더러 그 시간에 클럽에서 뭘 하고 있는 건가?

과잉은 쓸모없는 거란 걸 말하고 싶다. 사슴을 총 한 발로 죽였는데 확실히 하기 위해서 20발을 더 쏠 것인가? 스포츠에서 가장 많이 저질러지는 잘못 중 하나이다.

"섬유질을 하루에 60그램 섭취하라고 했으니 나는 160그램 섭취할 거야."

"불가리에서는 하루에 6번 훈련하니 나는 12번 할 거야."

"아놀드는 휴식기에 240파운드였으니 나는 480파운드가 되고 더 커질 거야."

우리는 봤고, 우리는 했고, 우리는 모두 한다. 이제 그만하자.

4. 모든 건 효과가 있다.

모든 건 2주 정도 효과가 있다. 6주 후에는 아무 것도 효과가 없다. 나는 『타이타닉 삼각근을 2주 만에(Titanic Triceps in Two Weeks)』 부류의 책들을 좋아한다. 물론 타이타닉은 나중에 가라앉는다.

모든 것에는 변화가 필요하다. 모든 걸 바꿀 필요는 없지만 파벨 차졸린이 말했듯이 변화를 통해 같은 것을 다르게 해야 한다. 2주 후에 프로그램을 바꿀 때 교묘함이라는 훈련에서 가장 사용되지 않는 개념을 사용해야 한다. 대형 망치를 사용하지 말고 살짝 변형만 주어라. 그립을 바꾼다든지 각도를 바꾼다든지 횟수를 조금 늘린다든지 조금 줄인다든지 운동의 순서를 바꾼다든지 조금만 바꿔라.

훈련 프로그램을 전면적으로 바꿔야 할 경우도 있다. 어떤 경우에 그런지는 5번 항목을 보면 알 것이다.

5. 기초 근력을 잘 쌓아라.

대부분 건강하고 훈련을 했다면 체중의 두 배 정도의 데드리프트와 체중만큼의 벤치 프레스를 할 수 있을 것이다. 밀리터리 프레스를 체중만큼 하라는 말은 하지 않겠지만 할 수 있다면 좋다.

데드리프트를 자기 체중의 두 배만큼 했다는 것은 후방 근육들이 단단하게 단련되어 있어 기본 틀에 더 얹을 수 있는 준비가 되었다는 것이다. 체중만큼 벤치 프레스를 하는 것은 그저 멋진 것이다. 더 뭔가 의미 있는 말을 하고 싶지만 벤치 프레스는 그냥 그런 거다. 체중만큼 벤치 프레스를 할 수 없다면 할 수 있을 때까지 나한테 아무 질문도 하지 마라. 이 상태에 있지 않다면 이 상태까지 가야 한다. 기본이 갖춰져 있지 않다면 아무리 훌륭한 근력 훈련 프로그램이라도 도움이 되지 않을 것이다. 내 주위에 기본 근력이 갖춰진 후에 실력이 급격히 상승하는 경우를 많이 봤다.

더 상위의 훈련을 하기 위해서는 기본적인 근력이 필요하다. 가지고 있지 않다면 지금 당장 가져라!

6. 이것을 기억하라. 너의 부모님 탓이다.

시시한 토크쇼의 호스트가 매일 오후 떠들던 말이 사실이다. 부모님을 탓해도 된다.

당신의 유전적인 역량에 갇혀 있다. 내 친구 중에 유타 재즈 농구팀에 속해 있던 친구가 있었는데 키가 223센티미터였다. 그의 아내는 188센티미터이다. 그들에게는 세 아이가 있다. 그 아이들이 당신보다 농구를 더 잘할 거 같은가? 그렇다. 왜냐면 그 아이들이 당신보다 훨씬 더 크기 때문이다.

유전자에 대한 다른 하나의 문제는 그 한계를 시험해본 적이 없다는 것이다. 벤치 프레스와 컬만 해서는 당신의 유전자가 어떤지 알 수 없다. 톰 플라츠(Tom Platz)나 코리 에버슨(Cory Everson)만큼의 좋은 다리를 가질 수 있을지도 모르지만 그 버터플라이 기계에서 내려오지 않는 이상 알 길이 없다.

나는 항상 '내가 올림픽에서 카약, 펜싱, 핸드볼 등에서 챔피언이 될 수 있었을까'라는 상상을 한다. 한 번도 그 운동들을 해본 적이 없기 때문에 알 수 없다. 나는 다시 한 번 세상에 있는 모든 운동 종목들에 나를 노출시키지 않은 부모님을 원망해본다. 누가 알겠는가? 내가 혹 세계에서 제일가는 소똥 던지기 선수가 되었을 수도 있다.

자, 이제 주먹을 휘두르며 전 우주의 있는 모든 것을 원망해보자. 최선을 다해 원망해라. 너의 초등학교 3학년 때 담임도 잊지 마라.

원망하기를 끝냈는가? 좋다. 이제 다시 운동을 시작하고 원망했던 모든 것을 잊어라. 부모님을 포함한 모든 것을 말이다. 어쩔 수 없는 것들이기 때문이다. 이제 원망은 그만하고 다시 체육관으로 돌아가라.

7. 위대한 사람들의 어깨 위로 올라서라.

비밀을 하나 알려주겠다. 당신이 힘들게 하려고 하고 있는 모든 일은 이미 누군가가 전에 해놓았다.

나는 미국 역사에서 가장 뛰어났던 원반던지기 선수들을 만날 귀중한 기회가 있었다. 1950년대, 1960년대, 1970년대에서 최근까지를 포함한 선수들이었다. 전 세계 기록 보유자인 포춘 고디엔(Fortune Gordien)과 나란히 앉게 되었는데 그는 나에게 말했다. "연습을 하다가 막혔을 때는 '이디 비디 발걸음(iddy biddy feet)'으로 던지거나 아니면 반동을 주지 말고 던져봐라." 보석 같은 조언이었다. 나는 아직도 이 조언을 따르고 있고 이디 비디 발걸음 훈련이라고 이름 지었다.

체중 감량을 위한 길은 주로 클라렌스 바스(Clarence Bass)나 빈스 기론다(Vince Gironda)의 책들을 통해 알아볼 수 있다. 십대에 훈련을 시작해서 어른까지 쭉 훈련을 이어가고 싶다면 아놀드(Arnold)의 책을 보라. 인터넷에는 정보와 책에 대한 소개가 넘친다. 1890년대의 정보로부터 현재까지 모두 망라되어 있다. 물론 정보의 바다에서 유용한 정보들을 골라내야 하겠지만 아예 처음부터 맨 바닥에서 시작할 필요는 없는 것이다.

대부분 나는 만연한 문구들을 싫어하지만 맨 바닥에서부터 아무 것도 없이 시작하는 건 훈련하는 사람들이 흔히 하는 실수이다. 선인들에게 배우라.

8. 밖에서 훈련하라.

요즘 시대에 훈련하는 사람들에게 가장 부족한 부분 중 하나가 밖에서 훈련하지 않는 것이다.

나는 종종 과장을 하기도 하지만 지금 하는 말은 과장이 아니다. 포근한 당신의 체육관에만 있다면 당신은 절대로 당신의 잠재 능력을 최대치까지 이끌어내지 못할 것이다. 왜냐고? 첫째로 주위에 항상 익숙한 포근한 체육관에 있는 사람들만 보게 될 것이다.

만약 당신이 체육관 스파에 앉아 있는 사람 중에 가장 몸집이 크다면 지금 하고 있는 벤치 프레스, 컬, 벤치 프레스, 컬, 벤치 프레스, 컬의 운동 방법을 바꿀 이유를 찾지 못할 것이다. 나는 최근에 어떤 젊은 여성이 연속으로 21번 풀업을 하고 있는 걸 보고 내가 풀업을 제대로 못 하고 있다는 걸 깨달았다.

여기서 밖에 나가서 훈련을 하라는 것은 말 그대로 밖으로 나가라는 것이다. 트레드밀에서 내려와서 공원을 뛰어라. 랫 풀 다운(lat pulldown) 머신을 잠시 내려놓고 몽키 바를 이용해봐라. 바를 밖으로 갖고 나와서 운동하라. 소풍을 가서 데드리프트 세트 중간 중간에 먹어라. 고중량의 바를 들고 먼 거리를 이동해봐라. DVD, CNN, 아이팟, CD를 듣는 대신에 맑은 공기를 마시며 운동해봐라.

한 손 덤벨 훈련은 밖에서 훈련하기에 매우 안성맞춤인 훈련이다. 차에 덤벨이나 케틀벨 하나를 싣고 야외의 좋은 장소를 찾아서 운동해봐라. 틀에 구애받지 않고 상상할 수 있는 대로 다양하게 덤벨을 들어봐라. 그리고 몸이 허락하는 한도 내에서 최대한 많은 횟수를 해봐라.

나는 대부분의 훈련을 밖에서 한다. 물론 비가 올 경우에 철로 된 기구들은 별로 좋지는 않지만 나는 눈보라가 부는 날에도 폭염인 여름에도 훈련해본 적 있다. 바를 잡을 때 손을 데지 않기 위해서 수건을 준비해 가서 바 위에 놓고 잡지만 밖에서 훈련하는 건 그럴 만한 가치가 있다. 따로 선탠을 하러 갈 필요도 없다. 운동하는 도중에도 선탠을 할 수 있으니까.

9. 즐겨라!

나는 균형 감각을 기르는 워크숍을 종종 연다. 그 워크숍에서 나는 4가지를 강조한다. 일하고 쉬고 놀고 기도하라. 특히 기도는 독방에서 홀로 하는 게 좋은데 많은 운동선수들이 의외로 홀로 있는 시간이 많이 없다. 일을 많이 할수록 다른 세 가지도 함께 비중이 높아져야 생활의 균형을 잡을 수 있다.

근력 훈련의 세계에서 즐긴다는 개념이 사라진 지 오래다. 700파운드 스쿼트를 하면서 주위 사람들과 잡담을 하는 게 아니라 훈련 자체를 즐긴다는 것이다. 내가 어릴 적 다녔던 체육관은 재밌고 조금은 엉뚱한 대회들을 많이 열었다. 이를테면 아주 가파른 각도에서 윗몸일으키기를 한다든지, 고중량을 든 채로 점프해서 높게 당기 대회(덤벨을 이용하는 게 가장 유리하다)를 하는 식이었다. 메달이나 트로피나 수상 세레모니는 없었지만 재미있었다.

힘들게 훈련해야 한다. 그 말에 동의한다. 하지만 우리는 '재미'라는 부분을 너무 잊고 살았다. 야외 훈련이라든지 바보 같은 대회에서 경쟁한다든지 아니면 웨이트 리프팅 자체를 즐기는 자세 말이다. 절대 리프팅을 하는 도중에 누구를 웃기라는 건 아니다. 그런 행위는 유치할뿐더러 굉장히 위험하다. 나는 훈련을 정말 즐겁게 하는 걸 말한다. 훈련을 즐기면서 하는지 알아보는 방법은 간단하다. 한 5분 정도밖에 시간이 안 지난 거 같은데 1시간이 지나 있다면 즐기고 있었을 가능성이 많다.

의심이 된다면 어머니가 늘 하는 말을 떠올려봐라. 나가서 놀아라!

10. 열정을 가져라!

열정은 당신이 생각하고 있는 그런 뜻을 가지고 있는 단어가 아니다. 열정에는 고통이 수반된다. 오늘날 열정을 우리는 그런 식으로 사용하지는 않지만 적어도 열정이라는 단어의 어원은 고통에서 나왔다. 최소한 사전에서는 말이다. 이런 식으로 정의해보자. 열정은 사랑을 하기 위해 받는 고통이다.

나는 위대함은 땀 흘리는 과정을 거칠 각오가 되어 있는 데서 나온다고 생각한다. "나 지금 훈련하고 있고 땀 흘리고 있는데?" 뭐 사우나에서도 땀을 흘리기는 한다. 그건 아무 의미도 없다.

상처도 견뎌내고 극복해야 한다. 미식축구에서 젊은 선수에게 가장 가르치기 힘든 것은 아픔과 부상의 차이를 가르치는 것이다. 부상은 오늘 혹은 이번 주 혹은 이번 시즌을 그만두어야 한다는 것이다. 아픔은 방금 고통스러운 부분을 지났다는 이야기이다. 승리하는 사람들은 아픔을 안고 살아가는 법을 안다. 삶에서 아픔을 많이 겪을 것이다. 직장 상사들은 당신이 계약 건을 날렸거나 일을 망쳤을 때 당신의 어린 시절 아픔에 대해 생각하지 않을 것이다.

열정은 꿈과 목표를 추구하기 위해서 이 모든 것들을 뚫고 나아간다는 것을 의미한다. 당신의 목표는 당신의 육체적, 감정적, 재정적 그리고 주위에 있는 모든 아군들까지도 아픔을 겪게 할 수도 있다.

예전에 어떤 사람이 나에게 나처럼 나이가 많은 운동선수들이 어떻게 열정을 다시 되찾을 수 있는지 물었다. 나는 다음과 같이 대답해줬다.

- 여러 모임을 가져라.
- 경쟁자였던 사람들과 오랜 기간 관계를 맺고 유지하라.
- 스포츠에 관한 것들은 뭐든지 읽고 봐라.
- 모임에 더 자주 가고 더 많은 교제를 하고 더 배워라.
- 스포츠에 당신의 돈을 써라.
- 위의 글 중 4번(모든 것은 효과가 있다)을 봐라.

간단하지 않은가?

09

리프팅을 하기 위한 체계적인 교육

내가 워크숍을 열거나 글을 쓸 때마다 항상 일어나는 일이 있다. 누군가 나에게 묻는다. "음, 그래서 댄. 당신의 강연을 잘 들었는데 제가 일주일에 5번을 해야 할까요, 아니면 하루에 두 번을 해야 할까요?" 그것이 무엇이든 상관이 없다. 한 손 들기라든지 타바타 프런트 스쿼트라든지 올림픽 역도라든지. 나는 항상 저 난처한 질문을 받는다.

나는 난처함에 익숙하다. 십대 두 명의 아버지로서 나의 삶은 대부분 난처함으로 가득 차 있다. 최근에 나는 그 질문에 대해서 조금 더 깊게 이해하게 되었다. 그 질문들은 나를 혼란스럽게 만들었는데 나는 1967년부터 훈련을 해왔고 어떤 훈련이 효과적이고 효과적이지 않은 지를 판별할 수 있기 때문이다. 더 중요한 것은 나는 훈련에 단계를 더하거나 훈련을 바꿀 때 거쳐야 하는 단계들을 알고 있다.

어떤 사람들은 그 단계를 어떻게 해야 하는지 전혀 알지 못한다. 당신도 그중 한 사람이라면 내가 힌트를 한 가지 드리겠다. 우리는 우리가 어떻게 배우기 시작하는지 이해해야 한다.

5살짜리 아이에게 우리 방에 몇 평방미터의 오렌지 카펫이 필요한지 물어본다고 생각해보자.

문제점 1: 이 5살짜리 아이는 아직 "일, 이, 삼, 사, 오"까지밖에 셀 줄 모른다.

문제점 2: 이 아이는 미터의 개념을 아직 모를뿐더러 자기의 키 뒤에 있는 센티미터조차 읽지 못한다.

문제점 3: 아이에게 "이건 간단한 문제야. 넓이와 길이를 곱하면 돼"라고 말하면 아이는 물을 것이다. "곱하는 게 뭐야?"

수학을 배우기 위해서 우리는 체계적인 교육과정을 따른다. 수학은 처음 숫자와 숫자의 순서를 배우는 데서부터 시작된다. 다음 우리는 두 숫자를 합하는 더하기를 배운다.

더하기를 배운 후에 우리는 빼기를 배우고 곱하기를 배우고 피트와 야드를 배워 카펫 문제를 해결할 수 있게 된다. 넓이와 길이를 곱한다는 개념을 드디어 알게 되는 것이다.

체계적인 교육은 새로 개념을 배우는 데에 가장 좋은 방법이다. 근데 이것과 체육관에서 근력 훈련을 하는 것과 무슨 상관이 있을까?

아무 서점에나 가서 보디빌딩 잡지를 집어서 읽어보라. 거기는 항상 미스터 그레이트 갤럭시의 훈련 프로그램과 스케줄이 나와 있을 것이다. 지금 당신에게는 전혀 의미가 있는 프로그램이 아니다. 잡지는 한편에 두고 다시 체육관으로 가자.

같은 반에 있는 14살짜리 여학생들에게 어필하고 싶은 어린 빌리는 이 잡지를 사서 집으로 가서 형의 덤벨을 꺼내서 미스터 그레이트 갤럭시의 훈련 프로그램을 따라 하려고 한다. 몇 년 후에 빌리는 컬을 하도 중구난방으로 하며 머리에 수도 없이 부딪혀서 IQ도 떨어질 지경이 된다(빌리야. 저 운동들은 춤추며 하는 게 아니야).

빌리는 그 후 동네 체육관으로 가서 벤치 프레스를 일주일에 5번씩 해야 한다는 것을 배우고 스쿼트가 무릎을 아프게 한다는 것을 안다(물론 제대로 하면 아프지 않다). 빌리는 인터넷 포럼에 들어가서 운동할 때 몸에서 일어나는 변화에 대해서 이야기한다든지 초보자들의 질문을 비웃고 올림픽 역도를 하는 사람들을 놀림감으로 삼기도 한다.

그러고 나서 빌리는 내 워크숍에 오거나 아니면 내가 쓴 칼럼을 읽을 것이다. 빌리는 전혀 체계적인 교육을 받지 못했다. 그는 스쿼트를 제대로 하는 법도, 데드리프트를 제대로 하는 법도, 심지어 스포츠의 기초조차 배우지 못했다. 그는 워리어 다이어트를 하느라고 아침을 먹지 않고 크레아티닌에 좋다고 들어서 콜라를 대용량으로 매일 한 잔씩 마신다. 그리고 벤치 프레스 중량을 늘리기 위해서는 약을 이용할 수밖에 없다고 생각한다.

워크숍에서 그는 마이크 버그너(Mike Burgener)가 올림픽 역도에 대해서 토론하는 걸 듣는다. 그룹이 PVC 파이프로 리프팅을 하는 동안 마이크가 리프팅의 가장 중점적인 사항에 대해서 자세히 알려주고 지도해준다. 그다음 발표자는 코치 크리스토퍼 서머(Christopher Sommer)가 나와서 자신의 운동선수들에게 매번 운동 때마다 시키는 1시간짜리 준비운동에 대해서 강의를 한다. 모든 훈련이 너무나 좋아보여서 누가 하더라도 좋아 보인다.

그리고 그다음에는 내가 나와서 무거운 바위를 지고 스프린트를 하는 법과 나무 막대를 던지는 법, 체인, 바위, 바, 케틀벨, 등척성 운동을 한 훈련에 섞어서 하는 법 등을 강연할 것이다. 어린 빌리는 워크숍 이후에 멍하니 천장을 바라본다. 그는 하루에 올림픽 역도를 두 시간이나 훈련할 시간이 없고 올림픽 선수가 될 정도로 훈련할 수도 없다. 또 하이랜드 선수가 될 수도, 미스터 그레이트 갤럭시 대회에 나갈 수도 없다.

빌리는 무엇을 할지, 언제 할지, 결정할 수 있는 능력이 없다. 그는 아는 게 많다고 생각하지만 그 지식들을 어떻게 연결하고 활용해야 할지 잘 모른다. 빌리가 맞다. 그는 워크숍에서 배운 모든 걸 할 시간이 없고 시도조차 해보기 어렵다. 빌리는 어떻게 해야 할까?

체계적인 교육의 문제점은 시간이 매우 오래 걸린다는 것이다. 이 사설을 읽고 있다는 사실 자체가 발전할 수 있는 가능성을 보여주지만, 초등학교 때부터 특출한 체육 선생님이 있었다거나, 여러 장르의 스포츠를 배울 수 있는 기회가 있었다거나, 고등학교 때 엘리트 수준의 교육을 받았다거나, 대학에서 세계에서 손꼽히는 코치에게 운동을 배웠다거나 하지 않았다면 보통의 체육관에서 필요한 정보를 얻기는 쉽지 않다.

성인 훈련자들에게, 특히 내 글들을 매일 리프팅 교육의 기초로 삼고 있다면 나는 다른 방법을 하나 제안하고 싶다.

체계적인 교육은 간단한 모델을 이해하는 데서부터 시작한다. 예를 들어 사다리를 간단한 모델로 생각할 수 있겠다. 다만 사다리의 꼭대기에 가까워질 때 조심해라. 잘못된 벽에 사다리를 기대놓은 것일 수도 있다. 체계적인 교육에서 우리는 나무의 이미지를 이용한다. 설마 나무가 뭔지 모르지는 않겠지만 혹시 그렇다면 도시에서 벗어나라.

당신 자신을 나무라고 생각해라. 씨앗이 당신이 가지고 있는 유전적이고 선천적인 요인이다. 어떤 사람은 떡갈나무이고 어떤 사람은 향나무이고 간혹 분재일 수도 있다. 토지는 당신이 자라온 환경이라고 볼 수 있다. 레슬링으로 크게 성공한 마을에서 자랐다면 당신은 레슬링 선수가 되었을 수도 있다.

나무의 나이테는 경험의 기간을 나타낼 것이다. 대부분의 우리처럼 나도 얇은 해도 있고 두꺼운 해도 있다. 일이 잘 풀린 해가 있으면 안 좋은 해도 있었다. 이 모델의 중점은 당신의 성장이 계속 중첩되는 나이테를 바탕으로 이루어진다는 것이다.

핵심으로 가자. 워크숍에 가서 놀랍고 새로운 이론을 들었다. 이제 어떻게 해야 하는가? 이게 체계적인 교육의 가장 중요한 부분이다. 토양에 새로운 것을 더하면 열매가 어떤 식으로 맺히는지 실험을 해봐야 한다. 문제는 워크숍에 가면 50가지 새로운 것을 새로 배우고 적용을 시키는 바람에 어떤 방법이 효과가 있고 어떤 방법이 효과가 없는지 모르는 것이다.

어린 빌리가 글을 읽거나 워크숍에 가면 열정이 넘치게 되어 한 시간에 오메가-3 캡슐을 20개씩 먹고 오버헤드 스쿼트 자세로 바를 머리에 이고 상자에서 뛰어내릴 것이다. 캐나다 올림픽 선수처럼 스프린트를 하고 링 운동을 더하고 위즈뱅(Wizzbang) 초콜릿 단백질도 먹으며 무가당 차전자 가루를 흡입한다. 그리고 며칠 새에 엉망이 된다. 무슨 일이 일어난 걸까?

만약 당신이 나무를 가지고 있고 나무가 자라는 토양에 10가지의 영양분을 더한다면, 그리고 10가지 중 9가지는 나무한테 이로운 영양분이고 하나가 독이라면 그 하나를 어떻게 판별할 것인가? 그게 문제이다. 이 좋아 보이는 모든 걸 배우고 한 번에 적용하면 어떤 방법이 나에게 도움이 되고 어떤 방법이 해가 되는지 어떻게 알 것인가? 우리는 따라서 체계적으로 훈련을 해야 한다.

나는 새로운 훈련을 해볼 때 가장 기본이 되는 운동으로만 우선 훈련한다. 나에게는 두 가지의 기본 모델이 있는데 지속적으로 반복해서 훈련해왔기에 전체 훈련의 균형이나 강도 그리고 회복되는 기간 등에 대해서 자세히 알고 있다.

내가 가진 표준 운동 프로그램 중 가장 먼저 사용하는 운동 프로그램은 '전환' 프로그램이다. 이름에 큰 의미를 두지는 마라. 기본적으로 일주일에 3번씩 운동하는 프로그램이다. 하루는 당기는 운동, 하루는 미는 운동, 하루는 다리 운동으로 이루어져 있다. 한 번에 두 가지 운동만 하고 쉬는 시간은 정확히 1분으로 한다.

대개 나는 8회씩 3세트를 하는 것을 좋아하지만 횟수와 세트에 변형을 주어도 크게 상관없다. 2주에 1번, 나는 아주 가끔 오르막 달리기를 하고 다른 하루는 하이킹, 바이킹, 팀 스포츠 같은 재미있는 활동을 한다. 이런 식으로 프로그램을 구성하면 조절하기도 쉽고 관절에도 무리가 가지 않는다. 프로그램을 행하는 도중 에너지도 많고 보기에도 괜찮아 보인다. 내가 하는 다른 표준 프로그램 중 하나는 '하루에 리프트 한 가지 프로그램'이다. 더 간단히, 하루는 미는 날, 하루는 당기는 날, 스쿼트 날, 인상과 용상을 하는 몸 전체 운동 날로 나누기도 한다.

쉽고 중간 정도의 강도로 몸 전체를 단련하는 훈련 프로그램을 구성함으로써 새로운 실험에 적합하도록 몸 상태를 만든다. 이제 워크숍에서 배운 새로운 것들을 시도해볼 차례이다. 만약 2주 후에 내 무릎이 너무 아파서 오토바이 페달도 밟을 수 없을 정도가 되면 이 새로운 시도는 실패했다고 본다. 만약 3주 후에 어린 슈퍼모델들이 나에게 다가온다면(젊었을 때처럼) 뭔가 좋은 일이 일어나고 있다는 것을 알고 계속할 것이다.

굉장히 논리적이고 간단해 보이지만 실제로 시행하는 사람은 많지 않다. 만약 새로운 것을 5가지 배운다면 5가지 모두를 새로 실험해보고 본인에게 맞는지를 알아보려면 몇 개월이 걸릴지도 모른다. 그 훈련을 함으로써 맺는 열매들에 집중해야 한다. 최신의 광고에 휘둘리지 마라.

정리해보자.

하나

자신만의 기본 훈련 모델을 만들어라. 그 모델을 통해서 몸 전체에 무리를 많이 주지 않으면서 계속 운동할 수 있는 상태로 만들어라. 계속 운동할 수 있는 상태는 사람들마다 생각이 다를 테지만 나는 기초적인 리프팅을 할 수 있는 정도나 얼마나 멀리 던질 수 있는지로 측정한다. 내 장기적인 목표는 팔이 허리 두께의 1/2이 되는 것이다. 이 목표는 간단하다. 내 팔을 27인치로 만들면 되는 것이다.

둘

운동 프로그램에 새로운 리프트 방법을 더하고 변화를 줄 때 한 번에 하나씩 하라. 나는 1년 전에 새로운 체인(chain)을 구입했는데 첫 달에 프런트 스쿼트를 할 때만 사용했다. 체인이 가속에 좋다는 걸 깨닫고 나서 다음 달에 데드리프트에도 사용해보았다. 지금은 모든 스쿼트 동작과 데드리프트, 프레스에 체인을 사용한다. 만약 동시에 체인을 비롯하여 여러 가지를 동시에 사용했다면 체인이 좋다는 걸 알기 힘들었을 것이다.

또 하나 명심해야 할 것은 어떤 것들은 단시간 동안에만 효과가 있다. 예를 들어 두꺼운 바로 데드리프트를 하는 건 가끔은 굉장히 효과가 좋을 수 있겠지만 지속적으로 두꺼운 바로 훈련하는 건 바람직하지 않다. 그립이 점점 좋아지기는 하겠지만 후방 근육을 제대로 단련시킬 수 없기 때문이다.

셋

굉장한 아이디어들은 좋은 효과를 낼 때도 있지만 그렇다고 항상 좋은 효과를 내는 건 아니다. 나는 내가 알고 있는 모든 훈련 방법들을 차트에 기록해서 시간이 날 때마다 읽고는 한다. 그러다가 훈련에 변화를 주고 싶을 때 목록에 있는 방법들을 사용한다.

영양학은 조금 더 복잡하다. 나는 이 두 가지를 명심하고 산다. 즉시 효과가 있다고 하면 그 보충제는 불법일 확률이 많고 빠르게 효과가 나는 보충제는 금지되어 있는 경우가 많다. 나는 표준적인 식이 습관 계획을 세우라고 권하고 싶다. 요즘에는 나보다 훨씬 더 똑똑한 사람들이 많은 조언을 주기 때문에 참고할 만한 서적이 많다. 다이어트에 대해 몇 가지 조언을 하고자 한다.

- 나는 나의 운동선수들이 나와 훈련하기 전에 세 끼를 먹고 오는 걸 좋아한다. 아침, 점심, 그리고 간식. 이 방법은 특히 십대들에게 효과가 좋다.
- 모든 끼니에 단백질을 함께 먹는 것이 좋다. 단순하게 한 주먹 정도 섭취하라고 이야기한다.
- 음료는 항상 물로 섭취한다고 생각해야 한다.

위에 나온 내용들을 꾸준히 하면서 놀라운 효과를 내는 음식 하나를 추가해라. 나는 몇 년 전 오메가-3 캡슐을 먹기 시작한 이후로 이 놀라운 보충제의 전도사가 되었다.

다시 한 번 말하지만 체계적으로 생각하라.

식이 습관을 바꿀 때 효과가 바로 나타나지 않을 수 있다. 나는 혈액 지표 향상이나 (나는 1년에 한두 번 혈액 검사를 받는다.) 피부 건강(여드름, 탄력성 등), 알아채기는 힘들지만 기분 등을 기준으로 삼는다. 기분은 주위 친구들에게 물어봐라. 물어봤을 때 친구들이 얼굴에 묘한 웃음을 띠며 문 밖으로 나가려고 하면 그건 좋은 징조가 아니다. 개인적인 경험을 바탕으로 어떤 방법이 효과가 있고 어떤 방법이 효과가 없는지 알아봐야 한다. 완벽하지는 않지만 몇 주 동안 할 수 있는 표준적인 운동 프로그램과 한 달 동안 섭취할 수 있는 식이 계획을 세워라. 그 후 한 가지씩 새로 시도해보아라. 딱 한 번에 한 가지씩이다. 그리고 어떤 변화가 있는지 관찰해라.

실험 후에 나에게 와서 용상을 400파운드로 하는 게 이두근에 좋은지 나쁜지 물어봐도 된다.

10

5회 5세트 훈련

인생의 귀중한 팁 중 하나는 질문 후에 추가 질문을 하라는 것이다. 대학에서 사랑스러운 여인을 파티에서 만났다고 가정하자. 아마도 “남자친구가 있으신가요?” 같은 질문을 할 것이다.

물론 그녀는 “네. 있어요”라고 할 것이다. 딱 봐도 예쁘니까. 당신이 그 여자가 예쁘다고 생각한 첫 남자일 리 만무하다.

그녀가 남자친구가 있다고 이야기했다. 이제 어떻게 해야 하나? 대부분의 초보자들은 즉시 “아 저 맥주 한잔 더 해야겠어요” 하고 떠난다. 땡! 그렇게 하면 안 된다. 당신이 해야 할 일은 추가 질문을 하는 것이다. “당신 남자친구가 지금 여기에 있나요?”

적절한 질문이다. 만약 그녀가 “그는 집에 돌아갔어요”라고 하면 앞으로 있을 대화에서 중점을 찾을 수 있다. 남자친구가 있을 수도 없을 수도 있지만 지금 현재는 그녀에게 가까이 있어도 괜찮다는 것이다. 그녀에게 술 한 잔 사주고 더 가까이 갈 수 있는 기회가 있을 수도 있을 것이다. 만약 그녀가 “네. 지금 당신 뒤에서 주먹 꽉 쥐고 서 있어요”라고 하면 내가 할 수 있는 최고의 조언은 “아니 이런 우연이! 내 남자친구도 지금 저기 있어요”라고 말하고 황

급히 자리를 뜨는 것이다.

추가 질문은 대학 파티에서도 중요하지만 리프팅, 스포츠 그리고 체성분 향상에서도 중요한 역할을 한다.

최근에 어떤 젊은 남자가 내 최근 칼럼을 읽고 이메일로 내게 질문을 해왔다. 그는 내가 리프팅의 중요한 훈련법 중 하나라고 생각하는 5회 5세트 훈련과 그 훈련의 변형 방법에 대해서 헷갈려 했다.

그리고 그는 나에게 추가 질문을 했다. 그 훈련은 어떻게 하는 건가요? 그의 추가 질문 덕분에 나는 내가 12가지 이상의 5회 5세트 운동을 알고 있다는 것을 알게 되었고 그 모든 운동들이 효과가 좋다는 걸 알게 되었다. 그의 질문은 나에게 간단한 운동(5회 5세트 운동은 이보다 더 간단할 수 없다)과 약간의 변형이 이 분야의 정점에 오를 수 있게 했다는 것도 깨닫게 해주었다.

더 뜸들이지 말고 말하라고? 이건 매우 간단하다. 아무 운동이나 선택해서 5세트를 해라. 매번 세트에서 5회를 시행해라. 각 세트 중간에 휴식을 취해라. 5세트를 마치면 다 한 것이다. 이게 어떻게 헷갈릴 수 있지?

이 어린 선수의 추가 질문은 내가 오래전 리프팅을 처음 시작했을 때 5회 5세트 같은 간단한 방법들도 헷갈릴 수 있었던 과거를 생각하게 해주었다.

내가 '5회씩 5세트'라고 말했을 때 그게 무슨 의미인지 알 거라고 생각한다. 어쩌면 모를 수도 있겠지. 나는 언제나처럼 체육관에서 벤치 프레스 400파운드에 도전하고 있었는데 체육관에 있는 친구 하나가 5회 5세트 훈련을 통해서 400파운드를 할 수 있게 한번 해보자고 권했다. 그 당시 나는 최대 365파운드로 5회를 할 수 있었다. 그래서 훈련은 다음과 같이 짜여졌다.

365파운드 5회… 휴식
365파운드 5회… 휴식
365파운드 5회… 휴식
365파운드 5회… 휴식
365파운드 5회… 병원에 실려 가기

더군다나 나는 이 365파운드로 5회 운동을 하기 위해서 준비운동도 해야 했다. 나는 벤치 프레스 준비운동을 할 때 점점 중량을 높이는 방법을 좋아해서 다음과 같은 운동도 했다.

135파운드로 5회 정도
225파운드로 3회
275파운드로 1회 혹은 2회
315파운드로 1회 혹은 2회

그래서 총 9세트를 하게 된다. 어떤 사람들은 준비운동으로 5세트를 해야 한다고 하지만 그렇게 한다면 솔직히 너무 힘들게 된다. 이 운동을 지속적으로 할 수 있을지도 의문이다. 몇 년 동안 일주일에 3번씩 할 수 있는 종류의 운동이 아닌 것이다.

변형 하나: 존 파웰(John Powell)의 훈련

내 친구 존 파웰은 원반던지기의 전 세계기록 보유자이다. 그는 기본적인 5회 5세트 운동에 재미있는 변형을 주었다. 매년 그는 5회씩 5세트를 할 수 있는 목표를 정해두었는데 그가 만약 365파운드를 목표로 정했으면 일주일에 한 번씩 벤치에 누워서 스스로를 실험해보고는 했다.

365파운드로 4회
365파운드로 3회
365파운드로 1회
365파운드로 1회
365파운드로 1회

그 후 그는 운동 후에 한 횟수의 총횟수를 세는 것이다. 위의 경우에는 10회가 되는 것이다. 몇 주 몇 달이 지난 후 10회를 달성하고 20회까지 달성하게 된다. 5회씩 5세트, 총 25회까지 가는 데는 몇 달까지 걸릴 수도 있다.

이 운동의 효과는 바로 나타나지 않을 수도 있다. 하지만 우리에게 고중량을 이용하고 천천히 근력을 기를 수 있도록 해준다. 4번째 세트가 3번째 세트보다 횟수가 더 많거나 5세트로 가기 위해서 몇 달이 걸린다고 해도 걱정하지 마라. 우리는 큰 그림을 그리고 있지 않은가.

변형 둘: 대부분의 사람들이 하는 것

나는 사실 대부분의 사람들이 5회 5세트 운동을 할 때 준비운동 수준의 4세트를 하고 마지막 1세트만 고중량으로 한다는 걸 알고 있다. 이를테면 아래와 같은 운동 패턴이다.

135파운드 5회
145파운드 5회
155파운드 5회
165파운드 5회
365파운드 5회

그 후 자기의 친구들에게 365파운드로 5회 5세트 운동을 했다고 자랑하고 다닌다. 그들은 물론 오직 1세트만 그 중량을 썼다고는 이야기하지 않지만 추가 질문을 하지 않아도 친구들은 다 알고 있다.

이 운동법에는 굉장히 많은 장점이 있다. 물론 첫 4세트의 운동에도 논리적인 중량의 선택이 필요하지만 말이다. 사실 "마지막 세트가 최고의 세트다"라고 주장하는 이론이 있다. 어떤 중량으로 운동을 끝내느냐를 근육이 기억하고 있다는 주장이다. 내가 보기에는 미신과 다름없지만 그걸 굳게 믿는 사람들도 있으니 사실일 가능성이 아주 조금은 있을 듯도 하다.

변형 셋: 파도

군중이 파도타기를 하는 걸 볼 때면 항상 Y.M.C.A 노래가 생각난다. Y.M.C.A 노래를 틀어놓고선 전부 일어나서 무슨 글씨를 썼다가 춤추라고 시키는데 난 항상 춤은 거부한다.

내가 여기서 말하는 파도는 그런 파도가 아니다. 내가 말하는 파도는 근력 훈련을 할 때 중량을 늘리다가 1, 2세트 정도 중량을 내렸다가 다시 중량을 올리는 방법이다. 아래는 준비운동 후에 해볼 수 있는 예시이다.

315파운드 5회
345파운드 5회
365파운드 5회

335파운드 5회
355/365/370파운드 5회

4번째 세트에서 중량을 줄였다가 다시 중량을 늘려서 마지막 세트에서는 고중량을 사용한 점을 주목하라. 이런 식으로 파도를 타면 고중량으로 운동하다가 갑자기 중량을 낮추면 몸이 가벼워지면서 날아갈 듯한 기분이 들며 다음 세트에 더 고중량을 들 수 있게 되는 것이다. 날 수 있는 기분이 들지 않는다면 다른 변형을 시도해보라.

변형 넷: 파도 II

가벼운 중량의 세트를 더 넣는 게 좋겠다고 생각되지만 여전히 고중량을 들고 싶다면 이 방법을 사용해보는 것이 좋다. 이 방법을 사용하려면 훈련일지를 꼼꼼하게 작성해야 한다. 5세트 중에 언제 가장 중량을 높일 수 있다고 생각하는가? 만약 3세트가 가장 고중량을 들 수 있는 세트라면 다음과 같이 해봐라.

345/355/365파운드 5회
315파운드 5회
365파운드 5회
335파운드 5회
345/355/365파운드 5회

이 방법대로라면 두 번의 가벼운 세트가 있다. 5번째 세트가 가장 정점인 사람은 거의 없지만 만약 그렇다면 세 번째 변형을 사용하고 만약 2번째 세트가 정점이라면 아래와 같이 해봐라.

335파운드 5회
365파운드 5회
315파운드 5회
335파운드 5회
345/355/365파운드 5회

3번째 4번째 세트는 정해진 운동 프로그램을 끝내려고 하는 것이다. 두 번의 쉬운 세트는 마지막 고중량 세트를 하는 데 힘을 더해줄 것이다.

변형 다섯: 한 발 물러서기

처음 딱 한 세트만 잘하는 사람들이 있다. 다른 사람들도 이 변형을 좋아할지도 모르겠다. 처음에 가장 고중량을 하고 나머지를 가볍게 하니까. 아래와 같은 운동 방식이다.

365파운드 5회
335파운드 5회
315파운드 5회
295파운드 5회
275파운드 5회

이 방법은 보조해주는 사람들이 없을 경우에 좋은 방법이다. 집에서 운동하는 사람들도 포함되지만 체육관에서 운동할 때도 지속적으로 지켜봐주는 사람이 없을 경우이다. 나는 체육관에서 에어로빅 교실이 있는 곳이나 칠판이 없는 곳이나 남자들이 반 이상 라이크라(Lycra) 바지를 입고 있는 곳이면 보조하는 사람에 대한 기대를 접는다.

물론 훨씬 더 많은 변형들이 있다. 어떠한 변형을 선택하든지 아래의 규칙들을 따르기를 제안한다.

하나

가장 중요한 사항이다. 어떠한 변형을 선택하든지 각 세트마다 똑같은 휴식시간을 가지려고 노력해라. 내 권장사항은 1분 혹은 3분 혹은 5분이다. 하지만 어떤 시간을 선택하든지 꼭 지키려고 노력해라. 얼마나 향상되었는지도 중요하지만 휴식 시간을 정직하게 지키는 것도 매우 중요하다.

둘

모든 운동을 5회 5세트로 하지는 않아도 괜찮다. 물론 할 수는 있다. 스쿼트, 데드리프트, 벤치 프레스, 로우, 밀리터리 프레스, 컬 등등. 문제는 너무 과도하게 훈련이 될 수 있다는 것이다. 뭐 만약 스위스 볼 핸드찹 크로스바디 엘 레이즈(Swiss ball hand-chop cross-body L-raise) 같은 운동을 한다면 그건 또 다른 이야기다.

셋

계산기를 꺼내서 중량과 횟수를 곱하고 5세트에 총숫자가 어떻게 되는지 계산해봐라. 그 숫자는 진전도를 측정하는 데 좋은 지표이다. 숫자가 증가할수록 당신이 강해지고 있다는 증거이다.

이 정도면 5회 5세트 운동이 어떤 것인지 설명이 되었으리라고 생각한다. 혹시 추가 질문이 있다면 언제든지 환영이다.

그렇다고 나한테 남자친구가 있는지 물어보지는 말아라.

11

세 명의 멘토와 인생을 바꿀 만한 교훈

나는 근력 훈련에 대한 토론을 자주 하는데 항상 같은 질문 하나가 쟁점이 된다. 그 질문에 대한 나의 대답은 항상 같다.

"어떤 훈련 방법이 효과가 있어요?"

"모든 훈련 방법이 효과가 있습니다. 모든 훈련 방법이 효과가 있습니다. 2주에서 6주 정도는요"

이 대답은 추가 질문을 이끌어낸다.

"뭔가 잘못되기 시작하면 어떻게 하면 되나요?"

이게 정말 중요한 질문이다.

40년간의 근력 훈련 동안에 나는 벽에 박치기를 여러 번 하며 배웠다. 벽에 박치기 하는 건 상당히 아픈 일이다. 그래서 나는 내 주위에 사람들에게 그러지 말라고 조언한다. 그리고 내가 수술까지 하며 배운, 너무 과도하게 훈련하면 안 된다는 사실도 직접 경험하지는 말라고 조언하고 싶다.

내가 1971년부터 작성했던 훈련 일지를 살펴보면 정말 중요한 가르침들은 내 멘토들과 함께하는 몇 분, 그 몇 분 동안 그분들이 평생 동안 쌓아왔던 스포츠에 관한 깊은 경험과 지식들을 나에게 맞춰 조언해주었을 때 얻었다.

이 글에서 나는 내가 세 명의 멘토와 함께 보냈던 놀라운 한 달간의 경험을 나누려고 한다. 각 멘토들은 모두 스포츠 역사에서 한 단락을 장식할 만한 분들이다.

1977년에 나는 30년이 지난 지금까지도 내 인생에 큰 영향을 준 한 달을 보냈다. 나는 3명의 아주 유명한 사람을 만나서 훈련과 삶에 대한 이야기들을 들었는데 그 이야기들은 아직까지도 내 삶의 모습을 다듬어준다.

3주의 기간 동안에 나는 세계 최고의 농구 선수로 꼽히는 사람, 세계신기록과 올림픽 금메달리스트인 원반던지기 선수, 세계 역사에서 최고로 꼽히는 보디빌더와 만날 수 있었다. 나는 그들에게 질문을 할 수 있을 만큼 무모했고 다행히 3명 모두 내가 무엇을 물어봐야 할지도 모르는 상황에서 답을 주었다.

늦은 5월 대학 시합 시즌이 마무리될 무렵 나는 마운트 SAC 릴레이(Mount SAC Relay)에서 원반던지기를 할 기회가 있었다. 미국에서, 아니 아마 세계에서 열기가 가장 뜨거운 육상 경기대회였을 것이다. 나는 우리 구역에서 유일한 신입생이었다. 아버지 말을 빌리자면 내가 소개되었을 때 나는 구멍 한가운데에 서 있는 것 같았다고 한다. 준비운동 형식으로 첫 던지기를 했고 원반은 필드로 미끄러져 날아갔다.

내가 필드에서 나갈 때 굉장히 이상한 느낌이 들었다. 나에게 원반을 가져다주는 사람이 점점 커지는 거였다. 그 사람이 가까이 올수록 나는 환상을 보는 게 아니라는 걸 알았다. 이 사람은 정말 키가 어마어마하게 컸다 윌트 체임벌린(Wilt Chamberlain)만큼이나. 왜냐면 그가 윌트 체임벌린이었기 때문이다! NBA의 전설인 그는 육상대회 팬이기도 했다.

윌트는 나에게 원반을 넘겨주며 "잘 던지는데? 보기 좋았어"라고 말해주었다. 그 순간 나는 운동선수로 성공하는 데 가장 중요한 부분이 유전자라는 걸 깨달았다. 그는 정말 커서 해도 가릴 정도였다.

두 번째 던지기를 하러 필드로 돌아갔을 때 "자, 가자. 아들!"이라고 외치는 목소리를 들었다. 뒤를 돌아봤더니 바로 필드 바깥에 아버지가 계셨다. 나중에 안 사실이지만 윌트가 아버지에게 같이 필드로 나오자고 이야기했다고 하였다. 아버지와 윌트는 필드 바깥에 서서 몇 시간 동안 원반던지기를 보고 육상 경기에 대해서 이야기를 나눴다(내 아버지는 현명하게도 농구에 대해서는 한마디도 하지 않으셨다. 파티에서 의사들은 당신의 병적 증상을 듣기 싫어하고 회계사는 세금에 대해서 듣기 싫어하고 월트 또한 농구에 대해서 듣고 싶어 하지 않을 것이다).

준비운동 동안에는 내 기록이 아주 조금의 차이로 가장 밑이었다. 아버지는 축하한다며 손을 잡았고 월트는 웃으며 어깨를 토닥였다 "연습은 연습이고 준비운동은 준비운동이지. 대회에서 잘하면 돼." 월트는 내가 준비운동에서는 졌지만 대회에서는 잘한다는 것을 알았다.

월트의 조언은 인생의 어떤 부분에서나 참고하고 숙지할 만하다. 우리는 주위에서 고등학교나 대학교 때 아주 잘나갔지만 실제 세계에서는 잘하지 못하는 경우를 많이 보지 않았는가. 동네 체육관에서 우리가 스팬덱스남이라고 부르는 아이팟을 장착하고 손목 보호대에 허리 벨트에다가 무릎 보호대를 차고 다리 오므리기 머신에 앉는. 그들은 모두 준비운동은 마스터했지만 실제 대회에서는 잘 못 하는 것이다. 생각해볼 부분이 있다.

일주일 후에 나는 주 대회를 위해서 남캘리포니아로 내려왔다. 대회의 유일한 신입생 치고는 그래도 꽤 했다고 생각한다. 대회가 끝나고 나서 나는 관중석에 부모님과 함께 앉아 있었다. 아버지가 나에게 고개를 숙여 말했다. "저기 저 남자가 원반던지기에 대해서 좀 알 거 같은데?" 고개를 돌렸더니 포춘 고디엔(Fortune Gordien)이 서 있었다. 전 세계 기록보유자이자 원반던지기 올림픽 금메달 리스트였다.

포춘은 나에게 조언을 하나 해주었다. "원반던지기가 잘 안 될 때면, 그리고 그럴 때가 분명히 올 텐데, 그럴 때 발디딤을 간단히 하고 '이디 비디 발걸음'으로 던지거나 반동을 주지 말고 던져봐라. 여기서 중점은 일이 잘못 되어갈 때는 간단히 하라는 것이다."

여기서 원반던지기의 기술적인 부분들을 말하려는 것이 아니다. 여기에서 보석 같은 조언은 일이 잘못되어갈 때 단순화하라는 것이다.

우리는 대부분 반대로 행동한다. 지방이 좀 붙었다 싶으면 우리는 과도한 유산소, 과도한 다이어트, 과도한 웨이트 트레이닝을 한다. 몇 주 후 우울증에 걸리고 배고픈 상태로, 게다가 근육도 더 적은 상태로 뭐가 잘못된 건지 곰곰이 생각해보게 된다. 우리가 단순화하지 않았기 때문이다.

나는 항상 사람들이 나에게 유산소 운동이나 조깅에 대해서 물어볼 때 『진전을 위한 완전한 방법(The Complete Keys to Progress)』의 저자인 존 맥칼럼(John McCallum)이 조깅을 권장했다는 것을 말해준다. 맥칼럼은 독자들에게 처음 1/4마일 정도를 달리고 몇 달 후까지 1마일을 달릴 것을 권장한다.

몇 달의 노력으로 1마일은 정말 별거 아니다. 단순화하자.

여분을 버려라.

시즌이 종료된 후 나는 바로 훈련을 다시 시작했다. 하지만 나에게는 휴식이 필요했다. 태양이 좀 필요했고, 해변이 필요했다.

내 친구 하워드(Howard)는 산타 모니카(Santa Monica)로 출장을 가야 해서 나는 그의 차를 빌려 타고 머슬 해변(Muscle Beach)으로 갔다. 거기에는 내가 필요했던 모든 것이 있었다. 오리지널 골드 체육관(Gold's Gym), 오리지널 월드 체육관(World Gym), 프랑코(Franco), 루(Lou), 그리고 해변의 토플리스 여자들. 나는 하루 멤버십 비용인 10달러(세상에 1977년에!)를 내고 골드 체육관에 들어가 훈련했다.

그 시절 체육관에는 굉장히 잘 꾸며놓은 바벨 세트가 있었다. 그래서 나는 파워 클린(power clean)으로 운동을 시작했다. 그건 내 인생에서 가장 잘한 선택이었다. 로비 로빈슨(Robby Robinson), 일명 검은 왕자는 나에게 와서 내 자세를 칭찬했다. 그는 "제대로 운동할 줄 아는 젊은 사람이 있으니 보기 좋군!"이라고 말했다. 올림픽 역도와 파워 리프트에 대해서 로비만큼 잘 아는 사람은 찾기 힘들다.

하루에 10달러를 내고 나는 몇 번 더 운동하기로 마음을 먹었다. 첫 운동을 끝내고 해변을 따라 걸어 내려오는데 반대편에서 덩치가 큰 사람이 운동복을 입고 스쳐 지나갔다. 그가 갑자기 "저기, 저기" 하는 소리가 들려 고개를 돌렸다. 그는 로빈슨이었다.

"자네가 파워 클린 하던 친구지?" 그가 물었다.

"네"라고 대답했다. 그 외에 세계 역사에서 가장 훌륭한 보디빌더에게 뭐라고 대답할 수 있겠는가?

우리는 1마일 정도를 함께 걸으며 훈련해 대해서 이야기했다. 운동기구나 이론에 대한 이야기가 아니라 이건 되고 이건 안 되더라 하는 가벼운 이야기였다. 나는 지금도 로빈슨이 해줬던 조언을 아직도 적용하고 있는 나 자신을 보면 놀라고는 한다. 로비는 그의 최고의 운동은 모든 여분을 버렸을 때 나왔다고 이야기했다. 기본적으로 그의 최고의 운동은 두 개의 운동으로 압축됐다.

벤치 프레스
풀업

그는 이 두 가지 운동을 하면서 그의 상체 전체가 커지는 걸 느낄 수 있었다고 한다.

하체를 위해서는 딱 두 가지,

프런트 스쿼트
스트레이트 레그 데드리프트(Straight-legged Deadlifts)

세트를 거듭할수록 그의 하체는 커져갔다.

지방 감소를 위해서는 그는 딱 한 가지 방법만 권장했다. 해변 밑쪽으로 200계단 정도 되는 계단들이 있었는데 정상까지 전속력으로 계단을 오르라고 했다.

"한번 해보고 몇 주 후에는 여러 번 해봐."

그날 이후로 내가 가장 처음 찾는 건 훈련할 수 있는 언덕이나 계단이다. 로비와의 산책 후에 나는 골드 체육관으로 돌아갔다. 나는 프런트 스쿼트를 하기 시작했고 그는 해변 북쪽으로 달려갔는데 그 후 그를 한 번도 볼 수 없었다.

그가 해주었던 그 조언들이 아직도 내 훈련에 도움을 준다.

- 측정은 대회에서만 하는 거다. 준비운동은 괜찮지만 큰 의미가 있지는 않다. 대회에서의 성공을 위해서 훈련하라. 말로 하면 쉽지만 실제 하기는 쉽지 않은 것이다.
- 문제가 생기면 단순화하라. 자르고 다듬고 던져버려라. 여분을 없애고 단순화하라.
- 단순하다고 해서 어렵지 않다는 건 아니다. 그 차이를 배워라.

나는 이 세 명을 만났을 때 아무 질문이 없었던 걸 다행으로 여긴다. 그렇지 않았더라면 바른 대답을 들을 수 없었을 것이다.

12

영감의 지혜

고등학교 졸업과 35살 중간 즈음에 재밌는 현상이 벌어진다. 갑자기 전에 살던 시간의 두 배를 살게 된 것이다.

18살이 되어 투표를 할 수 있게 되고, 21살이 되어 술을 먹을 수 있게 되었으며 25살이 되어 차를 렌트할 수 있게 되었다. 이 시간 동안 밖에 나가서 '놀다'라는 뜻은 아예 다른 뜻이 되었고 4학년 때 여름 방학은 영원처럼 느껴졌다. 이제 당신의 2주짜리 휴가는(1주일 수도 있지…). 당신이 하루에 이메일을 두 번밖에 확인하지 않는다는 의미가 되었다.

우리는 어쩔 수 없이 인생의 짐을 지게 된다. 최근에 같이 운동하던 젊은 여성이 29살쯤에 결혼을 다시 할 생각을 가지고 있다고 했다. 그녀의 4번째 결혼이다. 아이가 셋인데 각 결혼당 한 명씩이다. 이게 바로 인생의 짐이다.

우리는 그런 짐도 지지만 다른 종류의 짐도 지게 된다. 옛날 고등학교로 가서 학교 수업에 가기 위해서 뛰어오르던 계단을 다시 뛰어올라봤는가? 숨이 턱까지 찼는가? 그것도 또한 짐이다. 허리 부근에 덕지덕지 붙어있는 그것 말이다.

나는 35살보다 늙어가는 게 나쁘다고 말하는 게 아니다. 나는 장담컨대 삶이 35살 이후에 더 낫다고 생각한다. 우리의 삶은 저 35살보다 어린 사람들이 사는 삶보다 훨씬 낫다. 사람들은 내가 35살보다 나이가 많은 운동선수들이 35살보다 어린 운동선수들을 이길 수 있다고 말할 때 믿을 수 없다는 눈초리를 보낸다. 운동뿐만 아니라 다른 것들도 그렇다. 여성들도 저기서 무릎 꿇고 토하고 있는 남학생이 매력적으로 보이지는 않지 않은가?

우리가 처음 할 일은 우리가 가지고 있는 것들이 무엇인지 분석하는 것이다. 35살보다 나이가 많아서 생기는 장점들? 물론 있다!

첫 번째로 35살이 넘어가게 되면 멍청해 보이지 않는다. 일반적으로 말이다. 35살이 될 때즈음 우리는 파티 지식이 일정 수준 쌓이게 된다. 미국 교육의 비밀인데 우리는 파티에서 농담하기 위해서 교육을 시킨다. 어떤 사람이 아내를 헨리 8세처럼 대한다고 하면 그 사람이 아내에게 잘하고 있지 않음을 안다.

제프 폭스워시(Jeff Foxworthy)에게는 미안하지만 만약 다음 사항에 해당된다면 당신은 아마도 35살을 넘겼을 것이다.

- 만약 아놀드에 대해서 이야기한다면 당신은 보디빌더나 〈해피데이즈(Happy Days)〉에서 나왔던 레스토랑 주인을 이야기하는 거다. 1970년대에 당신이 뭘 하고 있었는지에 따라 다르지만.
- 만약 누군가가 고등학교 때 가장 즐거웠던 때를 떠올리라고 하면 40명의 학생들이 피자 가게에서 패싸움을 하다가 학생 수보다 많은 경찰이 출동해서 다 제압되었던 때를 떠올린다. 당신 이웃의 십대에게 고등학교 때 가장 즐거웠던 경험이 어떤 게임의 14레벨에 도달했을 때라고 한 것과 비교해보아라.
- 고등학교 때 싫었던 것들을 말하라고 하면 체육 시간에 했던 밧줄 오르기를 말할 것이다. 그 수업 후에는 이두근이 5일 동안 아팠기 때문이다. 요즘 시대에는 밧줄 오르기가 위험하다는 이유로 많은 학교들에서 금지시켰다. 총, 마약, 폭탄 들이 이제 고등학교에 들어오는 듯하지만 밧줄 오르기가 위험하다고 하다니.

이제 진짜 장점들에 대해서 이야기해보자. 분명한 장점도 있지만 숨겨진 장점도 있다. 먼저 숨겨진 장점들에 대해서 알아보자.

장점 하나: 풍부한 경험

우리가 고등학교 재학 시절에 모든 체육 시간은 장애물 달리기로 시작했다. 우리는 모두 800미터를 달려가서 벽을 넘고 몽키 바를 타고 뛰어내린 후 전력 질주한다. 그 운동은 대부분의 인터넷 포럼에 상주하는 운동하는 사람이 일주일에 하는 운동보다 더 많은 운동량이다.

우리는 1년에 세 번 풀업, 푸시업, 싯업, 6분 달리기, 왕복 달리기 그리고 기억조차 나지 않은 모든 다른 고문 같은 시험들을 치렀다. 그러고 나서야 우리는 제대로 된 스포츠를 할 수 있었다.

그게 어떻게 장점이 될 수 있는가? 머리 깊숙이 어느 곳에, 과학자들이 영감의 뇌라고 부르는 곳에 달리기, 뛰기, 잡기, 던지기, 자전거 타기, 하이킹 그리고 다른 훈련들에 대한 모든 기억이 잠재되어 있다. 믿기 힘들지만 사실이다. 당신 주위에는 제대로 된 체육 훈련을 한 번도 받지 않은 사람들이 존재한다.

내가 같이 운동하는 청소년들 중에 미식축구 공을 제대로 던질 수 없는 아이들이 많다. 왜냐고 물어봤더니 소년 중 한 명이 "제 코치는 제가 라인맨이라고 했어요"라고 했다. 내가 되물었다. "미식축구를 그냥 재미로 한 적이 없어?" 그는 미식축구를 한 번도 그냥 재미로 한 적이 없었다. 길거리 미식축구나 놀이터에서 그냥 하는 것 같은. 야구공은 창문을 깨고 농구공은 동네를 시끄럽게 한다는 등 여러 가지 이유로 재미로 스포츠를 할 수 없게 되었다.

이제 알겠는가? 당신은 어린 운동선수들에 비해서 자라면서 스판덱스 바지나 헤드폰이나 500달러짜리 개인 훈련을 받지 않고 육체적인 활동을 한 적이 있다. 탈의실 곰팡이 냄새가 나는 코치가 당신의 개인 지도자 역할을 해준 것이다.

당신이 가지고 있는 영감의 뇌에는 이 모든 경험을 간직하고 있다. 다만 생각이 나지 않을 뿐이다.

장점 둘: 시간과 미래의 비전

나는 내 형제 게리와 함께 이 이야기를 나눈 적이 있다. 게리의 아들이 원반던지기를 시작했고 지켜보던 게리도 재밌어 보여서 함께 원반던지기를 하기 시작했다. 오랜 경력의 육상 선수인 그는 뭔가 물체를 멀리 던진다는 게 남성의 뭔가를 자극한다는 걸 알았다. 게리는 대회에도 나가게 되었고 벌써 원반던지기 선수로 3년째를 맞이하고 있다.

만약 오늘 운동을 시작한다면 4년 후에는 고등학교 졸업반만큼의 경험을 쌓을 수 있을 것이고 8년 안에는 대학교 운동선수만큼의 실력과 경험을 쌓을 수 있을 것이다.

오늘 시작하지 않는다면? 8년 후에 그저 8살 더 나이가 들었을 것이다. 이상하게 들릴지도 모르겠지만 오늘 운동을 시작함으로써 몇 년 후에 그 운동의 전문가가 될 수 있다. 시간은 4학년 여름 방학보다 훨씬 더 빠르게 흘러갈 것이다.

두 번째 장점은 시간이다. 시간은 모두에게 공평하고 35살 이후에는 주위로부터의 압박이나 코치가 휘슬을 불며 소파에서 일어나라고 소리 지르지 않는다. 나는 온전한 '나'로 있게 되고 조절할 수 있게 된다. 그러니 개인의 의지로 가라!

장점 셋: 돈

내가 가장 좋아하는 장점은 내 지갑이다. 모든 사람에게 그렇지는 않지만 대개의 경우 35살이 되면 안정적이 된다. 당신 지갑에 있는 그 플라스틱 카드, 월급 통장에 찍히는 숫자, 당신이 해놓은 투자들이 모두 함께 나이 든 운동선수에게 돈이라는 것을 안겨준다. 아, 돈.

고등학교 때는 어머니가 분필 맛 나는 단백질 보충제를 사주지 않았다면 우리는 이제 보충제를 사먹을 수 없었다. 대학교 때는 선택지가 맥주와 보드카밖에 없다(나는 맥주를 선택했다). 나이 든 운동선수는 놀라운 걸 할 수 있다. 온라인 쇼핑몰에 가서 바로 구매 버튼을 누르면 질 좋은 보충제가 며칠 후에 집으로 배달되어 온다. 마술, 기적 같다. 이게 돈의 힘이다.

보충제뿐만 아니다. 기구들도 마음대로 살 수 있다. 체인이 도움이 될 것 같은가? 사서 시도해봐라. 스파에 사람들이 많을까 봐 걱정할 필요가 없다. 내 체육관은 24시간 열려 있으니까. 내 집에 내가 소유하고 있다. 그 누구와도 함께 나눌 필요도 없이.

이 장점을 무시하지 마라!

장점 넷: 집중력

마지막 장점이자 가장 중요한 장점이다. 스키를 하든지 리프팅을 하든지 무엇을 하든지 그것에 관한 여러 잡지들, 테이프, DVD, 기구들, 옷들 등등 열정에 관련된 물품들을 가지고 있을 것이다. 당신의 경쟁자인 저 19살 어린 친구는 스노보드를 타고 당신을 휙 지나칠지도 모르지만 며칠 후 이야기가 달라진다. 집중력이 떨어지는 이유는 마약 때문이 아니다. 그 어린 친구의 세계관 탓이다.

최근에 내 친구 하나가 내 집에서 프로젝트를 돕고 있었다. 친구는 내 자전거가 굉장히 무겁다고 했다. 동네 가게에서 산 70달러짜리 자전거에 대한 평가는 가혹했다.

"내 자전거는 이것보다 훨씬 가벼워" 그가 말했다.

그래서 내가 물었다. "얼마짜리인데?"

"1,800달러."

"와우, 얼마나 자주 타?" 내가 물었다.

그는 갑자기 대화의 주제를 바꿨다. 나중에 알았지만 그는 자전거를 거의 타지 않았다. 비싼 자전거가 있지만 전혀 사용하지 않는 것이다. 그는 집중 말고는 모든 걸 갖춘 상태였다. 그는 자전거를 포함하여 여러 장비들과 물품들과 필요한 모든 걸 구비했지만 집중이 없었다. 그가 35살이 되면 집중이 생길지도 모르겠다.

35살이 될 때쯤에는 여러 결정들을 내리게 됐을 것이다. 35살이 넘어가면서 점점 성숙한 결정들을 내리게 된다. 당신과 당신 친구들은 창고에서 하던 밴드가 크게 유명해지지 않을 거라는 걸 알게 되고 와인 마개로는 캡보다는 코르크가 더 낫다는 걸 알게 된다. 오래 숙성된 와인처럼 지긋한 나이는 놀라운 일들을 할 수 있게 한다.

나에게는 9학년인 딸이 있는데 그녀 앞에는 인생의 뷔페가 펼쳐져 있다. 드라마, 춤, 원반던지기, 라크로스 등 그녀가 할 수 있는 일들은 무한정으로 있다. 그녀가 졸업할 때쯤 그녀의 결정들은 좁혀질 것이다. 대학 졸업 후에는 상당 부분의 결정할 수 있는 부분들이 사라지고 결혼 후 아이들을 몇 가진 후에는 거의 없을 수 있다.

당신의 장점들을 이용하여 더욱 빛나라. 과거의 경험, 미래에 대한 비전, 가득 차 있는 지갑, 집중력을 이용하면 상상했던 것보다 더 많은 것들을 이룰 수 있을 것이다.

13

AIT 공식

내 운동선수로서의 경력이 길어지면서 요기 베라(Yogi Berra)가 예전에 이야기했던 "내가 은퇴한 기간이 길어질수록 나는 더 잘하게 됐다"는 말을 이해할 수 있게 되었다.

나는 고등학교 미식축구부 코치를 오랫동안 했는데 한 학년에 꼭 아버지 한 명은 "제가 고등학교 때 미국 미식축구 대표 선수였어요"라는 말을 한다. 분명한 건 그의 아들이 아버지의 재능을 전혀 물려받지 않았다는 것이다. 그리고 항상 그 말의 진실성에 대해 의문이 들었다. 이 조그만 동네에서 그만큼이나 많은 미식축구 국가대표 선수가 있다니?

내가 했던 실수는 스포츠를 도중에 그만두지 않았다는 것이다. 나는 딱 바에 있는 중량만큼, 줄자가 말해주는 만큼만 나의 실력에 대해 말할 수 있다. 내가 운동을 그만둔 이후에 과거에 내가 얼마나 뛰어났었을지 얼른 알아보고 싶은 마음도 있다. 내가 계속 운동할 수 있는 이유가 무엇일까? 나는 매년 새로 배우는 것이 너무 많기 때문에 다음 시즌이 너무나도 기대된다. 내가 계속 배울 수 있는 이유는 내가 훈련을 하는 방식이 그렇기 때문이다.

지난 몇 년간 나는 나의 이단적인 믿음 때문에 악명이 높았다.

1. 나는 운동에서 최고조(Peaking)가 있다는 걸 믿지 않는다.
2. 비슷한 이유로 나는 주기화(Periodization)에 대해서도 믿지 않는다.

실제로 최고조에 올랐던 사람들이 있기는 하다. 나는 이의를 제기하겠지만.

최고조에 도달하기 위해서 훈련했지만 실패하는 사람들이 굉장히 많다. 올림픽에서 가장 좋지 않은 기록을 내는 건 운동선수들에서 흔히 나타나는 현상이다. 누군가는 압박 때문이라고 할 수 있지만 나는 그 압박이 최고조에 이르러야 한다는 생각, 최고조에 이르기 위해 변경된 훈련 프로그램, 최고조에 이르러야 한다는 기대 때문에 생긴다고 본다.

주기화에 대해서 내 생각은 간단하다. 모든 차트, 그래프, 비율, 숫자 들을 다 계산하고 나면 운동선수는 바에 중량을 끼울 힘조차 남아 있지 않을 것이다. 내가 할 수 있는 4회 최대 중량의 83.4퍼센트를 9-3-2 템포로 6회 하고 26초 동안 쉰다. 계산하는 것 자체가 리프팅을 하는 사람의 뇌에 마비를 줄 것이다.

내가 과장한 것은 맞다. 하지만 그리 많이 과장하지는 않았다. 그럼 내가 운동선수들을 어떻게 훈련시키는지 궁금할 것이다. 몇 년 전 나는 단순한 공식을 알게 되었는데 그 공식에는 최고조와 주기화뿐만 아니라 예측이 되지 않는 변수인 삶에 대해서도 나와 있었다.

삶? 그렇다. 아무리 완벽하고 훌륭한 훈련 프로그램을 계획했더라도 갑자기 삶에서 일이 벌어지는 걸 누구나 경험했을 것이다. 아픈 아이들, 아픈 개, 고장난 자동차, 가장 친한 친구의 총각 파티, 직장에서의 그 일 등등. 삶이다.

이 공식은 간단하고 자연적이다. 공식은 세 부분으로 나누어져 있다.

1. 축적(Accumulation)
2. 강화(Intensification)
3. 변화(Transformation)

베트남 전쟁 시대에 자란 사람들에게 AIT는 고등 보병 훈련(Advanced

Infantry Training)을 의미하는 단어였겠지만 이 글에서 말하는 AIT는 훈련과 삶을 풀어내는 공식으로 사용될 것이다. 한 가지씩 보도록 하자.

파트 1: 축적

리프팅 하는 사람들이 가장 심각하게 하는 실수 중 하나를 꼽으라면 변화를 주지 않는 것이다. 대흉근 운동을 위해서 디클라인(decline) 대신에 인클라인(incline)을 사용하는 이야기가 아니다. 내가 하고 싶은 말은 차라리 아무 운동도 안 하는 게 체육관에 가고 트레드밀 위에서 걷고 벤치 프레스를 하고 머신 한두 개를 가지고 놀고 사우나에 가는 것보다 나을 수 있다는 것이다.

이건 과장이 아니다. AIT 공식의 첫 번째는 '축적'이다. 훈련 때 단지 몇 개의 운동만 하는 걸 권장하고 싶다.

축적은 능동적으로 새로운 스포츠, 리프팅, 움직임, 아이디어를 배우는 것이다. 어떤 사람은 새로운 것을 여러 개 배우고 그중 어느 하나에도 숙련되지 못한다.

우리가 자랄 때 우리는 자연적스럽게 휴식 시간에 농구나 미식축구를 하고는 했다. 체육 시간에 우리는 발야구를 했다. 학교가 끝나고 나서 우리는 놀이터에 가서 몽키 바, 그네, 터널 그리고 여러 놀이기구들을 가지고 놀았다. 그중 상당수는 현재 미국에서 너무 위험하다고 금지되었다. 요새는 학교가 끝나고 집에 돌아가서 학교에서 내준 숙제를 할 뿐이다.

그리고 최대한 빠르게 우리는 팀을 만들어서 거리 미식축구, 거리 야구, 농구 그리고 여러 다양한 종류의 게임을 했다. 내가 본격적인 스포츠의 세계로 들어갈 시점에 나는 이미 파울을 만 번은 범하고 터치다운을 몇백 번 하고 움직이고 있는 트럭에도 부딪쳤다.

학교 체육 시간에는 스피드볼, 배구, 피구, 레슬링, 농구, 축구, 수영 등등 여러 운동 종목들을 배웠다. 추가로 나는 지역 센터와 교회에서도 운동 시합을 했다. 다른 친구들과 마찬가지로 나는 여러 운동에 노출되었고 한 운동이 다른 운동을 할 때 도움이 된다는 것도 배웠다.

무슨 말인지 알겠는가? 우리는 훈련에 변화를 주어야 한다. 하지만 그게 전부가 아니다. 축적의 중점은 새로운 훈련 개념을 찾아나서는 것이다. 변화를 주는 것뿐만 아니라 우리의 오랜 숙제인 근력과 약함에 도전하는 것이다.

변화(variation)의 일반적인 생각

1. 나는 벤치 프레스를 할 때 보통의 그립에서 넓게 잡는 그립을 더 할 것이다.
2. 나는 디클라인 벤치 프레스를 할 것이다.

축적의 일반적인 생각

1. 나는 올림픽 역도 대회에 나갈 것이다.
2. 나는 철인 3종 경기에 나갈 것이다.

올림픽 역도를 하려고 하는 순간 여러 생각이 머리를 스친다. 내가 용상과 인상을 할 줄 아나? 내가 충분히 유연할까? 내 다리가 이 모든 걸 버텨낼 수 있을까? 내가 훅 그립(hook grip)을 사용할 줄 아나?

이 모든 질문 뒤에 다른 층의 질문들이 더해진다. 대회에 등록하고 러닝셔츠를 사고 리프팅 신발을 사고 훈련받을 장소를 찾고 하는 등등. 철인 3종 경기를 하려고 할 때도 이건 너무 많다는 생각을 하게 될 수 있다. 다시 질문들이 떠오르게 된다. 내가 수영을 할 수 있던가? 거기서 잠깐 멈춰라.

몇 년 전 나는 등 부상을 입었다. 올림픽 역도에서 성공적인 3번째 도전에서 그랬다고 말하고 싶지만 실상은 학교 행정 직원의 타이프라이터(종이에 글자가 나타나게 하는 고대 유물)를 옮기다가 그렇게 되었다. 나는 숙이고 그걸 집었는데 잘못된 자세 때문에 등에 경련이 왔다. 몇 달간이나 통증이 지속되었다.

나는 여기서 교훈을 얻었다. 체중을 좀 감량하고 매일 자전거를 타고 수영에서 숨을 쉴 때 양쪽으로 숨 쉬는 법을 배워야겠다는 생각이 들었다. 대부분의 오른손잡이들처럼 나는 오른쪽으로만 숨을 쉴 줄 알았고 왼쪽으로 숨을 쉴 수 있게 되기 위해서 몇 주간의 훈련이 필요했다.

재활 훈련으로 수영을 하면서 철인 3종 경기에 나가야겠다는 생각을 했다. 나는 철인 3종 경기 유니폼을 사고 자전거를 정비하고 곧바로 뛰어들었다.

나는 여기서 한 가지를 깨달았다. 철인 3종 경기에서의 수영은 내가 수영장에서 배웠던 것과 전혀 달랐다. 50명의 사람들이 엎치고 밀치고 하는 동안 내가 수영장에서 하던 편안한 숨 쉬기 방법은 여기서 전혀 쓸 수 없다는 걸 알았다. 다른 사람의 발이 내 얼굴을 차는 걸 감내하며 숨을 쉬어야 했다. 나는 단지 몇 번의 팔 동작만에 여러 가지를 깨달았다.

철인 3종 경기를 하면서 내가 배운 것 중 하나는 나는 다시는 이걸 하지 않겠다는 것이다. 하지만 철인 3종 경기는 내 훈련에서 쓸 수 있는 교훈들도 주었다. 가장 크게 배운 건 수영, 자전거, 달리기에 시간 투자를 많이 할수록 수영, 자전거, 달리기에 더 능숙해진다는 것이다.

자전거 챔피언이 철인 3종 경기에 온다면 자전거 단계에서는 모든 사람을 압도할 것이다. 다른 말로 하면 던지기 하는 사람은 던지고, 자전거 타는 사람은 자전거 타고, 리프팅 하는 사람들은 리프트를 할 때 잘하는 것이다. 다른 사람이 하고 있는 종목에 참가하고 싶으면 아무래도 그 사람들이 절대적으로 투자한 시간과 경험이 없기 때문에 여러모로 밀릴 것이다.

내 등이 나아지고 나서 나는 던지기와 리프팅에 다시 집중했다. 나는 재활 훈련 이후에 훈련을 더 오래 할 수 있다는 걸 깨달았다. 지구력이 늘거나 하지는 않았지만 자전거에서 10시간 넘게 앉아 있다보니 필드에서 물건 던지는 게 전혀 지루하지 않았다. 나의 권태로움이 수영장과 자전거에 있으면서 많이 사라진 것이다.

이게 축적 단계의 목표이다. 새로운 도전을 하고 그걸 최대한 배우고 숙련될 수 있도록 노력한다. 그리고 본래 자신이 전문적으로 하고 있는 분야에 적용시킨다. 그 결과는 놀라울 수 있다.

리프팅을 하는 사람들이 지구력 운동으로 전향하는 경우 지방 함량이 늘어난다. 나 역시 체중은 줄었지만 체지방률은 올라갔다. 고탄수화물 다이어트와 저강도의 훈련은 지방을 감소시키는 게 아니라 체중을 감소시킬 뿐이다. 숫자는 거짓말을 하지 않는다.

축적의 규칙

- 뭔가 새로운 걸 시작해봐라. 팀이나 클럽에 들어가거나 새로운 스포츠, 새로운 취미를 가져라. 새로운 사람들을 만나고 새로운 기술들을 익히고 즐겨라.
- 기존에 하던 운동은 지속적으로 하고 목표로 하던 몸도 계속 갖

춰 나가라. 진전도를 여러 방법으로 측정해봐라. 전후 사진, 체지방량 혹은 운동적인 성과도 좋은 지표다.

♦ 새롭게 시작하는 운동을 통해 기존에 품은 목표에 대해서 다시 생각해봐라. 목표를 다른 각도로 접근하는 게 가장 중요한 부분이다.

나는 몇 년 전 세 번째 규칙을 원반던지기에 적용해보았다. 나는 '패스트 액션 파이브 온 파이브(Fast Action Five on Five)'라는 미식축구 팀의 일원이었는데 실력 발휘가 잘 되지 않았다. 나는 마흔 살이기는 했지만 훈련할 때 기록들은 아주 좋았다. 나는 언덕 스프린트를 규칙적으로 10년 넘게 했지만 최근에 옮긴 체육관에는 언덕이 없어서 그만뒀었다. 그런데 그게 갑자기 나에게 악영향을 줬다. 리프팅은 괜찮았지만 언덕 오르기를 하지 않으면서 특정 기능을 잃어버리게 되었다.

나는 썰매 운동기구를 구입해서 스프린트를 하기 시작했다. 2주 만에 나는 원래의 실력을 되찾게 되었다. 미식축구 경기가 아니었으면 나는 내가 어떤 기능을 상실했는지 몰랐을 것이다. 우리가 한 가지에 집중할 때 큰 그림을 놓치는 경우가 많다. 새로운 기회들을 위해 눈을 열어보라.

파트 II: 강화

공식의 두 번째 부분은 강화이다. 항상 새로운 아이디어와 도전들을 더하고 흥미를 잃지 않게 하라. 우리가 다음 단계로 나아가야 할 때가 온다. 우리는 모두 이 사실을 오랫동안 알고 있었다. 하지만 체육관에서 운동하는 대부분의 사람들은 다음 단계로 나아가지 않는다.

내가 운동선수들과의 훈련에서 사용하는 방법은 올림픽 레슬링 선수인 댄 게이블(Dan Gable)에게서 가져왔다. 댄은 "중요한 거라면 매일 하고 중요하지 않은 거라면 아예 하지 마라"라고 말했다. 어떤 게 중요한지는 각자가 정해야 할 몫이지만 이대로 하는 건 큰 도전이다.

나는 무엇이 중요한지 찾기 위해 항상 간단한 질문을 하나 던진다. 가령 어떤 이유에서든지 일주일에 45분만 훈련할 수 있다고 하자. 그것도 운동 세 가지만을 각각 15분간만 할 수 있는 것이다. 어떤 운동을 할 것인가? 생각해볼 가치가 있다. 그 운동들이 강화 훈련의 초점이 될 것이다.

당신이:

짐 볼에서 복근 운동을 할 것인가?
준비운동으로 스트레칭을 할 것인가?
서서히 심박 수를 상승시키기 위해서 트레드밀에서 걸을 것인가?
쿨 다운을 위해서 시간을 오랫동안 쓸 것인가?

만약 그중 한 질문에라도 "예"라고 답했다면 이 책을 바로 덮어도 좋다.

너무나 분명하게도 오직 15분만 운동할 시간이 있으면 가장 중요한 운동들을 해야 할 것이다. '예'라고 대답할 만한 운동들을 찾아서 강화 훈련 프로그램에 넣어야 한다.

그건 어려울 수 있다. 당신의 대답이 프런트 스쿼트였다면(전혀 나쁜 선택이 아니다) 이제부터 프런트 스쿼트 훈련을 할 때 진지하게 해야 한다. 일주일에 3번 프런트 스쿼트를 하는 건 큰 도전이다.

내가 이 문제에 대해서 원반던지기 선수들과 토론을 할 때 그들은 온몸 던지기 운동을 해야 한다는 걸 알지만 훈련 일지를 보면 실제로 온몸 던지기 운동에 할당한 시간은 매우 적음을 알 수 있다.

나는 몇 년 전 유명한 농구 코치에게 똑같은 질문을 던졌고 그는 즉시 운동 경기에서 이길 수 있는 방법들을 이야기했다.

1. 피곤할 때 자유투 하기
2. 수비로 빠르게 전환하기
3. 레이업 하기

이 말을 한 후 그가 웃으면서 말했다. "나는 알고 있지만 내 운동선수들은 모르고 있을 거야. 훈련에 집어넣어야겠어."

이제 이 방법들을 실제로 어떻게 적용해야 할지 알아보자.

1. 아놀드가 사용했던 방법을 사용할 수 있다. 약점을 집중적으로 공략해라. 훈련을 할 때 가장 중요한 부분을 먼저 훈련하라. 일주일에 두 번은 가장 중요하다고 생각하는 그 운동을 해라. 내 아내인 티피니에게 삶의 방식이 하나 있는데, 만약 개구리를 한

접시 먹어야 한다면 가장 큰 것부터 먹는 것이다.

2. 오직 가장 중요하다고 꼽았던 운동들만 측정하라. 물론 다른 운동들도 모두 좋지만 케이크 위에 크림일 뿐이다.
3. 축적 기간에 얻은 정보들로 기존에 알고 있고 하고 있던 분야에서 진전이 있었는지 찾아봐라.

강화에는 단 한 가지 규칙만 있다. 스스로 말한 것을 행하라. 행운을 빈다.

파트 III: 변화

AIT 공식의 마지막 부분인 변화 부분이다. 이 단계에서 나는 내가 운동선수 코칭의 마스터라고 생각하는 걸 좋아한다. 변화 단계는 앞선 두 단계에서 배웠던 기술들, 교훈들, 진전들을 모두 모아서 목표를 이루는 데 사용하는 것이다. 미리 말하지만 이 단계는 쉬운 단계가 아니다.

이런 이야기를 하는 사람이 있으려나 모르겠다. 당신이 지금 하는 훈련으로 다음 단계로 넘어가고 목표에 가까워져야 한다. 이건 사실이다. 당신의 훈련이 당신을 어딘가로 향하게 해야 한다. 목표로 말이다. 많은 경우 사람들의 훈련은 목표와는 무관하게 이루어진다.

만약 교회에 다니는 신실하고 참한 여성을 만나고 싶다면 저기 저 구석에 있는 스트립 클럽에서 그녀를 찾지는 못할 것이다. 나는 돌을 던지는 게 아니다. 단지 생각을 해봐야 한다는 것이다. 많은 사람들이 그런 식으로 훈련한다. 그들은 미스터 유니버스가 되고 싶어 하지만 맥주, 감자 칩은 생략하기를 싫어한다.

내가 운동선수들과 몇십 년간 훈련하면서 깨달은 게 있다. 잘 생각해서 성공이 이루어지게 해야 한다.

우리가 하나 깨달은 것은 우리 팀에서 가장 잘나가는 운동선수들이 조금씩 통통해지고 물러졌다는 것이다. 그리고 정확한 방향등 없이는 정말 열심히 잘 훈련하던 선수가 길거리 농구 시합을 하다가 발목 부상으로 시즌 아웃이 되고 학교 춤 대회에 나가는 등등의 활동을 하다가 몇 년 동안 쌓아왔던 훈련을 다 망쳐버리는 경우를 보았다.

이 관찰 결과들이 변화 프로그램을 만들게 된 이유이다. 우리는 가장 전통적인 훈련 방법으로 돌아갔다. 8회씩 3세트, 세트 중간 1분 휴식. 우리는 일주일의 운동을 밀기-당기기-스쿼트로 다시 재구성했다. 우리가 했던 가장 잘한 결정은 우리가 배웠던 부분을 모두 종합하여 새로운 기술과 기구들을 배제하지 않고 훈련 일정에 함께 넣은 것이다.

우리는 일주일에 한 번 게임하는 날도 넣었다. 운동선수들은 훈련도 좋지만 재미있는 활동도 필요했다. 축구, 미식축구를 많이 활용했는데 달리기를 많이 할 수 있어 좋았다. 덩치가 크고 근력이 강한 운동선수들은 실내 운동에 적합하지 않다.

전형적인 변화의 주는 아래와 같다.

첫째 날: 미는 날

우리는 하루하루의 운동을 기술적이고 전략적으로 배치했다.

밀리터리 프레스: 8회 3세트, 중간 1분 휴식. 측정은 마지막 세트의 마지막 중량으로 측정했다. 1세트부터 너무 무리하지 마라.

파워 컬: 8회 3세트, 중간 1분 휴식. 앞과 마찬가지로 측정은 마지막 세트의 마지막 중량으로 측정했다. 기본적으로 파워 컬은 파워 클린을 컬 그립으로 하는 것이다. 이 운동은 상당한 고중량을 이용할 수 있게 해준다. 엄밀히 말하면 미는 운동은 아니지만 밀리터리 프레스와 잘 어울린다.

등척성 복근 운동: 내가 가장 권장하는 방법은 철봉에 매달려서 무릎을 최대한 가슴 쪽으로 굽혀 있을 수 있을 만큼 최대한 버티는 것이다.

둘째 날: 다리 운동 날

모든 운동을 8회 3세트 1분 휴식으로 편성했다. 다리 운동 날은 글로는 쉬워 보이지만 얕보다가는 큰 코 다친다.

프런트 스쿼트: 8회 3세트

오버헤드 스쿼트: 8회 3세트

매일 따로 기술 훈련을 한다는 가정하에 언덕 스프린트를 2회 하라. 언덕이 없다면 썰매 끌기 2회도 괜찮다. 많은 횟수는 아니지만 효과는 좋다.

셋째 날: 게임 날

프리즈비나 미식축구를 하며 즐거운 시간을 보내라.

넷째 날: 당기는 날

컨디션 좋은 운동선수에게 가장 좋은 당기기 운동은 클린 그립 스내치이다. 우리는 윕 스내치, 와이드 그립 스내치도 포함시켰다.

클린 그립 스내치: 8회 3세트

윕 스내치: 8회 3세트

다섯째 날

몸만 따뜻해질 정도로 충분히 준비운동을 한 후에 집으로 돌아간다.

여섯째 날

언덕 달리기만 몇 번 한다. 대회가 코앞인 것처럼 몸 컨디션만 끌어올린다.

일곱째 날: 대회 날

가라. 당신의 날이다.

날들은 원하는 대로 이리저리 바꿀 수 있지만 원칙은 지켜야 한다.

- ♦ 식이 조절을 잘 하고 운동에 속도를 더하여 과잉된 지방과 체중은 빼도록 하라.
- ♦ 너무 흥분하여 하룻밤 새에 너무 많은 진전을 이루려고 하지 마라. 현재 하는 운동을 즐기면서 꾸준함을 유지하라.
- ♦ 즐기면서 하라. 즐기면서 하는 사람을 이길 자가 없다.

세세하게 뭘 하는지는 그다지 중요하지 않다. 중요한 것은 항상 몸의 컨디션을 유지하고 시시한 길거리 농구 시합 같은 것으로 인한 발목 부상 때문에 몇 년간 쌓아온 훈련들을 다 망치지 말라는 것이다. 목표를 이룬 후 느끼는 성취감이 친구들과 하는 시합에서 이긴 것보다 훨씬 클 것이다.

요약

1. 새로운 아이디어와 경험에 열린 마음을 가지고 훈련에서 새로운 시도를 하는 걸 두려워하지 마라.

2. 새로운 걸 배웠을 때 어떤 부분에서 어려움을 겪는지 잘 탐색하라. 가장 많은 진전을 이룰 수 있는 부분을 찾을 수 있는 좋은 기회가 될 수 있다.
3. 3가지 운동만 선택했을 때와 같이 무엇이 중요한지 항상 잊지 말고 잘 생각하라.
4. 본인 스스로를 시험해보려고 할 때 너무 무리하지는 말아라. 그래도 항상 허리 사이즈와 몸의 전체적인 컨디션에는 관심을 기울여야 한다. 새롭게 생기는 에너지의 배출구도 마련하는 것이 좋다. 학교 운동장에서 레이업 하다가 여태껏 쌓아온 일들을 망치지 마라.

14

증명할 필요가 없는 진실들

우리는 다음 진실들을 증명할 필요가 없는 진실들이라고 여긴다.

토마스 제퍼슨(Thomas Jefferson)은 「독립선언문」을 작성했을 때 분명히 하고자 하는 게 있었다. 근력 훈련과 피트니스의 세계에도 증명할 필요가 없는 진실들이 있다. 여기서 문제는 전에 알고 있다고 하더라도 지금은 잊어버렸을 것이라는 것이다.

분명 잊어버렸을 거다.

내가 지금부터 하려는 이야기는 모두가 이미 알던 것이지만 삶을 살아가던 중에 누군가가(대부분 사기 치는 마케팅을 하는 사람들이) 그 사실이 잘못되었다고 이야기한 후에 잘못된 생각을 가지고 있는 것들이다.

우리 모두는 경험해봤을 것이다. 힘들게 번 큰돈을 이상한 훈련 프로그램과 아미노산이 가득 들어있다고 하는 이상한 통에 사용해봤던 경험 말이다. 실제로 통에는 아미노산이 거의 들어 있지 않지만 무슨 시너지 효과로 많아지게 하는 효과가 있다고 하더라고? 흠….

그 훈련은 14시간의 단식 후에(몸을 아나볼릭 상태로 만드는 걸 준비하기 위해서) 기적의 연료 5000 뭐시기를 마시면서 한다든가 뭐라든가. 또 그 훈련은 4회씩 순환해서 운동을 지속하기 위해서 중량을 계속 낮추기도 했었다. 그 프로그램은 마치 스테로이드 제제를 쓴 것 같은 몸을 30일 만에 만들어 주겠노라고 당당히 주장했다.

나는 사실 그 프로그램에 최선을 다했다. 지옥에서 나온 악마처럼 스쿼트를 했고 플레이트를 들었다 놨다하고 스쿼트를 하고 최대한 천장에 닿기 위해 뜀뛰기를 했다. 그 훈련에서는 몸을 더 크게 만들기 위해서 꼭 중간에 스트레칭을 하라고 나와 있었다.

자, 이제 한 세트 했으니 세 세트만 더 하면 된다. 그 후 3번 더 반복…. 사봤고 해봤고 증오했고 그만두었다. 환불 정책은 만약 그걸 3달 동안 해서 체중 감량이 되지 않는다면 환불을 해주는 거였다. 하지만 정상적인 생각을 가진 사람이라면 그 프로그램을 할 수 있을까?

증명이 필요하지 않는 진실에 대해서 한 가지 더 이야기하고자 한다. 그 진실들은 당신의 시간, 돈, 그리고 부끄러울 만한 상황들을 막아줄 것이다. 나는 30일간의 기적을 약속할 수는 없지만(내 기적은 90일 정도 걸린다) 장기적으로 봤을 때 더 오래 몇 년간 훈련할 수 있게 해주겠다.

첫 번째 진실: 이건 그냥 운동일 뿐이다.

그냥 운동을 하거나 게임을 하는 것뿐이다. 고드윈오스턴 산(K2)을 오르는 게 아니다.

왜 이런 말을 하는가? 아무 체육관에나 가서 사람들이 뭘 섭취하는지 자세히 보라. 운동 전 드링크(900칼로리), 트레드밀 도중 마시는 산소화된 파워 드링크(300칼로리), 첫 번째 세트를 견디기 위한 간식(500칼로리), 랫 풀다운을 하기 위한 캔디바와 파워 드링크(900칼로리), 운동 후 마시는 아나볼릭 드링크(1200칼로리). 전체 섭취한 칼로리는 3800인데 훈련 중 소비한 칼로리는 211이다.

몇 년 전 내 딸 린제이는 동네 리그에서 축구를 했었다. 린제이는 이때의 경험으로 인해 축구와 관련된 스포츠들을 모두 혐오하게 되었다. 나쁜 코칭과 과도한 부모들에게 조언을 하나 하겠다. 내가 이 팀에 질색을 했던 건 이 팀의 부모들과 코치가 엄청나게 많은 연습 시간과 부모 모임을 음식과 음료 마련에 사용했다는 것이다. 농담이 아니다. 우리는 규칙도 있었고 전화번호부, 2차 계획, 그리고 20페이지가량의 음식과 음료에 관한 정보들이 있었다. 운동선수들은 2개 이상의 과일, 아주 많은 양의 스포츠 드링크, 경기 끝나고 나서의 뒤풀이 음식들을 매 경기 때마다 섭취했다. 경기에서 소모하는 칼로리보다 훨씬 더 많은 칼로리를 섭취한 것이다.

섭취하는 칼로리에 대해서 진지하게 다시 생각해봐야 한다. 트레드밀을 하면서 꼭 탄수화물을 섭취해야 하나? 그냥 준비운동이지 않나? 중간에 10분씩 휴식을 취하면서 벤치 프레스 이후에 꼭 스포츠바(캔디와 단백질)가 필요한가? 아니 필요하지 않다.

우리는 여름에 어떤 사이코 코치와 함께 하루에 두 번씩 훈련한 경험이 있을 것이다. "물은 약해빠진 놈들만 마시는 거야!" 하루에 두 번씩, 3시간 연습, 화씨 90도의 날씨에서 물 없이. 너무 극단적이다.

두 번째 진실: 어머니의 규칙을 먼저 따라라.

여기 내 비밀 다이어트 식단이 있다.

1. 아침을 매일 먹어라.
2. 하루에 세끼 먹어라.
3. 식사 한 시간 후에 벌써 배가 고프다면 단백질을 충분히 섭취하지 않은 것이다.
4. 물이 항상 기본적인 음료가 되어야 한다.
5. 충분한 섬유질 섭취는 대부분의 문제를 해결해준다(나이까지 해결해주지는 않는다).

모두 다 어머니께 들은 것들이다. 어머니가 옳았다. 그 조언들을 따르는가? 나는 진지하다. 최근에 나와 같이 운동하는 젊은 운동선수가 훈련 도중 기절한 적이 있다. 십대들과 같이 일을 하는 사람들은 모두 공감할 텐데 우리 다음 세대가 제대로 설 수 있을지 걱정이다. 그 어른 같은 아이가 다시 왔을 때 나는 물었다. "오늘 뭘 먹었니?"

그 대화를 나눈 게 오후 2시였는데 그가 대답했다. "점심으로 프렌치프라이 5개 정도 먹었어요."

"5인분?"

"아뇨. 그냥 다섯 개요."

아침도 안 먹고 점심도 안 먹고 간식도 안 먹고 단백질도 전혀 없고. 이 상태로 어머니가 허락을 하지 않았을 텐데 이 젊은 친구는 나랑 운동하러 온 것이다.

여기 규칙이 몇 가지 더 있다.

1. 자정 이전에 잠자리에 드는 것이 자정 이후에 잠자리에 드는 것보다 훨씬 수면의 질이 좋다. 이상하게 들리지만 사실이다. 어머니가 한때 말씀하셨다. "밤 10시까지 그 일이 일어나지 않았으면 오늘 밤에는 일어나지 않을 테니 집에 오거라." (무슨 일인지 여쭤보고 싶었지만 겁이 나서 그러지 못했다. 내가 무슨 생각을 하고 있는지 내가 알았으니까.) 해가 져 있는 동안에 잠을 자는 것이 좋다.
2. 안전띠를 하지 않는다면 보충제도 먹지 마라. 가격 효용성 측면에서 이야기하는 것이다.
3. 어떤 것을 바랄 때 조심해라. 이루어질지도 모르기 때문이다. 체중을 50파운드 늘리고 싶다고? 그냥 기다려봐라. 전에 마트에 갔을 때 모든 사람이 50파운드를 어떻게 늘리는지 이미 충분히 아는 것 같았다.

세 번째 진실: 고통이 있고 부상이 있다. 그 둘의 차이를 명확히 인식해라.

통증은 경우에 따라 다르게 느낀다. 모두 경험해본 적 있겠지만 아침에 일어나서 걸어 다니다가 문턱에 발가락을 찧었을 때, 눈이 뒤로 돌아가면서 폭탄을 맞은 것만큼 아프고 아무 것에도 집중할 수 없을 만큼 통증이 극심하지만 1분 뒤에는 괜찮아진다.

찬 음식을 먹으면 머리가 띵 하면서 아픈 것도 마찬가지다. 십대 때 우리는 '칼스(Carl's)'라는 조그만 구멍가게에 가서 슬러시를 시키고는 했었다. 슬러시는 잘게 간 얼음과 식용 색소로 가득 차 있다. 누군가 "시작!"을 외치면 우리는 누가 최대한 빨리 슬러시를 마시는가를 내기했었다(우리는 멍청했고 지루했다). 반쯤 마시면 나는 극심한 두통을 느끼며 머리를 감싸쥐고는 했다. 아 젊음이여.

저것들은 통증이다. 갖가지 형태로 찾아온다. 최근에 나랑 같이 운동하는 젊은 친구가 고등학교 미식축구 시합 이후에 치료사에게 가서 치료를 받았다. 그는 이해할 수 없는 어려운 진단명을 받아왔다.

"그게 뭐야?" 내가 물었다.

"음, 내 근육 안에 피가 있데요." 그가 말했다. 근육에 피가 당연히 있는 거 아닌가?

다른 코치랑 내가 그 학생을 다시 진단해봤다. 그 아이는 멍이 들어 있었다. 다행히도 최신 의학은 그 미스터리를 풀어낼 수 있는 능력이 있었다. 다른 사람에게 부딪치면 멍이 들게 마련이다. 아무 것도 안 해도 며칠 안에 없어질 것이다. 그에게 청구서를 보내야겠다.

부상당하는 것은 다르다. 나는 가끔 농담으로 수술은 좀 천천히 하라는 자연의 뜻이라고 말한다. 부상은 의료 처치가 필요하고 시술이 필요한 경우도 있다. 쓰리고 멍들고 무릎을 긁히는 것 정도로는 병원에 가지 말고 어머니가 하라는 대로 해라. 목표를 이루기 위해서는 고통이 수반된다.

가끔 부상의 증상 중에 운동선수가 아무 것도 느끼지 않는 증상이 있다. 예전에 자전거를 총알 같은 속도로 타다가 차에 부딪친 선수를 도와주러 간 적이 있다. 도착했을 때 그는 반바지와 탱크 탑만 입고 있었다. 그는 무릎, 어깨, 팔꿈치를 더 이상 갖고 있지 않았다. 그는 나를 올려다보고 괜찮다고 이야기했다.

가끔 부상의 큰 증상 중 하나는 바로 아프지 않다는 것이다. 그때는 바로 하고 있는 것을 멈추고 주위에 도와줄 수 있는 사람을 찾아야 한다. 그리고 그의 말을 즉시 따라라.

네 번째 진실: 그 의미가 아니다.

우리는 이야기 뒤편에 있는 진짜 이야기까지 알게 되는 경우는 드물다. 가장 좋은 예시는 에어로빅이다. 켄 쿠퍼(Ken Cooper) 박사가 1968년에 에어로빅이라는 단어를 개발했다. 불행히도 미국에 조깅에 대한 바람이 불 때 동시에 고탄수화물 다이어트 열풍도 함께 불었고 지금 미국은 세계 어느 나라보다도 뚱뚱하다.

쿠퍼를 대신해서 항변하자면 그가 원래 권장했던 건 1/4마일부터 시작해서 몇 주 몇 달 동안의 훈련으로 1마일까지 뛰는 것이었다. 쿠퍼가 말하고자 했던 중점은 사람들이 듣지 않고 다른 말만 받아들인 것이다.

그는 후에 보충제와 리프팅을 권장하는 책을 출판했는데 아무도 읽지 않았다. 당신의 이웃이 아침 일찍 일어나서 스트레칭을 한참 한 다음에 하프 마라톤을 하고 집에 들어와서 시리얼 몇 접시와 탄산음료를 마신다면 쿠퍼가 말하고자 했던 바와는 전혀 동떨어져 있다.

보디빌딩에서도 비슷한 현상을 관찰할 수 있다. 나는 오래전에 로비 로빈슨, 루 페리그노(Lou Ferrigno), 대니 파딜라(Danny Padilla) 그리고 다른 보디빌딩 전설들과 함께 운동할 수 있는 놀라운 기회가 있었다. 내가 배운 것 중 하나는 그날 어떤 사람도 잡지에 나와 있는 이상한 운동을 하지 않는다는 것이었다.

그 사람들은 보통의 훈련을 했다. 루는 구석에서 종아리 올리기 운동을 했고 파딜라는 로잉 운동을 하고 있었다. 로빈슨 역시 다른 사람들과 다름없이 운동을 하고 있었다. 그 누구도 잡지에서 하는 운동처럼 하고 있지 않았다.

그럼에도 잡지에서 그들이 하는 운동들을 소개할 때면 아예 지어낸 것이 아니고서야 그들이 메이저 대회 직전에나 하는 세밀한 운동들을 소개했다. 평소에는 보디빌더들이 하는 훈련은 더 많은 중량을 더 많은 횟수로 하는 게 목표의 전부였다.

하이랜드 게임의 젊은 선수들과 같이 운동하면 그들이 많이 하는 질문이 "벤치 프레스는 하지 않나요?"이다. 나는 차분하게 그들에게 이 운동 저 운동을 해야 하이랜드 대회에서 더 좋은 성적을 낼 수 있다고 알려준다. "그럼 당신은 벤치 프레스를 전혀 안 하시나요?" 그들이 묻는다. "하기는 하지." 난 이렇게 대답한다. 그럼 그다음 날 인터넷 포럼에 글이 올라온다. "댄 존이 말하기를 벤치 프레스만 하면 된대."

다른 말로 하면 점프 슈즈를 들고 바벨을 들고 마라톤을 하기 전에 항상 그 정보가 어디서 왔는지 알아봐야 한다.

다섯째 진실: 가장 처음에 하는 운동으로 당신이 하는 훈련 전체에 대해서 알려줄 수 있다.

나는 당신이 목표를 이루는 데 반드시 도움이 될 방법 몇 가지를 알고 있다. 첫 번째로 먹는 것과 마시는 모든 것에 대한 음식 일지를 작성하라. 얼마나 칼로리를 섭취하는지, 얼마나 탄수화물, 지방, 단백질을 섭취하는지를 기록하라. 반드시 정직해야 한다.

두 번째는 첫 한 달 동안 항상 다리 운동을 먼저 하라. 간단한 일이다. 첫 한 달 동안 첫 운동으로 스쿼트를 하든지 데드리프트를 하든지 프런트 스쿼트를 하라. 아쉽게도 대부분의 사람들이 음식 일지에 대해서 고개를 절레절레 저을 것이다. 음식 일지를 기록하는 게 너무 힘들 것 같으면 잊어라. 그래도 첫 운동을 다리 운동으로 하는 건 꼭 해봐라.

코칭을 하는 동안 내가 깨달은 가장 중요한 것 하나는 운동의 처음 10퍼센트가 장기적으로 봤을 때 성공의 정도에 큰 영향을 미친다는 것이다. 아니 상상을 해봐라. 아놀드가 트레드밀에서 탄수화물 음료를 마시며 브리트니 스피어스(Brittany Spears) 음악이 나오는 헤드셋을 끼고 운동하는 게 상상이 되는가?

나는 상상이 안 된다. 체육관에 가서 프런트 스쿼트를 하기 시작하라. 정직하게 5회 5세트, 각 세트당 중량을 늘리면서 해봐라. 그 후 하고 싶은 운동을 해라. 내가 장담컨대 몸과 운동량의 변화를 피부로 느낄 수 있을 것이다.

이것들이 증명할 필요 없는 진실들이다. 너무나 당연하기 때문에 지루해서 무시하고 싶지만 엘리트 훈련의 기둥이 되는 것들이다. 이 진실들을 따르면 스판덱스 바지를 입고 탄수화물 음료를 마시며 할머니 옆에서 천천히 자전거 타는 남자가 되지 않을 수 있을 것이다.

15

아는 것과 실제로 하는 것의 차이

〈오피스 스페이스(Office Space)〉라는 영화가 있다. 상영관에서는 큰 흥행을 끌지 못했는데 DVD로 나온 이후 인기가 상승했다. 그 영화를 좋아하는 사람들이 그 영화를 좋아하는 이유는 우리의 매일의 일상을 보여주기 때문이다.

하와이안 셔츠 날, 매주 끊이지 않는 생일 파티들, 단지 우리의 정체성을 지키기 위해서 하는 것 같은 의미 없는 서류 작업들. 하지만 그 영화에서 빠진 부분이 하나 있다. 일터에서의 점심시간이다.

직장에서 점심시간은 그 자체로 영화 하나가 될 수 있다. 내가 겪었던 이야기만 해도 몇십 개는 된다. 나는 점심을 먹기 위해 앉았다. 나는 조용히 혼자 밥을 먹는 걸 선호한다. 단지 내가 원했던 건 내 참치와 4시간 전에는 괜찮아 보였던 샐러드와 분명 내 기억 속에 싱싱한 노란색으로 있던 배 두 조각을 먹는 거였다.

불길한 예상은 항상 적중한다. 내가 원했던 대화 없는 조용한 점심 식사는 이루어지지 않았다. 내 오른쪽에 앉은 직장 동료는 "댄, 참치에 마요네즈 대신에 요거트를 사용하면 지방 13그램을 줄일 수 있어"라고 말하고 있고 내 맞은편에 앉은 동료도 끼어든다. "근데 요거트를 사용하면 탄수화물 양을 조심해야 해. 그래서 난 요거트에 사워크림을 조금 더하지."

내가 과거에 어떤 죄를 지었는지 몰라도 나는 매 끼니마다 탄수화물 측정과 지방 측정을 하면서 먹어야 하는 벌을 받고 있다. 이 두 여인은 각 음식에 대한 정보와 어떻게 요리해야 하는지와 각 음식마다 함유된 탄수화물과 지방의 정보를 줄줄 꿰고 있다. 난 단지 내 참치를 먹고 싶을 뿐이라고!

그날 오후 늦은 쉬는 시간에 우리는 한 직원의 생일 축하 파티를 했다 (그 주에만 4번째 생일 파티다). 온갖 간식들과 케이크, 캔디 그리고 각종 탄산음료들이 나왔다. 여느 때와 같이 나는 설탕덩어리를 정중하게 거절했다.

나에게 참치 요리에 대해서 40분간 사워크림과 요거트에 늘어놓았던 직장 동료 두 명은 설탕이 가득 든 거대한 케이크 조각을 먹고 있었다.

내가 발견한 것 중 하나는 대부분의 사람들은 영양에 관한 질문 30가지를 하면 비타민, 미네랄, 아미노산 같은 질문들에는 대개 정확하게 대답할 수 있다는 것이다.

여기서 문제가 생긴다. 질문에 다 옳게 대답한 사람을 데려다가 집 주방에서 건강한 아침 식사를 만들라고 하면 어떻게 해야 할지 우왕좌왕한다. 힌트: 계란을 집어서 휘저은 다음에 스크램블 에그를 해 먹어라.

훈련에서도 이와 같은 현상은 비슷하게 일어난다. 요즘과 같이 수십 개의 머신과 셀 수 없는 덤벨, 바, 스피너, 클라이머, 워커, 로우어가 있는 거대한 공장 같은 체육관에서 내 두 직장동료와 같은 우를 범할 수 있다. 뭘 할지 알고 정보도 있지만 매 훈련마다 케이크와 탄산음료를 마시고 있는 자신을 보게 되는 것이다.

근력 훈련, 몸 구성 훈련, 피트니스 훈련, 지방 감소 훈련 등 어떻게 해야 하는지는 다 알고 있지만 이 지식들을 적용시킬 수가 없다. 왜냐하면,

1. 당신 앞에 있는 운동 기계가 잡지에 있는 것과 다르게 생겼다.
2. 스쿼트 후에 점프를 하는 운동을 하려고 하는데 물을 마시고 오면 누군가가 이미 당신의 바에 있는 플레이트들을 다 가져가고 스쿼트 렉에서 컬을 하고 있다. 그는 머리에 두건을 쓰고 손가락 없는 장갑을 끼고 웨이트 벨트를 하고 스판덱스 바지를 입고 머슬 셔츠를 입고 아이팟으로 음악도 듣고 있다. 45파운드짜리 컬을 하면서.

3. 잡지 몇 페이지 전쯤에 봤던 ______(빈칸을 채워봐라) 운동을 해보고 싶은데 하는 방법을 모른다. 로마니안 데드리프트, 클린 그립 스내칭, 리버스 배트윙 플라잉 헝가리안 사이드 트위스트…. 뭐 이런 것들이다.
4. 내가 ______(다시 한 번 빈칸 채우기다)만 한다면 운동을 확 잘할 수 있게 될 텐데. 나도 비슷한 생각을 해보지 않은 건 아니다. 처음에 노틸러스 머신(Nautilus machine)이 광고로 나왔을 때 나는 거의 리프팅을 관둘 뻔했다. 노틸러스 머신에 관한 광고가 운동선수들과 보디빌딩 잡지들에서 만연했고 심지어 어떤 광고는 10페이지가 넘었다. 어린 나이에 이런 광고의 홍수 속에서 어떻게 설득을 당하지 않을 수 있겠는가? 그 광고들만 보면 내가 이 기계를 사지 않으면 절대 성공할 수 없을 것처럼 보였다.

몇 가지 도움이 될 만한 아이디어를 제안하고자 한다. 이건 내가 어렸을 때부터 쭉 하던 일이다.

갖고 있는 운동 기구나 기술들을 모두 적어보라. 집이나 이웃이나 다니는 체육관에서 사용할 수 있는 모든 훈련을 적어보는 것이다. 그 텔레비전 홈쇼핑에서 샀던 복근 운동기구를 기억하는가? 그런 것까지 다 적어라.

문에 달려 있는 철봉? 그것도 적어라. 집 근처에 있는 달리기 코스? 걸어갈 수 있는 거리에 있는 공원? 모든 걸 다 적어라.

20분의 시간을 할애해서 이걸 적은 후에 가진 지식들을 적용할 수 있게 된다. 내 집과 일터에서 걸어갈 수 있는 거리 안에 내가 이용할 수 있는 운동기구들은 꽤 많다.

걷기나 달리기 같은 미용적인 움직임은(거의 조깅이라고 말할 뻔했다. 용서를 빈다) 1970년대에 시작되었다. 좋은 아이디어이다. 100미터 걷고 딥(dip)을 하고. 그 후에 풀업, 푸시업, 바 점프, 스쿼트 같은 운동들을 하는 것이다.

하지만 이 운동에는 문제가 있다. 공짜고 24시간 열려 있고 북적거리지도 않고 좋은 운동이고 아주 좋은 훈련 방법이고 지방을 태울 수 있는 가장 좋은 방법 중 하나다.

이게 왜 문제냐고?

바로 옆에 두건을 쓰고 10살짜리 여자애가 지갑에 넣어 다닐 만한 무게로 컬을 하고 있는 남자가 없고 스텝퍼(stepper)를 하고 있는 예쁜 여자도 없다. 평생 회원권에 대해서 강요하는 사람도 없고 체육관 안에서 분필을 사용하지 못하게 하는 규칙도 없다.

다른 말로 하면 체육관에 가는 길목마다 당신의 목표에 더 가깝게 해줄 수 있는 운동기구들을 항상 그냥 지나치는 것이다. 잘 들어라. 대부분의 사람들이 이렇게 생각하는 것 같다. 공짜고 간단하고 이해하기 쉬워서 비싸고 복잡하고 어려운 것만큼 효과가 없다고 생각하는 것 같다.

이웃을 둘러보고 가지고 있는 것들에 대해 생각해봐라. 1년 전쯤 나는 정원 가꾸기 도구들을 구입해서 내가 가진 것들을 잔뜩 집어넣었다. 사방팔방에 널브러져 있는 것들을 다 모아놓고 보니 내 집에 있는 운동기구들이 얼마나 많은지 알게 되었다. 내 바와 플레이트 들을 제외하고서라도 이 24달러짜리 상자에는 다음과 같은 것들이 들어있다.

1. 파머 바(farmer bar) 1세트
2. 두꺼운 파머 바 1세트
3. 원뿔 모양 도구
4. 배구 네트
5. 축구공, 미식축구공, 배구공
6. 메디신 볼(medicine ball) 모음
7. 던지기 물품들 모음
8. 케틀벨 모음
9. 끌기용 썰매
10. 들고 던지기 위한 85파운드짜리 돌
11. 들기 위한 150파운드짜리 배낭
12. PVC 파이프와 빗자루(용도는 모르겠지만)

이 물품들을 이용한 좋은 운동을 소개하겠다. 박스 안에 있는 것들을 다 쏟아부은 후 한 가지씩 사용해보고 조합해서 사용해봐라. 이를테면 파머 바를 들고 썰매를 끈다든지 하고 그날은 훈련을 마무리하라. 사람들이 멀리서 비행기를 타고 와서 나와 함께 훈련을 하려고 하는 이유 중에 하나가 나는 주위에 있는 아무 물품이나 훈련 도구로 사용할 수 있게 도와주기 때문이다.

충분하지 않다면 다음 훈련을 해봐라. 나와 같이 운동하는 선수들이 한 달에 3번 정도 하는 훈련이다. PVC 파이프를 이용해서 오버헤드 스쿼트를 15회 하고 스프린트 200미터를 하라. 동작을 3~5회 반복한다. 그 후에 마무리는 오버헤드 스쿼트로 하라.

오버헤드 스쿼트
200미터 스프린트
오버헤드 스쿼트
200미터 스프린트
오버헤드 스쿼트
200미터 스프린트
오버헤드 스쿼트
200미터 스프린트

엘리트 수준인 운동선수들도 이 운동 후에는 안색이 창백해지는 걸 봤다. 특별한 운동기구 없이도 이 조합만으로 다리와 심혈관계를 상당히 강화시켜준다. 첫 세트에서 PVC 파이프는 아무 것도 아닌 거 같지만 마지막 세트쯤에는 너무 무거워서 들기도 힘들 정도이다.

또 내가 가지고 있는 체육관 장난감들로도 훌륭한 훈련 프로그램을 만들 수 있다는 걸 깨달았다. 풀업 조금, 케틀벨 스윙 조금, 원암 리프트, 데드리프트를 하는 것만으로도 훌륭한 훈련 프로그램을 만들 수 있다.

1년 전쯤 나는 체육관 장난감에 대한 내 아이디어를 조금 더 발전시켰다. 나는 올림픽 역도 대회 준비를 내 장난감으로 구성된 훈련으로 하기로 했다. 그때 당시 나는 두꺼운 올림픽 바와 표준 올림픽 바, 체인 한 세트 그리고 스쿼트할 때 쓸 수 있는 상자 하나가 있었다. 다음의 간단한 프로그램을 만들었다.

첫째 날

스내치(파워 스내치 후 오버헤드 스쿼트 후 행 스쿼트 스내치 후 풀 스쿼트 스내치): 8세트

체인을 이용한 프런트 스쿼트: 2회씩 8세트, 적당한 중량으로

둘째 날

두꺼운 바를 이용한 데드리프트: 적당히 무거운 중량으로 할 수 있는 만큼 8세트

박스 위에 앉아서 체인을 이용한 밀리터리 프레스 하기: 5회씩 8세트. 체인을 이용할 때 앉아 있지 않으면 체인이 효과가 없다. 그냥 앞뒤로 달랑거릴 뿐이다.

운동 그 자체를 어떻게 하느냐에 집중할 필요는 없다. 논점은 나는 내 창고에서 별로 좋지 않은 운동기구를 이용하여 가장 최신의 효과적인 운동을 했다는 것이다. 스파 멤버십에 쓸 돈으로 간단한 운동기구들을 사서 집을 체육관으로 만들어라.

주위에 있는 무료로 이용할 수 있는 체육 시설과 집에 있는 간단한 운동기구들의 조합으로 훈련을 구성하는 건 훈련에서 할 수 있는 가장 훌륭한 일 중 하나일 것이다.

두 번째 조언은 내가 지난 몇 년간 소리쳐 주장하고 싶던 거였다. 숙련되어 있는 운동들의 목록을 적어라. 숙련된 이라는 것은 리프팅의 표준에 따라야 한다. 표준에 관한 예시를 두 개 정도 주겠다.

올림픽 역도, 인상과 용상에 대해서 아는가? 리프팅의 변형들? 스쿼트, 벤치 프레스 데드리프트 같은 파워 리프트들, 전통적인 보디빌딩 리프트들, 전통적인 체중 운동, 이를테면 풀업, 버피, 푸시업 같은? 체육 시간에 하던 것들이다. 얼마나 많은 변형된 스쿼트와 데드리프트를 알고 있는가?

이건 그냥 대강 생각해본 리스트이지만 유용하게 사용될 수 있다. 나는 숙련된 정도를 데드리프트라면 체중의 두 배, 벤치 프레스라면 체중만큼을 표준으로 본다. 이것보다 더 고중량으로 할 수 있지만 대강 이 정도로 잡아본다.

나는 내가 숙련된 운동들의 목록을 쭉 적어보고 매일 한 가지씩 몇 주 동안 하는 걸 좋아한다. 30분 동안 풀업만 해보면 이것도 참 좋은 운동이라는 걸 알게 될 것이다. 한번 시도해봐라. 참 시도해보기 전에 먼저 머리를 짧게 잘라라. 며칠 동안 머리를 빗기 힘들어질 테니.

나의 마지막 조언은 지금 내가 던지는 질문 두 가지를 바탕으로 가장 좋아하는 근력 훈련에 관한 글들, 잡지에 나와 있는 좋아하는 훈련 프로그램, 근력 훈련 관련 책들을 보라는 것이다.

- 내가 이 훈련을 할 수 있는 기구와 장비를 갖추고 있는가?
- 내가 이 훈련에서 하는 동작들을 정확하게 할 수 있는가?

환경은 매우 중요하다. 매해 텍사스와 플로리다에서 뛰어난 미식축구 선수들이 배출되는데 그 지역에서의 기대감과 경쟁으로 인해 훌륭한 선수들이 육성될 수 있다. 유타의 작은 마을에서 뛰어난 NBA 선수가 될 확률은 키가 240센티미터 이상이 되지 않는 한 많이 낮을 것이다.

피트니스의 세계에서는 캘리포니아가 보디빌더들에게 유리한 환경이다. 멕시코가 가깝고 좋은 해변이 많다는 거 외에 남부 캘리포니아에 있는 어떤 체육관들의 가장 낮은 급의 보디빌더들이 많은 국가의 최고의 보디빌더들보다 실력이 좋다.

가장 좋아하는 프로그램들을 볼 때 두 가지 방향으로 보기를 권한다. 먼저 어떤 특정 운동을 권해놓았는데 그 운동을 할 기구가 없다면 대체품을 찾아보아라. 둔근-햄스트링 레이즈(glute-ham raise)가 멋지긴 하지만 리버스 하이퍼(reverse hypers)도 꽤 쓸 만하다. 리버스 하이퍼가 없다면? 로마니안 데드리프트를 하라.

제일 좋아하는 프로그램에서 로마니안 데드리프트나 다른 대체 운동도 할 줄 모른다면 리프트를 우선 배워라. 운동선수 커리어에서 새로운 리프트나 새로운 스포츠를 배우는 건 장기적으로 봤을 때 매우 소중한 자산이 될 것이다.

새로운 움직임을 배우면서 익힌 기술과 몸의 동작들은 삶에서 놀라운 이득을 줄 것이다. 예를 들어 머리 위로 체중만큼 들어 올릴 수 있다면 벤치 프레스를 할 때도 큰 도움을 주게 된다.

요약하자면 나는 내가 체육관에 가는 걸 반대하는 것처럼 보이고 싶지는 않다. 그리고 실제로 그렇지 않다. 나는 피트니스 잡지를 반대하지도 않는다. 내가 강조하고 싶은 건 알고 있는 지식을 훈련에 어떻게 적용시키는지이다.

- 현재 가지고 있는 도구들에 대한 정직한 리스트를 작성하라. 나도 그랬지만 이미 집에 훈련을 할 수 있는 도구가 많다는 사실에 놀랄 수도 있다. 재밌고 창조적인 방법으로 이용하라.
- 어떤 훈련을 숙련되게 할 수 있는지 정직한 리스트를 작성하라. 필수적으로 필요하지만 모르는 부분이 있다면, 스쿼트나 데드리프트 같은, 먼저 그 부분을 배워라. 몇 달에 한 번씩은 새로운 리프트나 운동을 배우려고 노력해라.
- 마지막으로 이 두 가지 리스트를 작성한 후에 좋아했던 훈련 프로그램들을 다시 살펴봐라. 그 프로그램들을 마스터하는 데 그치지 않고 더 향상시킬 수 있도록 도전해라.

아, 그리고 내가 만약 틀렸다면 정정해주기를 바란다. 사워크림과 요거트를 섞는 건 아무리 생각해도 조금 이상하다.

16

PVC 파이프와 훈련에 관한 전제들

나는 최근에 직장을 고등학교로 옮겼다. 초반 직장 시작 몇 분 동안은 참 괜찮았다. 뭐가 괜찮았냐면 트레드밀, 스텝퍼, 사이클에서 20분씩 준비운동을 하고 바비 인형의 움직임만큼이나 스트레칭을 과도하게 하는 현 세태에서 호루라기를 삑— 불며 "두 바퀴 더!"를 외치는 코치는 멋져 보였다.

10년 만에 처음 다시 수업을 맡은 기분은 새로웠다. 이제 1시간 20분가량을 나는 65명의 학생들과 남겨졌다. 학생의 절반은 훌륭한 미식축구 선수들로 완벽하고 기술적인 훈련을 받고 리프팅과 훈련에 관한 전문적인 지식을 갖추고 있었다. 최소한 나는 그렇게 믿었다.

하지만 나머지 절반인 신입 여학생들과 10명의 외국에서 온, 내가 한국어, 크로아티안어, 일본어, 중국어를 하는 만큼만 영어를 하는 이 학생들을 어찌할 것인가?

그 순간에는 관절에 안 좋은 조깅을 몇 바퀴 시키고 부상을 일으킬 정도의 무리한 스트레칭을 시키는 게 가장 쉬웠을 것이다. 그것보다 더 쉬울 수는 없었을 텐데.

6주 후에 나는 같은 방에 들어갔다. 이날 모든 학생들이 4~6 피트 정도 되는 PVC 파이프들을 들고 있었다. 그 광경은 마치 〈스타워즈〉의 한 장면 같았다. 어느 누구도 라이트 세이버에 관해서 배우는 건 아니지만 말이다. 그건 체벌에 가깝다. 체벌은 나쁘다.

"막대 들어!" 구호에 전 교실이 스내치 그립 PVC 파이프를 들어 8회 3세트씩 오버헤드 스쿼트를 한다. "무릎 꿇어!" 구호에 힙 플렉서 스트레치를 한다.

"일어서!"라는 구호는 푸시업 자세의 준비 구호다. 보통 푸시업, 박수 푸시업, 상자 위에 다리를 올려놓고 하는 푸시업 등의 변형이 있다. 8회씩 3세트 후에 풀업을 8회씩 3세트 하고 메디신 볼 던지기 복근 운동을 25회 1세트 한다.

10분 후에 65명의 학생은 준비운동이 끝나고 운동을 시작할 수 있는 상태가 되었다. 이게 준비운동이다. 대부분의 운동선수들이 훈련 전체에서 하는 운동보다 더 강도가 높았을 수도 있다. 우리는 이제 시작이다!

근데 고등학생들을 데리고 웨이트 리프팅 수업을 하는 게 어떻게 당신에게 도움이 되지? 나의 간단하지만 진부한 대답은 '패러다임의 변환'이다. 한 교실 가득 당신만을 바라보며 "자, 다음은 뭔가요?"라는 눈빛을 보내는 아이들을 보고 있으면 근력 훈련에 대한 모든 것을 다시 생각하게 된다.

세상을 바꾸는 패러다임의 변환, 내 훈련의 일정 부분에서는 편안함을 느낀다. 물론 힘들다. 누구도 그걸 부정할 수 없을 것이다. 150파운드 배낭을 얹은 썰매를 100파운드 덤벨 두 개를 들고 끄는 건 정말 힘들다. 시작하는 것 자체가 용암에 손을 담그는 느낌이다.

힘들지만 나는 내 전제들에 굉장히 익숙해지고 편안해졌다.

내가 상정하고 있는 전제들은 다음과 같다.

1. 우리가 프런트 스쿼트에서 상체 운동으로 넘어갈 때 운동선수들의 심혈관계 기능이 크게 향상된다.
   내 운동선수들: "프런트 스쿼트가 뭔가요?"
2. 인상과 용상은 모두 운동선수로서의 성공에 필수적이고 기본적인 리프트들이다.
   내 운동선수들: "네?"
3. 운동선수들은 매끼 섬유질과 단백질을 섭취해야 하고 오메가-3

캡슐도 추가로 섭취해야 한다.

내 운동선수들: "코치님 어떤 음식들에 단백질이 들어있나요? 영양분 함량표에 아무리 봐도 없어요."

이게 당신의 개인 훈련 트레이너가 트레드밀에 던져놓고, 다리를 모았다 벌렸다 하는 머신에 앉혀 놓고, 운동 전후에 스트레칭을 20분씩 하라고 하는 이유다. 훈련을 시작하기도 전에 많은 교육이 선행되어야 한다. 하지만 운동을 하는 사람이나 코치나 바로 지금 결과를 원하고 기초적인 훈련을 하고 싶어 하지 않는다면 그게 제대로 될 리가 있나?

내가 당신에게 말하고 싶은 건 전제를 다시 생각해보라는 것이다. 인터넷에서 문자 그대로 운동에 관한 수백 개의 글들을 찾을 수 있고 거기서 수많은 운동과 훈련 프로그램에 대한 아이디어를 찾을 수 있다. 아이디어를 어떻게 적용하는지가 문제인데 다음 3가지를 생각해보라고 권하고 싶다.

1. 새로운 리프트나 운동을 배울 때 어떤 방식으로 접근하는가?
2. 훈련의 강도를 어떻게 측정하는가?
3. 영양학적으로 봤을 때 보충제나 식이나 음식 모두 먹기 전에 계획이 되어 있는가?

우리 체육관에서 하고 있는 표준적인 훈련 프로그램을 한번 보자.

준비운동

- PVC 파이프를 이용한 오버헤드 스쿼트: 8회 3세트
- 힙 플렉서 스트레치
- 푸시업: 8회 3세트
- 메디신 볼 던지기 복근 운동: 25회 1세트
- 풀업: 8회 3세트
- 1분 정도 스트레칭

중간 운동

- 덤벨 스쿼트 10회

- 같은 덤벨을 이용한 스윙 10회
- 덤벨 스쿼트 10회
- 스윙 10회
- 덤벨 스쿼트 10회
- 스윙 10회

본격적인 운동

- 체인을 이용한 프런트 스쿼트
- 체인을 이용한 벤치 프레스
- 풀업
- 상자 위에 뛰기
- 데드리프트

우리는 이 운동을 콩가 라인(춤의 한 종류) 스타일로 한다. 첫 번째 운동선수가 프런트 스쿼트를 하고 나서 벤치 프레스, 풀업, 상자 뛰기, 데드리프트를 한다. 첫 번째 운동선수가 프런트 스쿼트를 끝낸 후에 두 번째 선수가 프런트 스쿼트를 시작한다. 그러고 나서 쭉 따라가는 것이다.

횟수는 10, 9, 8, 7, 6, 5, 4, 3, 2, 1이다. 우리는 다섯 개의 스쿼트 장소, 5개의 벤치 프레스 장소, 일곱 개의 풀업, 열두 개 정도의 상자들, 그리고 아홉 개의 데드리프트를 보유하고 있다. 벤치 프레스는 가장 고중량이 95파운드까지 있고(체인은 제외) 가장 무거운 데드리프트는 185파운드이다.

운동선수는 각자에 맞게 중량을 늘리거나 줄일 수 있다. 가장 적은 중량은 35파운드이다. 이 운동을 끝낸 후에 우리는 등척성 복근 운동을 하고 덤벨을 들고 걷기를 한다.

이 단순한 운동들을 하기 위해 필요한 기술들은 보기보다 많다. 인상이나 용상이나 오버헤드 프레스 같은 운동들은 이날에 배치되어 있지 않다. 이날은 근육의 부피를 늘리는 데 집중하는 날이다. 리프팅을 가르치는 데는 조화와 인내, 예지가 코치에게 필요하다.

준비운동부터 헷갈려 하는 사람들이 많을 것이다. 나는 올림픽 역도에 관해서 질문하는 한 달에 몇십 개의 이메일을 받는데 가장 많이 받는 질문이

오버헤드 스쿼트에 관한 것이다. 내 운동선수들은 몇 주 만에 오버헤드 스쿼트에 숙련이 되었다. 모든 운동선수들이 매일 그 운동을 하기 때문이다.

나는 학생들에게 이런 말을 한다. "주위를 둘러봐라. 만약 모든 사람이 같은 동작을 하고 있는데 너만 다른 동작을 하고 있다면 네가 틀리게 하고 있을 가능성이 높다. 즉시 고쳐라."

전제에 대한 교훈 1

첫 번째에 잘못을 하고 있을 수도 있고, 열 번째에도 잘못을 하고 있을 수 있다. 만약 스쿼트를 하는 도중에 무릎이 아프다면 그건 스쿼트를 하고 있는 게 아니라 무릎 부상을 일으키는 엉터리 무릎 굽히기를 하고 있는 걸 수도 있다. 당장 멈추고 다시 배워라.

전제에 대한 교훈 2

만약 세계적인 선수의 훈련을 보면서 아무 것도 얻을 게 없다면 두 가지를 생각하라. 하나, 위에 교훈 1을 봐라. 둘, 이게 더 중요한 건데 아직 그 훈련을 해야 할 단계가 아닐 수 있다.

PVC 파이프만으로도 수많은 훈련을 할 수 있다.

미심쩍다면 아래와 같이 해봐라.

PVC 파이프를 야외 트랙으로 가지고 나가라. 15회 오버헤드 스쿼트를 한 후에 한 바퀴 뛰어라. 이 동작들을 5회 반복하고 마지막에 오버헤드 스쿼트로 마무리하라. 만약 정직하게 걷지 않고 뛰었다면 10분 안에 모든 운동이 끝났을 것이다. 이 운동을 하고 PVC 파이프의 유용성을 느껴봐라.

교훈 두 번째로 돌아가서 그 훈련을 할 만큼 준비가 되어 있지 않을 수 있다. 새로운 미식축구 선수들과 훈련하는 첫날에 나는 항상 다음과 같은 이야기를 한다. "나는 여기에 있는 모든 선수들이 200파운드로 벤치 프레스를 하고 400파운드로 데드리프트를 하기 원한다. 그리고 벤치 프레스를 할 수 있는 중량이면 같은 중량으로 프런트 스쿼트와 용상도 할 수 있어야 한다." 그리하여 미래의 미식축구 선수는 다음과 같은 리스트를 받는다.

벤치 프레스: 200파운드
프런트 스쿼트: 200파운드

용상: 200파운드
데드리프트: 200파운드

내가 근력 표준에 관한 이야기를 할 때마다 최소한 한 번씩은 관련된 이메일을 받는다. "댄, 나는 성인인데 당신이 제시해놓은 리프트를 전혀 할 수가 없어요!" 그리고 장장 7페이지에 걸쳐 그 남성이 현재 하고 있는 훈련과 현재 상황에 대해서 설명을 해놓는다.

내 대답은, "당신이 너무 약한 거야"이다. 쓸모없는 걸 다 버리고 중량을 더 늘려야 한다. 다음 전제로 이어진다.

"나는 내가 숙련되었다고 생각해요."

"1년 넘게 훈련을 하셨나요?"

"아니요."

"숙련된 게 아닙니다. 체중만큼 벤치 프레스를 할 수 있어요?"

"노력하는 중이에요."

"숙련된 게 아닙니다."

나에게 있어 숙련된 리프터란,

1. 근력 스포츠 대회에 출전해본 적이 있다. 보디빌딩, 올림픽 역도, 파워리프팅, 스트롱맨 같은.
2. 공항에 있는 잡지에서 정보를 얻지 않는다.
3. 내가 고등학교 선수들을 대상으로 하는 훈련 프로그램을 어렵지 않게 해낼 수 있다.
4. 체중만큼 벤치 프레스를 할 수 있고 체중의 2배만큼 데드리프트를 할 수 있다.
5. 식이에서 음식과 보충제는 상호 보완한다는 걸 알고 크레아틴이나 맥주만으로는 사람이 살 수 없다는 것을 이해한다.

5가지 중에 최소 4가지는 만족시켜야 숙련되었다고 말할 수 있다.

새로운 운동을 배울 때 가지고 있어야 할 3가지 전제를 살펴보자.

- 처음부터 잘못하고 있었을 수 있다. 그저 잘못된 것을 반복하고

있었을 뿐이다.

- ♦ 옳게 하고 있을 수 있으나, 당신의 수준이 아직 그 정도까지 되지 않았기 때문에 수준이 올라가기 전까지는 그 운동을 그만둬야 한다.
- ♦ 본인이 숙련되었다고 생각하고 기본적인 부분을 건너뛰어도 된다고 생각하지만, 아니다. 아직 시작하는 단계에 있을 뿐이다.

초심자들은 기본부터 시작해야 한다. 본인이 숙련자라는 착각을 하지 말자.

위의 내용을 생각하면서 다음 훈련들을 위한 제안을 하고자 한다.

전제하는 항목들을 보면서 아래 질문들에 대해 생각해보자.

1. 새로운 운동이나 리프트, 스포츠를 배울 때 어떻게 접근하는가?
2. 훈련의 강도를 어떻게 측정하는가?

전제 하나

나의 리프팅 기술이 잘못되었거나 아주 나쁠 가능성이 있나? 나는 내 손목이 부러지고 나서야 올림픽 역도를 하는 방법에 대해 다시 생각해보게 되었다. 꽤 성공한 역도인으로서 리프팅 하는 법을 새로 배우고 알고 싶지 않았던 진실을 알게 되었다. 만약 내가 더 어리고 건강했을 때 리프팅 하는 방법을 제대로 배웠더라면 나는 지금보다 훨씬 더 실력이 뛰어났을 것이다.

실패로 가는 훈련을 하고 있는 당신들, 실패를 어떻게 정의하는가? 나는 몇 가지 재밌는 도전을 했었다. 체중만큼의 중량으로 누가 더 많은 횟수의 스쿼트를 하는가 등의 내기를 했었다.

나는 20회를 한 후에 아주 잘했다고 생각했었는데 내 친구가 30회를 하는 걸 보고 마음이 바뀌었다. 다음 대회에서 나는 50회를 하고 우승했다. 여기서 실패란 어떤 것인가? 단순히 나보다 더 많은 횟수를 한 사람이 있다면 실패한 것이다.

전제 둘

나는 일전에 동네 교회 농구 대회에서 우승한 사람들을 알고 있다. 그들은 자신들이 했던 시합을 녹화해서 보고 있었는데 동시에 옆에 텔레비전에서는 유타 재즈의 농구 경기를 하고 있었다. 그중 한 명이 말했다. "나는 우리가 굉장한 줄 알았는데 옆에 농구 경기와 비교해서 보고 있으니 참 우리가 너무 느리고 못 하더라. 그래서 더 이상 우리 경기를 보고 있을 수가 없더라." 사람들은 다 숙연해지고….

현명한 남자다. 디펜스를 잘했지만 낮은 수준에서 잘했을 뿐이다. 18살 때 나는 올림픽 역도 대회를 앉아서 보는 것만으로도 많은 영감을 받았다. 진짜 역도인들이 역도를 하는 모습을 보고 난 뒤 우리 동네에서 제일 힘이 강하다는 게 그렇게 크게 중요하지 않다는 걸 알았다. 우물 밖으로 나가서 다른 사람들과 비교하라.

전제 셋

가끔 훈련을 할 때 초심자의 마음으로 해라. 2주짜리 초심자 프로그램을 알려주는 잡지나 책을 찾아서 한번 해봐라. 친구에게 리프팅을 하는 모습을 봐달라고 하고 평가해달라고 하라. 풀업을 할 때 쭉 팔을 편 상태에서 턱을 바 위로 올려라. 그렇게 한번 해봐라. 이게 옳은 방법이다.

이제 영양에 관한 전제들을 한번 보자.

영양에 관한 전제 하나

처음부터 잘못하고 있었을 수 있다. 그리고 잘못된 것을 단지 반복하고 있을 뿐이다.

아주 좋은 예시는 다량영양소 순환 다이어트를 했던 남자의 이야기다. 5일 동안 탄수화물 0, 2일 동안 고탄수화물 등등. 탄수화물 0인 날들에 그들은 설탕 함유량이 아주 높은, 즉 탄수화물이 가득 든 단백질 음료를 마신다. 전혀 의도했던 바와 다르게 섭취하는 것이다.

밤새서 이야기할 수 있다. 단백질을 위해서 과일을 먹는 사람들, 섬유질을 피하는 사람들…. 시작조차 하고 싶지 않다. 5분을 할애하여 고등학교 교과서에 나온 영양에 관한 내용들을 읽고 기본을 배워라.

영양에 관한 전제 둘

옳게 하고 있지만 아직 그것을 할 수준에 도달하지 않아 더 이상 하지 않는 게 좋다.

이런 경우가 생각보다 많다. 어떤 사람이 앳킨스 다이어트를 한다고 아침에 계란 한 알을 먹고 점심은 치즈 한 조각, 저녁은 피자 9조각을 먹는다.

저탄수화물 식단을 하려면 너무 극단적으로 가지 말고 베이컨, 계란, 치즈, 오리, 닭, 참치, 스테이크, 샐러리 등등을 먹고 나서야 6시 이후에 배가 고프지 않을까 걱정해라. 먹어야 할 때는 먹어라.

영양에 관한 전제 셋

당신 스스로가 숙련되었다고 생각하여 기본적인 단계는 생략해도 된다고 생각한다.

내가 자주 사용하는 다이어트 조언 리스트는 다음과 같다.

1. 매끼 단백질을 섭취하라
2. 매끼 섬유질을 섭취하라.
3. 오메가-3 캡슐을 섭취하라.
4. 물을 많이 마셔라.
5. 아침은 꼭 먹고 하루에 세끼를 먹어라.

아주 기본적인 것들이다. 저 규칙 중에 어떤 걸 매번 못 지키는가? 몇 주 동안이라도 저 규칙을 정직하게 지키려고 해봐라. 놀라운 결과를 얻을 수 있을 것이다.

"에이, 이거 그저 항상 하는 '기본으로 돌아가라'는 이야기잖아"라고 치부해버릴 수도 있다. 하지만 꼭 이야기하고 싶은 것은 잘못된 전제에 메여 운동선수 커리어를 망치지 말라는 것이다.

17
리트비노프 훈련

1983년에 놀라운 일이 일어났다. 내가 데이트를 하게 된 것이다. 농담이다. 내 주위에 있는 사람들은 내가 1980년대에 어떤 모습이었는지 안다.

사실, 세계 육상대회가 헬싱키에서 열렸고 우승자들은 모두 명예의 전당에 갈 만한 사람들이었다. 이름만 들어도 모두 아는 칼 루이스(Carl Lewis), 메리 데커(Mary Decker), 에드윈 모스(Edwin Moses), 세르게이 부브카(Sergei Bubka)가 금메달리스트들이었다.

또한 중요한 실패가 일어난 해이기도 하다. 존 파월(John Powell), 미국의 원반던지기를 10년 넘게 이끌었던 그가 결승 진출에 실패했다. 파월은 두 가지의 중요한 교훈을 얻었고, 다음 세대에게 훈련에 대해서 다시 생각해야 한다고 주장했다.

1. 원반던지기 대회는 아침 9시에 있었다. 파월은 아침 9시에 원반던지기 훈련을 해본 적이 없다. 그는 그가 그냥 나가서 던지면 결승에 오를 수 있을 만큼은 던질 수 있을 줄 알았다.

그는 대회 이후에 아침에 오후만큼의 거리를 던지려면 훨씬 더 힘을 주어야 한다는 걸 알았다. 이건 언제나 비슷한 실력을 낼 수 있다고 자신하는 운동선수들에게 큰 교훈을 준다.

2. 파월이 주위를 둘러보면서 다른 사람들이 어떻게 훈련하는지를 보고 자신의 훈련이 많이 발전하지 않았다는 걸 깨달았다. 다른 국가의 원반던지기 선수들은 더 마르고 더 빠르고 더 근육질이었다.

특히 인상적인 선수는 해머 경기에서 금메달을 딴 젊은 세르게이 리트비노프(Sergey Litvinov)였다. 만약 더 마르고 더 빠르고 더 근육질이 되고 싶다면 글의 남은 부분을 계속 읽어라.

리트비노프를 관찰한 파월의 의견을 바탕으로 나는 운동선수 훈련 프로그램을 대폭 수정했고 그 수정된 프로그램은 운동선수들을 완전히 변화시켰다. 너무나 간단한 아이디어라 아무 것도 아닌 것처럼 보일 수도 있다. 파월에게 영감을 준 세르게이 리트비노프의 훈련을 한번 보자.

정말 간단한 훈련이다. 리트비노프, 5피트 10인치, 196파운드의 해머던지기 선수는 다음과 같이 훈련했다.

405파운드로 프런트 스쿼트 8회 후에 바로 75초 동안 400미터 달리기를 했다. 이 조합을 3번 반복하고 집으로 갔다. 여기서 잠깐 멈추고 파월을 놀래켰던 걸 보자. 196파운드 남자가 405파운드 프런트 스쿼트를 했다. 8번이나!

"댄, 내 대퇴사두근을 발달시키고 싶은데 어떻게 하면 좋을까요?"

"405파운드로 프런트 스쿼트를 8회 하세요. 엄청 비싼 조언이니 계좌번호 불러드릴게요."

그 후 세르게이는 바를 내려놓고 400미터를 달렸다. 그리고 그걸 두 번 더 반복했다.

파월의 이야기를 들은 이후에 나는 프런트 스쿼트와 달리기를 결합한 운동을 개발했다.

어떠한 고중량의 리프팅을 한 후, 바를 내려놓고 (부드럽게) 달린다. 다음 리프트들을 시도해봤다.

클린
클린 앤 프레스
클린 앤 저크
데드리프트

프런트 스쿼트

오버헤드 스쿼트

스내치

그리고 케틀벨과 덤벨을 이용한 스내치와 스윙의 변형들을 시도해봤다.

시간이 나서 우리는 400미터는 달리기에 너무 길다는 걸 알았다. 하지만 지방 감소가 목적이라면 무슨 일이 있어도 400미터 달리기를 권한다.

200파운드 중반 대의 근력 운동선수들이 400미터 달리기 후에 잘 회복되지 않는다는 사실이 관찰됐다. 나 자신에게 질문을 해야 했다. '세계 챔피언이 196파운드고 통통한 내가 260파운드라면 잔여 64파운드가 무슨 도움이 된다는 말인가?'

그 운동을 세밀하게 살펴보면 갖가지 힘든 부분들이 숨겨져 있다. 백 스쿼트는 활용하기가 힘든데, 왜냐면 백 스쿼트 후에 바를 내려놓고 바로 달리기가 자세상 너무 어렵기 때문이다. 한 가지 더 발견한 건 우리가 가진 가장 적은 중량조차도 트럭에 싣고 400미터 달리기를 할 수 있는 곳으로 옮기기가 너무 힘들었다.

나는 내 운동기구들이 밖의 좋지 않은 날씨와 비, 진흙에 노출되는 게 싫었다. 햇볕에 달궈진 바를 잡다가 손을 데는 것도 더 이상 하기 싫었다.

활용할 수 있는 리프트도 있는 방면 활용하기 어려운 리프트도 있었다. 밀리터리 프레스나 데드리프트같은 여러 가지 리프트들을 시도했지만 어리석어 보였다. 준비 과정은 매우 힘들고 열악했지만 그에 비해 효과는 미미했다. 용상도 활용하기 어려웠다. 활용할 수 있는 리프트는 약간의 정신적인 노력으로 쉽게 내려놓을 수 있는 것들이어야 했다. 다음 리프트들은 활용할 법하다.

프런트 스쿼트

오버헤드 스쿼트(오버헤드 스쿼트에 숙련되어 있다면)

스내치

케틀벨이나 덤벨을 이용한 스윙(횟수를 30회 이상으로 높게 해야 한다)

곧 리트비노프는 리트비스프린트로 프로그램이 강화되었다. 리프팅과 달리기를 할 때, 어느 날 케틀벨과 언덕 달리기를 하고 있는 우리를 발견했고, 달리기의 강도와 속도가 리프트의 무게보다 운동에 더 많은 영향을 미친다는 걸 알았다.

30야드 언덕 달리기를 한 후의 케틀벨 스윙은 운동선수들이 운동 후에도 몇 시간 동안이나 산소를 소모하게 하는 듯했다. 운동 후 많은 양의 고기와 맥주도 우리를 살아나게 하지는 못했다.

우리가 모두 알고 있는 교훈을 이번 기회에 또 깨달았다. 훈련은 강도를 더 높게 할수록 좋다. 알고 있었다고? 나도 알고 있었다. 근데 왜 우리는 따르지 않는가.

리트비스프린트를 하면서 곁다리로 얻는 장점이 있었다. 만약 오버헤드 스쿼트를 새로 배우는 운동선수가 있다면 오버헤드 스쿼트 후에 달리기를 하는 게 오버헤드 스쿼트를 익히는 데 도움이 된다는 걸 알았다. 이유는 두 가지 정도인 듯하다.

1. 사람들이 새로운 운동을 배울 때 너무 쓸데없이 생각을 많이 한다. 내가 클리닉에서 인상이나 용상을 가르쳐주면 사람들의 질문이 끊이지 않는다.

"엄지손가락을 어디에 놓으면 되나요?"

"음…. 손가락 근처에 두세요."

"팔꿈치는 어디에 두나요?"

"위팔이랑 아래팔 중간에 두세요."

리프트에다가 달리기를 더하게 되면 운동선수들은 질문할 새가 없이 움직이기 바쁘다. 마술처럼 자세도 괜찮아 보인다.

2. 그리고 사람들은 새로운 기술을 배우면 완벽하게 하려고 노력한다. 나는 스쿼트를 10만 번 넘게 했지만 데이브 테이트(Dave Tate)가 쓴 글들을 보면 아직도 새로운 것들을 배운다. 처음 세트에 완벽하게 될 리가 없다. 스프린트를 같이 하면 완벽을 추구하기보다 동작들을 완료하는 데 더 초점을 두게 된다.

이 운동에 대해서는 할 말이 많다.

하나, 먼저 가지고 있는 운동기구 하나를 밖으로 들고 나가거나 아니면 운이 좋아서 웨이트 트레이닝을 할 수 있는 장소 바로 옆에 뛸 수 있을 만한 공간이 있다면 바로 시작해도 좋다. 아주 적은 정신적인 노력으로 효과가 굉장히 좋은 운동을 경험할 수 있을 것이다.

둘, 리프트를 끝내고 뛰려고 할 때 이 운동이 몸에 어떤 영향을 미칠지 바로 알아챌 수 있을 것이다. 처음 두 걸음 정도는 허리까지 물이 찬 상태에서 뛰는 듯한 느낌이 든다. '이게 도대체 어떻게 된 거지?'라는 생각이 들 정도로.

셋, 나는 이 조합이 스포츠가 창시된 이래 가장 훌륭한 크로스오버 훈련이라고 생각한다. 리트비스프린트를 하는 운동선수들은 운동 몇 번 후에 즉각 효과를 본다. 뭔가가 다르게 느껴지고 실력이 확 는다.

아직 성에 차지 않아 나는 썰매를 결합한 리트비슬레드를 실험해봤다. 운동기구가 조금 문제가 되기는 한다. 바, 케틀벨, 덤벨과 더불어 뛸 수 있는 장소와 썰매, 마구가 필요하다.

첫째로, 썰매를 끌기 전에 어떤 리프트를 할 것인지 정하라. 아래의 기본적인 리프트들을 추천한다.

프런트 스쿼트
오버헤드 스쿼트
케틀벨, 티핸들, 덤벨을 이용한 스윙

리프트를 간단히 해야 하는 이유가 리프트를 하기 전에 썰매 마구를 먼저 착용하기 때문이다. 썰매를 미리 몸에 착용함으로써 리프트가 끝나면 바로 썰매를 끌고 갈 수 있다.

경고: 썰매를 끌고 가야 할 길 옆에서 리프트를 해야 한다. 당연한 부분이지만 몇몇 사람들이 리프트를 길에 내려놓아서 그것에 걸려 넘어지는 걸 봤다. 보기에는 웃기지만 매우 아프다. 나는 당신을 보고 웃겠지만 당신은 고통에 일그러져 있겠지.

썰매에 얼마나 많은 중량을 얹어야 좋을지는 아직 더 많은 실험이 필요하다. 대개 75파운드짜리 케틀벨을 올려놓으면 대부분의 사람들에게 알맞은 것 같다. 끌고 가는 동작은 좋지만 빌딩만큼 끌고 가려고 중량을 너무 과하게 하지는 말라. 중요한 건 멧돼지처럼 이리저리 뛰어다니는 게 아니라 운동선수처럼 날렵하게 다니는 것이다. 중량을 줄이고 스피드를 늘려라.

또 내가 운동선수들에게 권하는 것은 거리는 크게 상관하지 말고 5초 정도 달리라는 것이다. 그렇지 않으면 조합으로 얻어지는 효과가 많이 없어진다.

리트비노프, 리트비스프린트, 리트비슬레드/리트비 썰매는 모두 간단한 아이디어다. 노력의 질이 양보다 훨씬 더 중요하다. 25파운드짜리 스쿼트를 한 다음 트레드밀에서 〈오프라 윈프리 쇼〉를 보며 4분 동안 걷고 나서 이걸 리트비노프라고 생각하지 마라.

요약

해봤던 운동 중에 가장 효과가 빠른 운동일지도 모른다. 처음에는 훈련 과정이 너무 쉬워 보인다고 놀라지 마라. 첫 세트로 판단하지 말고 마지막 세트까지 해보고 판단하라.

- 잘 알고 있는 리프트 운동을 골라라. 8회 반복한 뒤, 5초 동안 전력 질주하라. 쉬고 나서 2번 더 반복하라.
- 다음에 훈련할 때는 다른 리프트를 고르고 조금 더 오래 달리도록 해봐라.
- 일주일에 두 번 정도의 훈련이 적당할 것이다. 이 운동을 다리 운동의 주 운동으로 선택했다면 옳은 선택을 한 것이다. 대회를 준비하고 있다면 이 훈련이 얼마나 많은 실력 향상을 가져다줄지 기대해도 좋다.
- 처음 훈련할 때는 휴식 시간에 크게 신경을 쓰지 마라. 충분히 몸이 회복할 수 있는 시간을 줘라. 리프트의 중량이 증가하고 스프린트가 10~20초 늘어나면 회복 시간을 3~5분으로 조정해라. 그 정도 시간은 필요할 것이다.

4년 후, 1987년 로마 세계 챔피언십에서 존 파월은 더 날씬하고, 빠르고, 근육질인 몸으로 원반던지기에서 2등을 했다. 그는 40살이었고 이 사건은 육상의 전설이 되었다. 이때의 성취는 아직까지도 육상 역사의 한 줄을 장식하고 있다.

18

게이블 훈련법(Gable Method)

나는 나도 몰랐던 훈련의 비밀을 가지고 있었던 듯하다. 내 친구 벤(Ben)과 운동하며 일주일을 같이 보내게 되었다. 벤은 내가 가진 훈련의 일급비밀이 굉장히 특별하다고 했다. 너무 특별해서 과학적으로 연구해볼 가치가 있다고 했다. 이 비밀은 내 훈련 여정에서 우연히 얻게 된 것이다.

어쩔 때는 내가 훈련과 코칭을 매우 오랜 시간 해오며 쌓인 경험을 당연시 여기게 된다. 운동선수로서 나는 항상 준비운동 때문에 운동 초반의 한 시간을 낭비한다고 생각했다. 누구나 훈련을 받아봤으면 내 말이 무슨 말인지 알 것이다.

조깅 두 바퀴
팔 벌려 뛰기(4번째마다 숫자를 세며)
몸 비틀기 복근 운동
요가 스트레칭
훌라후프

등등등….

조깅은 거의 아무 효과가 없다. 단지 대회에서 꼴등으로 들어오는 데 조금 기여하는 정도랄까. 마찬가지로 팔 벌려 뛰기, 몸 비틀기 복근 운동, 요가, 하와이 등등도 마찬가지로 효과가 없다. 준비운동 후에 나는 항상 몸이 더 뻐근하고 운동할 준비가 되지 않았다는 생각이 들었다.

왜냐면 준비운동이 훈련과 연결되어 있지 않기 때문이다. 내 작은 비밀 하나를 알려주겠다. 준비되었는가? 준비운동 자체가 훈련이 되어야 한다.

1982년에 내가 일하던 학교에서 크리스 롱(Chris Long)을 레슬링 코치로 임용했다. 그와 이야기를 나누면서 우리는 둘 다 올림픽 금메달리스트이자 레슬링 코치인 댄 게이블을 존경하고 있다는 걸 알았다.

크리스는 게이블의 코칭 기술들을 나에게 알려줬다. '만약 중요하다면 매일 하고, 중요하지 않다면 전혀 하지 마라.'

분명히 맞는 말이지만 현실에서 따르기는 쉽지 않다. 나는 몇십 년 동안 유명한 코치들을 만나면서 항상 이 질문을 해봤다. "당신이 하는 운동에서 성공하기 위한 가장 중요한 세 가지가 뭔가요?" 코치들은 항상 대답을 해줬다. "피곤할 때 자유투를 하라"에서부터 "오른발을 틀어라"까지 모든 코치들은 어떻게 해야 성공할 수 있는지 분명한 생각을 가지고 있었다.

나는 추가 질문을 한다.

1. 당신의 운동선수들이 이걸 알고 있나요?
2. 이 부분을 매일 훈련하나요?

두 질문에 모두 "예"라고 대답한 코치는 여태껏 단 한 명도 없었다. 이건 코치들이 이 비밀들을 몰라서가 아니라 전체 훈련 프로그램 중에 어디에 끼워 넣을지 장소와 시간을 잘 못 찾기 때문이었다.

이건 모든 사람에게 해당되는 것이다. 지방 감소를 목표로 하고 있거나 근육 증량을 목표로 하고 있는 사람들 모두 같은 문제에 맞닥뜨린다. 나는 내가 ______(그게 무엇이든지)를 해야 하는 걸 알지만 45분 트레드밀 걷기(〈오프라 윈프리 쇼〉에서 케이티와 톰이 토론하는 걸 보면서)와 필라테스 교실과 복근 운동을 한 후에는 시간이 없다.

우리는 준비운동을 완전히 새로운 시각으로 바라봐야 한다. 댄 게이블의 패러다임을 바탕으로 하여 나는 세 가지 아이디어를 제안하고자 한다. 나는 몇십 년 동안 이 세 가지를 꾸준히 시행해왔다. 기억하라. 중요한 거라면 매일 해라.

1단계

이 아이디어를 실천하기 위한 첫 단계는 의외로 간단하다. 너무나 간단해서 쉽게 무시해버릴 수도 있다. 먼저 풀업을 잘 하는지 못 하는지 생각해봐라. 어떤 식으로 알 수 있는가? 만약 20개의 완벽한 풀업을 못 한다면 잘 못하는 것이다. 왜 20개인가? 9학년 시험에서 만점을 받으려면 20개는 해야 하니까. 지금부터 풀업 20개를 할 수 있을 때까지 매일의 훈련에서 풀업을 훈련 중에 넣어라. 한 세트로 최대 횟수를 해도 좋고 내가 운동선수들에게 시키는 8회씩 3세트도 좋다. 저기에 있는 산만큼이나 오래된 훈련법이지만 효과는 아주 좋다.

8회씩 3세트를 못 한다면 할 수 있는 만큼의 횟수로 3세트를 하라. 몇 달 후에 얼마나 진전되었는지 스스로를 보고 놀랄 것이다. 암 스윙이나 트레드밀이나 스테핑이나 그것이 무엇이든 원하는 걸 아무 거나 한 후에 진짜 운동을 해라.

나는 이 아이디어를 몇 년 전에 프런트 스쿼트에 적용했었다. 올림픽 역도 대회에서 인상은 잘했지만 용상에서는 항상 인상만큼 실력이 나오지 않았다. 그래서 나는 프런트 스쿼트를 매일 하기로 했다. 프런트 스쿼트가 용상에 큰 도움을 주기 때문이다.

나는 처음에 165파운드로 가볍게 5회씩 2세트를 했다. 매일 두 달여 간 나는 내 창고에 165파운드가 달린 바를 준비해두었다. 그건 내가 가진 유일한 바였고, 35파운드짜리 플레이트 2개와 25파운드짜리 플레이트 2개가 내가 가진 전부였다. 내가 가진 모든 걸 프런트 스쿼트를 하는 데 사용했고 무슨 일이 있어도 꼭 하루에 5회씩 2세트를 했다. 과학적으로 효과를 설명하기는 어렵지만 이렇게 훈련하고 나서 나는 용상도 인상만큼 잘하게 되었다. 효과가 있는 기전을 설명하지는 못하지만 효과는 분명히 있었다. 만약 중요하다면 매일 해라.

이 훈련은 몸의 약한 부분이나 잘하지 못하는 리프트, 아니면 새로 배우려고 하는 운동을 할 때 활용해라. 너무 무리하지는 않되 매일 시도를 하다보면 몸이 거기에 맞춰진다. 언젠가는 반드시 성공하게 된다.

정말 간단하지 않은가? 중요하다고 생각되는 운동을 매일 하라. 다른 주옥같은 조언들도 있다.

- 사랑하는 사람에게 매일 사랑한다고 말하라.
- 버는 것보다 적게 써라.
- 매끼 섬유질과 단백질을 섭취하라. 물을 충분히 섭취하고 하루에 9시간 수면을 취해라. 오메가-3 캡슐을 먹고 매일 운동하라.

나도 알고 있고 당신도 이것들을 알고 있다.

만약 첫 번째 아이디어가 마음에 들었다면 두 번째 아이디어도 시도해 봄 직하다. 나는 퍼시 세루티(Percy Cerutty)의 열렬한 팬이다. 세루티는 호주의 육상 코치이자 구루이면서 운동광이며 괴짜이고, 세계적인 중거리 달리기 선수들을 1950년대와 1960년대 초에 지도했다.

어떤 사람들은 그를 괴짜로 보지만 요즘 시대에는 모든 정답을 행하는 정상인 사람들은 본 적이 드문 것 같다. 정상인 사람들을 찾고 싶다면 라스베가스의 카지노에서 한 시간 정도 보내면서 현재 미국에서 정상인 사람에 대한 목록을 적어보면 알 것이다.

왜 사람들이 그를 미쳤냐고 하면 달리기 선수들에게 아래의 운동들을 시켰기 때문이다.

- 언덕 달리기
- 리프팅 훈련
- 오트밀, 채소, 과일과 같은 이상한 음식 섭취하기

내가 태어나기도 전에 그는 모든 운동선수들이 다음의 다섯 가지 운동을 필수로 해야 한다고 했다.

1. 데드리프트
2. 프레스 운동. 세루티는 특히 벤치 프레스를 좋아했다.
3. 온몸 운동. 세루티는 무거운 덤벨 스윙을 선호했다.
4. 당기는 운동. 세루티는 풀업과 치트 컬을 추천했다. 치트 컬은

파워클린을 컬 그립으로 하는 것이다.

5. 복근 운동. 복근 운동은 데드리프트에서 강화시켜주지 못하는 부분을 강화시켜준다.

2~5회로 2~5세트 후에 풀업 바에 매달려서 몇 분 동안 스트레칭 하라. 나는 이 운동법을 몇천 명에게 추천해줬다.

2단계

준비운동에 대한 두 번째 조언은 하루 운동 스케줄을 보고 세루티의 다섯 가지 운동 중 그날 운동에 포함되지 않은 부위의 운동을 포함하라는 것이다.

이두근, 삼두근의 팔 운동만 하는 날이라면 데드리프트와 스윙 운동, 복근 운동을 포함시켜라. 세루티의 다섯 가지 운동 중 스쿼트와 순환 운동도 포함해도 좋지만 리프트 운동이 일주일에 200회가 넘어가면 걱정이 되기 시작한다.

이 이야기의 중점은 훈련 프로그램은 그대로 가져가되 몸 전체 운동도 매일의 훈련 프로그램에 포함시키라는 것이다. 그렇게 한다면 매 훈련에서 몸 전체를 단련시킬 수 있게 된다. 너무 변형을 추구하려고 하지 말고 기본을 탄탄히 하라. 근력 훈련 코치의 입장에서 자신 있게 말할 수 있다. 당신은 매일매일 강해질 것이고 장기 목표에 점점 가까워질 것이다.

3단계

드디어 내가 운동선수들과 함께 시작한 아이디어인 '준비운동이 훈련이다'에 대해서 이야기할 때가 되었다. 나는 리프트 두 개만 가지고 2주에서 6주 동안 훈련했다. 마지막 횟수에는 중량을 최대로 올린다. 우선 두 개의 리프트를 골라보자.

벤치 프레스와 프런트 스쿼트(매우 좋은 조합이다)
벤치 프레스와 데드리프트(이 또한 매우 강해질 수 있는 좋은 조합이다)
밀리터리 프레스와 스내치 그립 데드리프트(이상한 조합이지만 약점 보완에 매우 좋다)

다른 리프트들을 선택해도 좋다.

일주일에 두 번 훈련을 한다면 첫째 날은 빠른 날로 정해라. 적당한 중량으로 바를 내릴 때는 천천히 내리고 올릴 때는 빠르게 올려라. 둘째 날은 최대치로 운동하는 날이다. 변형을 많이 해도 좋고 횟수를 최대로 해도 괜찮다. 일주일에 3번 운동을 한다면 첫째 날은 빠른 날, 둘째 날은 최대치로 운동하는 날, 나머지 하루는 중간 강도의 운동 날로 하면 좋다.

두 가지의 리프트 운동은 준비운동 후에 시행한다. 준비운동은 다음과 같다.

1. 오버헤드 스쿼트 3세트, 가벼운 바나 PVC 파이프를 이용한다.
2. 바위 옮기기 40미터
3. 한 손 오버헤드 캐리 40미터
4. 한 손으로 각각 웨이터 워크. 한 손으로 중량을 받치고 최대한 멀리 걸어라. 허리 주위에 근육들이 자극될 것이다.
5. 한 손 사이드 캐리 40미터
6. 서류가방 워크 양쪽 팔 각각
7. 한 손 오버헤드 캐리, 한 손 사이드 캐리 40미터 간 후 손 바꾸기
8. 고중량으로 파머스 워크, 40미터 혹은 갈 수 있을 때까지
9. 썰매 끌기 40미터
10. 썰매 끌기와 파머스 워크 동시에 40미터
11. 썰매 끌기와 바위 옮기기 40미터
12. 풀업 8회 3세트
13. 푸시업 혹은 딥 3세트
14. 메디신 볼 던지기 25회
15. 덤벨과 케틀벨 들고 스윙 1분
16. 중량 들고 윗몸일으키기 3세트

아니면 원하는 무엇이든지 포함시켜도 된다. "이제 준비운동이 끝났어!" 하면 내 운동선수들은 쓰러져서 프런트 스쿼트나 벤치 프레스를 기대하게 된다. 준비운동이 운동이다. 요약하자면,

- 약한 부분이나 리프트, 몸 부위를 준비운동의 한 부분으로 매 훈련 시 운동하도록 하자
- 그날 운동 부위에 포함되어 있지 않은 부분의 몸 전체 운동을 포함시키자.
- 여러 종류의 리프트 움직임들을 변형시켜서 할 수 있을 정도의 강도로 훈련 프로그램에 넣어라.

이건 패러다임의 변화다. "만약 중요하다면 매일 하라."

19

강한 남자들이 바라본 약한 남자

원반던지기 캠프 도중에 아침 식사를 하면서 앉아 있는데 한 신사가 와서 나에게 물었다. 아들이 무술인들을 위한 운동법이라는 책을 집필하고 싶다고한다고 한다.

나는 하루에 커피 세 잔째 전에는 항상 조금 신경질적이다. 나는 대답했다. "지금 시장은 이미 포화상태입니다. 찰스 스테일리(Charles Staley)는 서양의 모든 이론을 아우르는 책을 썼고 파벨은 러시아식의 운동법을 널리 알렸습니다. 어떤 누군가는 체중을 이용한 운동 책을 잔뜩 썼고 인터넷에서 찾아보면 10만 개 넘는 책을 찾을 수 있습니다."

"아아…." 아버지가 대답했다. 그리고 나는 죄송스런 마음이 들었다. 아이의 꿈을 무참히 짓밟아버린 느낌이었다.

미안한 마음에 말을 좀 순화시켰다. "당신의 아들은 새로운 관점을 제시해야 해요. 사람들의 이목을 끌 수 있는 것으로 말이죠. 사람들이 그의 홈페이지로 들어올 수 있게끔 해야 해요."

"아들은 홈페이지가 없어요." 아버지가 대답했다.

"아, 그럼 그의 글들이요."

글이 없어요.

"그럼 그의 학교나 훈련 장소요."

"그것도 없어요."

운동을 하러 떠날 시간이었다. 나는 아버지에게 말했다. "아들에게 오늘 밤 저희 숙소로 오라고 하세요. 근력 훈련에 관한 모임이 있을 예정이랍니다."

8시간쯤 후에 젊은 청년이 숙소에 나타났다. 이제부터 그를 두그라고 부르자. 그의 본명은 아니다. 당신의 이름이 만약 두그라면 당신에 대해서 이야기하는 게 아닌 건 알 것이다. 만약 이름이 두그가 아니라면 계속 읽어 내려가자.

몇 년 동안 톰 파헤이 박사와 파벨 차졸린은 이메일로 대화를 나눴다. 그리고 파벨과 나는 몇 개월 전부터 원반던지기 캠프에서 만나서 생각을 나누기로 했었다.

파벨은 근력 훈련과 유연성 훈련의 전문가이다. 톰은 알지 모를지 모르지만 십몇 권 되는 책들의 저자이다. 그의 책 중에는 대학교의 체육 교과서와 피트니스 교실의 교과서와 보디빌딩에 관한 책들도 포함되어 있다. 톰은 스포츠, 근력, 영양, 섹스에 관한 어떠한 연구라도 모두 망라하는 방대한 지식의 소유자다. 톰과 파벨을 소개해드릴 수 있어 영광이다.

그리하여 두그는 톰, 파벨 그리고 댄과 5000미터 달리기, 데드리프트, 힙 플렉서, 스쿼트, 종아리 근육을 얼마나 늘려야 하는지, 스테이크를 보충제로 어떻게 사용하는지, 원반던지기 퍼센트를 어떻게 사용할지에 대한 토론을 들을 기회를 얻었다. 그리고 3시간 동안 넘치는 실용적인 정보들이 오고 갔다. 나는 두그에게 잘 적어두라고 몇 번이나 말해줬다.

우리의 만남으로 나는 모든 에너지를 소진한 느낌이었다. 톰도 바로 자기 침대로 들어갔다(61살의 교수 겸 원반던지기 선수는 스플릿츠[splits]와 오버헤드 스쿼트의 예시로 사용되면 안 되었다. 하지만 보고 있는 건 재밌었다). 파벨과 나는 곧 다시 이런 모임을 만들자고 약속했다.

다음 날 아침 나는 두그가 어떤 걸 배웠을지 기대감에 차서 물어봤다.

"두그, 어땠어?"

"아 멋졌어요." 그가 어깨를 으쓱하며 말했다.

"그게 다야?" 대화의 첫 절반만 녹음해도 한 권의 책이 나올 수 있을 정도였다! "음, 어, 멋졌어요."

여기서 또 아주 중요한 배울 점이 있다. 나는 집으로 가는 길에 공항 서점에 들렀다.

서점에서 나는 내가 겪고 있는 혼란을 한 번에 정리해준 책을 만났다. 『동성애자들이 바라본 보통남자(Queer Eye for the Straight Guy)』

두그의 문제는 아무 것도 모른다는 게 아니었다. 소크라테스의 말을 빌리자면 그의 문제는 그가 모른다는 걸 몰랐다는 것이었다. 영화 〈미스터리맨(Mystery Men)〉의 대사가 이 상황을 더 잘 나타내줄지 모르겠다.

> 캡틴 어메이징(Captain Amazing): "난 자네가 변할 수 없다는 걸 알고 있었어."
> 카사노바 프랑켄슈타인(Casanova Frankenstein): "나는 네가 알고 있을 줄 알았어."
> 캡틴 어메이징: "그럴 줄 알았어. 그리고 나는 네가 내가 알고 있다는 걸 알고 있는 걸 알았어."
> 카사노바 프랑켄슈타인: "하지만 나는 몰랐어. 나는 네가 내가 알고 있을 거라는 것만 알고 있었어. 어떻게 알고 있었어?"

두그는 자신이 몰랐다는 걸 몰랐을 뿐만 아니라 그가 몰랐다는 걸 그가 모르는 걸 몰랐다. 당신은 알았었나?

『동성애자들이 바라본 보통남자』를 읽으면서 내 뇌세포들은 활발하게 움직이기 시작했다. 이거야, 이게 사람들이 필요로 하는 거였어!

『동성애자들이 바라본 보통남자』에는 스스로를 최고의 5인조라고 부르는 남자 다섯이 나온다. 각 남자들은 각기 자신의 전문 분야가 있다. 문화, 요리, 패션 등등. 각 남자들은 한 이성애자 남자에게 각 분야에서 어떻게 해야 하는지 아이디어와 가르침을 준다(물론 잠자리 분야는 제외하고).

나는 두그와 같은 사람들을 위해 나만의 5인조를 만들어야겠다고 생각했다. 이 5인조는 두그 같은 사람들이 놓치고 있는 기초 단계들과 식이 습관과 그 모든 것을 채워줄 수 있을 것이다. 두그는 자신이 뭘 모르고 있는지 전혀 모르고 있다. 하지만 이제 곧 알게 될 것이다.

강한 남자들이 바라본 약한 남자 5인조를 소개하겠다.

다니엘 세인트 진(Dan'l St. Jean): 영양 전문가

DJ: 근력 구루

코치 댄: 지속 가능한 훈련 컨설턴트

XXX DJ: 훈련 강도 전문가

로드 다니엘 아서 데이비드(Lord Daniel Arthur David): 몸 재구성의 전문가

각자 전문가로부터 두그에게 하는 말들을 들어보자.

다니엘 세인트 진: 영양 전문가

두그, 자네는 125파운드밖에 나가지 않아. 자네는 음…. 이걸 어떻게 말해야 할까, 먹어야 해. 먹을 때 따라야 하는 규칙이 있어.

1. 아침을 먹어라.
2. 하루에 세끼를 먹어라.
3. 각 끼니마다 단백질을 섭취해라
4. 각 끼니마다 섬유질을 섭취해라.
5. 오메가-3 캡슐을 먹어라.

그리고 두그, 단백질 보충제도 먹어야 해. 근력 훈련이 완전히 바뀔 테니까.

DJ: 근력 구루

두그, 자네가 일주일에 3번씩 상체 운동을 위해서 벤치 프레스와 컬을 하는 걸 알겠어. 하체를 위해서 자네는 조깅을 한다고 대답했어. 지금부터 내가 알려주는 운동을 몇 주간 하게 될 거야.

첫째 날

백 스쿼트: 5회 5세트, 준비운동

프런트 스쿼트: 2회 5세트, 가벼운 중량으로

풀업: 횟수 최대한으로 1세트

벤치 프레스: 8회씩 1~2세트

컬: 8회씩 1~2세트

개인 선호에 따라 복근 운동으로 훈련 마무리

둘째 날

백 스쿼트: 8회씩 1~2세트

프런트 스쿼트: 2회씩 1~2세트

풀업: 할 수 있는 만큼의 횟수로 5세트

벤치 프레스: 8회씩 1~2세트

컬: 8회씩 1~2세트

개인 선호에 따라 복근 운동 1세트

(쉽지는 않지만 힘들지도 않다)

셋째 날

백 스쿼트: 8회씩 1~2세트

프런트 스쿼트: 2회씩 1~2세트

풀업: 최대 횟수의 반으로 1~2세트

벤치 프레스: 5회씩 5세트

컬: 12회씩 5세트

복근 운동으로 마무리

훈련은 격일로 해라. 예를 들어 월요일, 수요일, 금요일 혹은 토요일로 하거나 화요일, 목요일, 토요일 혹은 일요일로 훈련해. 4번째 날은 체육관에 갈 필요 없이 집에서 빗자루를 가지고 프런트 스쿼트 자세를 연습해라.

나는 당신이 스쿼트를 올바른 자세로 하는 걸 배우길 원한다. 더 윗 단계로 나아가기 전까지 계속 해오던 벤치 프레스와 컬도 하게 될 것이다. 매 훈련마다 집중해서 같은 동작을 반복하라. 보면 알겠지만 월요일은 다리 운동, 수요일은 풀업, 금요일은 상체 운동이다.

우리는 곧 데드리프트, 스윙, 로우, 슈러그(Shrug) 등등 다른 동작들도 배울 테지만 우선 2-3주 동안 몸이 스쿼트를 완전히 배우는 데 집중하도록 하자.

코치 댄: 지속 가능한 훈련 컨설턴트

자 두그, 자네의 목표가 무술인들을 위한 근력 훈련 책을 쓰는 거라고 했지? 먼저 몇 가지 해야할 것들이 있다.

1. 무술을 하나 마스터해라.
2. 대회에 참가해라. 대회에 참가해서 꼭 이길 필요는 없지만 대회에 참가하는 것만으로도 많은 경험을 얻을 수 있다.
3. 근력 스포츠를 모두 배워라. 올림픽 역도의 인상과 용상을 배우고 스쿼트, 벤치 프레스, 데드리프트와 같은 파워리프트를 배워라. 이미 알고 있는 것들이라고 생각하겠지만 그렇지 않다. 케틀벨 운동들도 배워야 한다. 스내치, 스윙, 프레스 그리고 응용 동작들인 윈드밀, 저글링, 벤치 프레스와 같은 동작들을 배워라. 요크 캐리(yoke carry), 파머 바, 썰매 끌기와 같은 스트롱맨 대회의 종목들도 배워라.
4. 부상에 대처하는 법, 대회를 준비하는 법, 그리고 지속 가능한 훈련을 하는 법을 배워야 한다. 영양학, 재활, 보충제에 관한 기본적인 지식도 배우는 게 좋다.

올림픽 기간을 기준으로 해서 4년간을 한 주기로 보는 게 좋다. 만약 새로운 리프트나 보충제를 실험해보고 싶다면 각 실험마다 얼마나 많은 시간을 쓸지 정해야 한다. 새로운 아이디어를 4년마다 실험해본다면 4년마다 새로운 무기를 갖게 되는 것이다. 만약 효과가 좋다면….

매달 혹은 4주마다 한 번씩 새로운 실험을 하게 된다면 50배나 더 많은 기회를 가질 수 있을 것이다. 어떤 실험은 효과가 없겠지만 한 달만 투자를 했기 때문에 큰 손해는 보지 않는다. 만약 나처럼 2주마다 새로운 실험을 한다면 다른 사람들보다 100배는 더 많은 기회를 가지게 되는 것이다.

머리를 쓰면서 재밌기도 할 것이다. 재미는 근력 스포츠를 지속적으로 유지하는 데 큰 도움이 된다.

XXX DJ: 훈련 강도 전문가

불행히도 XXX DJ가 두그가 다리 운동으로 조깅을 한다고 했을 때 자리에서 벌떡 일어나서 몸을 부르르 떨더니 소리치며 방에서 뛰쳐나갔다.

XXX DJ가 두그의 대답에 조금 화난 듯하다. 그와 함께 일하는 동료들에게 미안한 마음이 든다.

로드 다니엘 아서 데이비드: 몸 재구성의 전문가

두그는 인생에서 몇 번 오지 않을 기회를 놓쳤다. 그 3명을 한 번에 만날 기회는 다시 오지 않을지도 모른다. 〈그레일의 모험(quest for the Grail)〉에 나오는 파르지팔(Parsifal)처럼 그는 준비되지 않은 상태에서 잔을 너무 빨리 잡아서 첫 여정에 실패했다.

두그는, 다른 사람들도 그렇지만, 비참할 정도로 근력 스포츠의 뿌리에 대해서 잘 모르고 있다. 물론 고대 시대부터 볼 필요는 없지만 근력 스포츠의 역사에서 위대한 인물들은 알고 가는 게 도움이 될 것이다.

부르스 리(Bruce Lee)와 그의 근력 훈련법은 이미 많은 책에 쓰여 있다. 두그는 어느 서점에서나 구할 수 있는 그 책들을 좀 읽어볼 필요가 있다. 아놀드(Arnold), 프랑코(Franco), 제인(Zane)과 같은 이름들과 그들의 훈련법에 익숙해져야 한다. 책을 쓰기 전에 지난 세기에 있던 스트롱맨 대회의 주요 흐름 정도는 알고 있어야 한다.

올림픽 역도에 대해서 5분만 인터넷을 찾아보더라도 코노(Kono), 엔더슨(Anderson), 리거트(Rigert)와 같은 이름을 찾을 수 있을 것이다. 또한 카즈(Kaz)가 국가 이름이 아니라는 것도 알게 될 것이다.

선인들이 쌓아놓은 지혜를 바탕으로 새로운 지식을 축적해나가는 게 아예 맨땅에서 헤딩하는 것보다 훨씬 쉽다.

두그와 같은 그리고 나 같은 사람들은 가이드가 필요하다. 나의 5인조는 텔레비전 프로그램에 나오지는 않을 테지만 점점 더 많은 역할을 하게 될 것이다.

20

최고의 운동

내 마음은 다른 곳에 가 있었다. 우리는 로스앤젤레스의 근력 세미나 중에 라운지에 앉아서 맥주, 버번과 같은 것들을 마시고 있었다. 젊고 아름다운 여성 한 명은 와인 스프릿처를 마시고 있었는데 이건 젊고 아름다운 여성에게만 허용된다.

내 마음은 벨로시티 다이어트에 사로 잡혀있었다. 어떤 여성이 치킨 샐러드를 먹고 있었는데 가르반조 콩과 블랙 올리브가 너무나 맛있어 보였다. 잎 끝에서 이제 막 따온 듯한 올리브였다.

벨로시티 다이어트 중에는 토론 중에도 먹을 게 있나 주위를 살펴보게 된다. 이번에는 그 샐러드를 먹고 있는 여성을 살펴봤는데 진짜 그 블랙 올리브를 맛있게 먹나 관찰했다. 정말 맛있게 먹고 있었다.

다시 본론으로 돌아와서 내가 계란 4개와 베이컨이 들어간 오믈렛을 상상하고 있을 때 동료 한 명이 물었다. "당신의 운동선수들에게 굿모닝 운동을 시키나요?" 지난 24시간 동안 나는 운동에 관한 질문들만 받았는데 그중 한 개도 내가 하는 게 없었다. 내 눈을 사로잡고 있던 그 아름다운 타원형의 블랙 올리브에서 정신을 다시 다잡아 집중하려고 했다.

65명의 고등학교 학생들에게 굿모닝 운동을 시킨다는 이야기를 하던 중에 나는 내가 몇 개의 운동에 강한 신뢰를 가지고 있다는 걸 깨달았다. 모두 다 좋거나 모두 다 나쁜 운동은 찾기 힘들지만 내가 어떤 기준으로 운동을 선택하게 되는지 궁금해졌다.

진심으로 나는 왜 런지로 걷는 건 재앙이라고 생각하면서 불가리안 스플릿 스쿼트는 굉장하다고 생각하는가? 만약 누군가가 나에게 내 운동선수들에게 딥을 하게 하냐고 물어보면 나는 바로 "딥은 하지 말아요"라고 대답한다.

어째서 이런 대답을 하게 되는 것일까?

첫 번째로, 이건 굉장히 중요한 부분인데, 나는 정말로 나쁜 운동은 없다고 생각한다. 물론 우리는 방금 어디서 자격증을 받은 남자가 NCAASPRQ 뭐시기 협회로부터 이 운동은 위험하다고 판정받았다고 하겠지만, 어디서 감히 한 다리 헝가리안 베트윙 암 크러쉬(one-legged Hungarian batwing arm crushers)를 모독하는가!

다리 들기가 요근을 너무 자극하기 때문에 좋지 않다고 하는 순간, 어떤 사람이 요근이 너무 운동이 안 되어 있기 때문에 우리는 요근 운동을 해야 한다는 연구 결과를 가져올 것이다. 항상 일어나는 일이다.

이 글을 읽는 젊은 운동선수들은 내가 지금부터 알려주는 운동들이 다 나쁘다는 걸 알아야 한다. 스쿼트, 벤치 프레스, 데드리프트, 인상, 용상, 랫풀다운, 컬, 다리 익스텐션 그리고 아놀드가 훈련할 때 했던 모든 운동들.

물론 다 좋은 운동들이다. 하기 싫은 운동들만 제외하면. "나는 쉽게 700파운드 스쿼트를 할 수 있지만 몸에 나쁘기 때문에 하지 않아." 그래서 내가 달리기를 하지 않는 것이다. 달리기는 몸에 나쁘니까! 내가 사람들에게 말하는 변명거리일 뿐이다.

둘째로 내가 운동선수들을 테스트 할 때 나는 세 가지 부분만 본다.

첫째, 우선 데드리프트를 잘 하는지 본다. 스트랩 없이 바를 바닥에서부터 올리면 데드리프트는 근력을 측정하는 가장 정확한 도구다. 학습 곡선은 5분 정도인데 때에 따라 더 오래 걸리기도 한다. 안 좋은 그립이나 안 좋은 코어를 가지고 있다면 데드리프트가 안 좋은 부분을 바로 보여준다.

둘째는 벤치 프레스이다. 벤치 프레스는 배우기 쉽고 아주 인기가 많다. 상체 힘을 측정하는 데는 벤치 프레스가 적격이다.

나는 농담으로 대부분의 근력 코치들은 벤치 프레스를 보조하느라 큰 이두근이 있다고 하고는 한다. 만약 당신의 코치가 등 근육도 발달되어 있다면 그만큼 당신이 벤치 프레스를 많이 한 것이다.

만약 운동하는 당사자 외에 아무나 바를 만졌다면 나는 그 횟수를 세지 않는다. 아무리 작은 도움이라도 그 횟수는 세지 않는 게 맞다. 아무리 도움 없이 할 수 있었다고 해도 어쩔 수 없다.

마지막으로 나는 수직 도약을 본다. 측정도 쉽지 않고 얼마나 향상되었는지 보기도 힘들지만 수직 도약은 운동선수들의 실력 향상을 보는 데 있어서 좋은 지표이다.

딱 그 세 가지를 본다. 내가 코치를 시작할 때는 한 바구니 가득 측정 도구들이 있었다. 최대 인상, 최대 용상, 최대 5회 백스쿼트 등. 그러다가 그 모든 걸 한 번에 측정할 수 있는 운동들이 있다는 걸 알았다.

나의 운동선수들이 인상이나 용상 테스트에서는 향상되었는데 막상 대회에서는 크게 향상이 없었다. 그래서 나는 측정 지표를 하나씩 버리기 시작했고 마지막 남은 세 가지가 훈련의 방향을 알려줬다. 운동선수들은 강해져야 하고 또 강해진 힘을 잘 적용시킬 줄 알아야 한다.

내가 어떤 운동을 포함시킬지 어떻게 결정하는가? 나는 공식을 하나 만들었다. 원한다면 엑셀에서 계산식을 넣어서 공식으로 만들 수도 있지만 여기서는 간단하게만 소개하겠다.

1. 학습 곡선의 길이가 어떻게 되는가? 숙련될 때까지 만약 1~2년 정도 걸린다면 학습 곡선은 완만하고 긴 곡선을 가지게 된다. 올림픽 스쿼트 인상 같은 경우가 이렇다. 두 손 케틀벨 스윙은 아마 학습 곡선이 최대 5분 정도 될 것이다. 한 동작을 1~2년에 걸쳐서 배우는 건 매우 큰 의미가 있다. 어떤 의미가 있는지는 다음에 다루겠다.
2. 나는 큰 집단을 지도하는 경우가 많다. 이 움직임이 동시에 5명, 혹은 10명이 할 수 있을지를 생각해봐야 한다. 만약 나에게 10개의 상자가 있다면 상자 점프는 아주 좋은 선택이다. 10명의 운동선수가 한 번에 할 수 있기 때문이다. 상자가 만약 하나만 있다면 65명의 사람들이 상자 점프를 할 수는 없다. 워킹 런지는 악

몽이다. 그렇게 많은 사람들이 한 번에 워킹 런지를 할 수 있는 장소를 구할 수 없기 때문이다. 불가리안 스플릿 스쿼트는 단순히 케틀벨이나 덤벨 하나, 앞뒤로 흔들 수 있는 공간만 있으면 된다.

3. 이걸 아주 잘 설명해주는 수학 개념이 있다. 바로 최소공배수이다. 만약 50명의 2학년에게 굿모닝 운동을 가르치려고 한다고 가정하자. 14~15살의 50명의 2학년 학생들이 있을 것이다. 바벨을 이용해서 허리 운동을 하려고 한다면 그중 절반은 당신이 올려다보라고 하기 전에 이미 바가 다른 곳으로 데굴데굴 굴러가 있을 것이다. 상당수는 얼굴을 땅에 박을 때까지 바를 놓지 않을 것이다. 그 아이들이 어떻게 할 것인지 한번 상상을 해봐라.
   굿모닝 운동은 아주 좋은 운동이고 내 운동선수들에게도 몇 년 동안 많이 시켰지만 큰 집단에서 할 만한 운동은 아니다.
4. 마지막으로 이 운동이 운동선수에게 도움이 되는가, 실력을 향상시킬 것인가를 생각한다. 굉장히 좋은 운동이라도 사람에 따라 효과가 없을 수도 있다. 어떤 벤치 프레스가 가장 좋은가? 인클라인, 디클라인, 플랫, 밀리터리 아니면 덤벨 변형? 하나만 골라보라. 그게 문제이다. 하나만 고를 수가 없다. 만약 수직 프레스와 횡 프레스가 있다면 그걸 고르겠지만 말이다. 왜 사람들은 여러 가지의 프레스를 할까?

지금 하고 있는 여러 운동을 몇 가지로 줄이지 않는 한 어떤 운동이 효과가 있는지를 어떻게 알겠는가?

우리가 잘 생각해야 할 부분이다. 모든 운동은 효과가 있다. 하지만 그 운동이 목표를 이루는 데 효과가 있을 것인가? 아니면 그 운동이 당신을 다치게 하거나 목표를 다치게 하는가? 많은 십대들이 딥 운동을 하면 흉골 부위가 아프다고 한다. 나도 마찬가지였다. 이제 풀업도 내 어깨를 아프게 한다. 만약 당신의 훈련 프로그램이 딥과 풀업만으로 구성되어 있다면 훈련이 되는 게 아니라 사람들을 아프게 할 뿐일 것이다.

로스앤젤레스의 근력 세미나에서 나는 3주간 어떻게 근력 훈련을 해야 하는지에 대해 발표를 했다.

3주간의 리프트 배우기 프로그램

훈련 1
벗키커
스내치 데드리프트
파워 스내치 하이 포지션
밀리터리 프레스
스트릭트 컬

훈련 2
하이 니
클린 데드리프트
파워스내치 프럼 행
푸쉬 프레스
치트 컬

훈련 3
스트라이드
클래식 데드리프트
파워스내치 프럼 플로어
푸쉬 져크
친업

훈련 4
스타트
제퍼슨 리프트(스트래들 데드리프트)
파워클린 하이 포지션
벤치 프레스 락아웃
풀업

훈련 5
스피드 트랩
고블릿 스쿼트
파워클린 프럼 행
체인 벤치 프레스
벤트오버 로우

훈련 6
롱 스프린트 200초
백 스쿼트
파워 클린 프럼 플로어
타월 벤치 프레스
레네게이드 로우

훈련 7
바운딩
프런트 스쿼트
클린 그립 스내치 하이
져크
투 핸드 스윙

훈련 8
박스 점프
오버헤드 스쿼트
클린 그립 스내치 프럼 행
원암 프레스
원핸드 스윙

훈련 9
뎁스 점프
제리쳐 스쿼트
클린 그랩 스내치 프럼 플로어
DARC 스윙

각 운동에 대해서 자세히 설명하지는 않겠지만 훈련 1은 움직임 훈련으로 플라이오 메트릭스(plyometrics)를 이용한 훈련이다. 훈련 2는 하체 운동으로 데드리프트에서 스쿼트 변형 운동을 하게 된다. 훈련 3은 퀵 리프트를 가르치는 훈련이다. 훈련 4는 밀기와 당기기가 배합된 훈련이다.

어떤 리프트들에 대해서는 들어보지도 못했을지도 모르고 대부분의 리프트에 숙련된 사람이 있을지도 모르겠다. 여기서 유의해야 할 점은 각 운동을 한 번 했다고 해서 숙련이 되겠는가? 전혀 아니다. 숙련이라는 단어에 가까이 가지도 못할 것이다.

나는 이 훈련법을 좋아하고 효과도 좋다고 생각한다. 하지만 전제 조건이 있다. 한두 명의 운동선수만 가르칠 때 그렇다. 집단으로 가르치는 건 거의 불가능에 가깝다고 생각한다.

어떤 운동을 선택할 것인가에 대한 문제로 다시 돌아가자. 이 책을 읽는 사람 중에는 개인 트레이너가 없는 사람도 있을 것이다. 여기서 '개인'이라는 단어가 매우 중요하다. 많은 손님들이 '개인'이라는 말을 '오직 나'라고 생각한다. 하루에 8명씩 한 시간에 100달러씩 낼 수 있는 1:1 코칭을 할 수 있다면 말이다. 그렇다면 여기서 이 책 읽기를 멈추어도 좋다. 그리고 당신의 노동의 대가를 만끽해라. 당신은 굉장히 희귀한 경우이기 때문이다.

1:1 지도는 아주 좋다. 아름답기까지 하다. 만약 훈련 받는 사람이 그만큼의 비용을 지불할 수 있고 트레이너가 훈련을 해줄 수 있다면 말이다. 단 몇 시간 동안의 개인 훈련이 장기적인 목표 달성에 결정적인 영향을 미칠 수 있다. 하지만 현실 세계에서는 쉽지 않다.

운동 선택을 어떻게 하는지 다음 예시를 통해 살펴보자.

투 핸드 스윙

1. 배우기 쉽다. 여성들도 좋아하는 리프트 운동이다. "코치님, 제 지방이 태워지는 게 느껴져요!" 실제 훈련을 하던 운동선수가 한 말이다. 이게 약으로 개발될 수 있다면 참 좋으련만.
2. 나는 한 번에 65명에게 투 핸드 스윙을 가르쳐본 적이 있다. 할 만하다.
3. 멍청하게 운동할 여지가 별로 없다. 예전에 들었던 이야기 중에 케틀벨 트레이너가 '케틀벨을 올리는 중에 케틀벨을 내리세요' 라고 했다는 이야기를 들려줬는데 이 운동 관련해서 들었던 멍청한 이야기는 그게 유일했다.
4. 지방을 태우는 것과 별도로 이 운동을 꾸준히 한 운동선수들이 점프가 필요한 스포츠(농구, 배구 등)에 도움이 많이 되었다는 이야기를 했다. 투 핸드 스윙 운동 동작들이 실제로 뛰고 내리는 동작 없이 점프 동작에 도움을 준다. 이건 큰 장점인데 점프를 너무 많이 하면 착지 때 몸에 발생하는 충격 때문에 부상을 입기 쉽기 때문이다.

무릎 약간 굽힌 채로 하는 표준 굿모닝 운동

1. 배우기 쉽다. 하지만 운동을 처음 접해보는 사람들은 항상 질문한다. "저 운동을 하면 허리를 다치지 않나요?"

2. 구성만 잘 하면 여러 명이 함께 운동할 수 있다.
3. 이 리프트는 멍청하게 할 여지가 아주 많다. 많은 사람들이 웨이트를 등에 얹는 걸 좋아하지 않는데 이 리프트는 목 부위에 바를 얹게 된다.
4. 동시에 같은 사람들에게 스쿼트도 가르친다면 그룹의 반은 굿모닝 스쿼트를 할 것이고 나머지 반은 스쿼트 굿모닝을 하고 있을 것이다. 스포츠에 적용시키기에도 나쁘지 않다. 상황에 따라서 허리 운동에 굿모닝만큼 효과가 좋은 운동들이 있을 수도 있을 것이다. 나는 로마니안 데드리프트도 좋아하는데 내가 잘 가르치기 때문이다.

딥

나는 왜 딥을 가르치지 않는가?

1. 배우기 쉽다.
2. 딥 랙만 있다면 여러 사람에게 동시에 가르치기도 쉽다.
3. 가끔 딥 랙 중간으로 사람들이 떨어지기도 하지만 웃길 뿐 큰 부상을 입지는 않는다.
4. 스포츠에 적용시킬 때에도 예전에 코치 한 명이 딥 운동을 한 운동선수들은 어깨 부상을 잘 입지 않는다고 했다.

근데 나는 왜 딥을 가르치지 않는가? 많은 경우 십대들에게 훈련을 시켰을 때 딥은 흉골 부위를 아프게 하기 때문이다. 청소년기에 딥 동작을 하면 흉골 부위에 무리를 주는 듯하다.

내가 운동선수들에게 배운 제1규칙은 운동선수를 아프게 하거나 아프게 하는 것들을 하지 말라는 것이다. 가치가 아주 많이 있는 경우만 제외하고.

백 스쿼트 대 프런트 스쿼트

1. 프런트 스쿼트는 처음에 할 때 손목에 무리가 많이 간다. 백 스쿼트는 등 위쪽과 경추 쪽에 무리를 가게 한다. 만약 프런트 스쿼트나 오버헤드 스쿼트를 먼저 가르치면 백 스쿼트는 아주 쉽

게 된다. 하지만 백 스쿼트를 위주로 훈련했던 숙련된 선수가 프런트 스쿼트로 전향하는 건 아주 힘들다. 손목뿐만 아니라 자아까지 상처 입게 된다. 내가 실제로 겪은 일이다.

2. 만약 렉이 충분히 있다면 둘 모두 괜찮다. 나는 프런트 스쿼트를 조금 더 선호하는데 보조하는 사람이 한 명이면 충분하기 때문이다.
3. 멍청이처럼 할 위험은 두 리프트 모두 매우 높다. 날 믿지 못하겠다면 체육관의 아무한테나 가서 스쿼트를 한번 해보라고 시켜라. 제대로 하는 사람을 찾기 힘들 것이다.
4. 어떤 사람들은 프런트 스쿼트가 백 스쿼트보다 실제 운동 실력 향상에 더 도움이 된다고 말한다. 사실일 수도 있지만 프런트 스쿼트이든지 백 스쿼트이든지 운동선수라면 스쿼트를 전혀 하지 않는 것보다 어느 경우에도 훨씬 낫다. 가서 스쿼트를 해라!

불가리안 스플릿 스쿼트

1. 처음 몇 회, 혹은 며칠 동안은 균형을 잡기가 힘들지만 금방 익숙해진다. 웨이트를 잡는 3가지 방법이 있다. 가슴 부위에(고블릿 자세), 팔을 늘어뜨린 채로(서류가방 자세), 머리 위로(웨이터 자세). 3가지 자세 모두 목표로 하는 근력 향상에 도움이 된다.
2. 64개의 덤벨이나 케틀벨이 있다면 64명이 동시에 훈련할 수 있다. 장소도 많이 필요하지 않은 운동이다.
3. 어쩐 일인지는 모르지만 불가리안 스플릿 스쿼트를 멍청하게 하는 사람은 여태껏 보지 못했다.
4. 많은 사람들이 한 다리 운동을 좋아하는 걸 알고 있다. 이 운동은 내가 유일하게 믿는 한 다리 운동이다. 런지, 리버스 런지, 리핑 런지 등은 효과를 크게 보지 못했다. 내가 런지라는 단어 자체를 무시해서 그런지도 모르겠다.

여럿이서 같이 훈련하지 않았거나 혼자 훈련하는 사람들은 내 말에 공감하리라고 생각한다. 집에서 나는 절대 벤치 프레스를 하지 않는다. 혹여나 가족들이 내가 바가 목에 걸려서 질식사한 모습을 볼까봐 두렵다. 그리고 다른 운동들도 체육관에서 하는 것보다 훨씬 조심스럽게 한다. 실수로라도 내 마쯔다[6]에 바를 떨어뜨리거나 하면 큰일 나기 때문이다.

운동을 좋아하는 당신에게 조언을 몇 가지 해주고 싶다.

1. 만약 체육관이나 잡지에서 새로 본 리프트를 시도해보고 싶은데 생명에 위협이 될 정도로 위험하다면 코칭을 먼저 받는 게 좋다.
2. 코칭을 받은 후에 스스로에게 물어보라. 과연 이 훈련이 내가 하고 있는 스포츠에 긍정적인 영향을 줄 것인가?
3. 마지막으로 이 훈련이 내 장기적인 목표 달성에 도움을 줄 것인지 생각해봐라. 힘들고 하기 싫은 스쿼트, 데드리프트 등등을 한편에 제쳐놓으려고 하기 전에 상식적으로 생각해보자. 만약 피트니스 잡지에 있는 그 화려한 운동들이 제대로 효과를 내지 못한다고 생각하면 그만두는 걸 생각해보는 게 좋다.

조금만 생각하면 훈련에 정말 큰 도움이 될 수 있다.

21
나의 비밀 코칭 비법

마이크(Mike)는 라스베가스에서 솔트레이크시티까지 6시간 동안 차를 타고 와서 내 방에 앉아 나에게 물었다.

"댄, 왜 사람들이 너에게 코칭을 받으려고 해?"

나는 혼자 생각했다. '마이크, 자네는 지구에서 가장 흥미로운 곳에서 시시한 유타까지 왜 내 코칭을 받으러 왔지?'

하지만 그건 좋은 질문이다. 나에게 코칭을 받는 사람들은 항상 "아, 맞아요. 저도 이미 알고 있는 거예요"라는 말을 한다. 그럼에도 사람들은 왜 많은 돈을 주고 나한테 코치를 받는가?

만약 모든 사람이 내가 가르치는 모든 걸 알고 있다면 나는 어떻게 코칭을 업으로 삼을 수 있는 걸까? 물론 무지가 그대로 드러나는 사람들도 있다. 언젠가 내가 쓴 글에 대해서 누군가가 리뷰를 해놓은 걸 봤는데 중대한 오류를 발견했다. 리뷰를 한 사람이 내 글을 읽지 않았다는 사실이 명백했다.

내가 이 분야의 유일한 전문가도 아니다. 몸무게가 130파운드 정도 되는 사람들이 체중 증가의 전문가라고 하고, 나랑 비슷한 체구에 지방이 이십 파운드가 넘는 사람들이 절제와 희생에 대해서 조언을 하고 바조차 제대로 들지 못하는 사람들이 올림픽 역도 선수들을 지도한다.

나는 내 비밀을 기꺼이 밝힐 의사가 있다. 내가 비밀을 알려줘도 실제로 적용시킬 사람은 아주 극소수이기 때문이다. 〈라 만차(The Man of La Mancha)〉의 대사와 같이 "와서 나의 상상 속에 들어와라. 그리고 진정한 내 본모습을 보아라."

사실을 말하자면 코칭의 비밀은 〈오프라 윈프리 쇼〉나 어떤 영화를 정신과 의사와 함께 보는 것과 크게 다르지 않다. 단순히 손님이나 환자가 말하는 대로 따라 말하는 것이다. 자 내 가장 큰 비법을 공개했다. 이제 모두가 다 안다.

진심으로 편안한 소파에 앉아서 운동선수가 자신의 훈련에 대해서 이야기할 때 종이에 끄적거리면서 들어라. 나는 주로 공룡을 공격하는 전투기를 그리고 있지만 그게 중요한 게 아니다.

첫 질문은 "무엇이 문제인가요?"이다.

운동선수: 음, 스쿼트가 잘 안 돼요. 나는 스쿼트를 아주 싫어하지만 더 해야 한다는 걸 알고 있어요. 조언 좀 주실 수 있을까요?

나: 제 생각에는 우리가 스쿼트에 대해서 조금 더 배우고 노력해서 스쿼트를 더 할 수 있게 할 수 있을 것 같아요. 당신 생각은 어떤가요?

운동선수: 우와 어떻게 제 마음을 딱 아시나요? 마치 생각이 연결되어 있는 것 같네요.

나: 네. 그게 당신이 제게 돈을 지불하고 코칭을 받는 이유죠.

사람들 중 열에 아홉은 그게 훈련이든 식이조절이든 재활이든 자신의 문제가 무엇인지 정확하게 알고 있다. 이건 그 사람과 직접 마주보며 대화할 때만 해당된다. 인터넷 포럼에 있는 175파운드 남자가 500파운드 이상 벤치프레스를 한다고 하니 이건 다른 세상 이야기 같다.

다른 사람에게 목표를 명확하게 이야기하는 것은 도움이 된다. 나는 주로 추가 질문을 하는 역할을 맡는다. "이게 당신의 목표 달성에서 중요한가요?"

대부분의 사람들은 무엇이 옳은지 안다. 단백질과 채소를 많이 섭취해야 하고 고칼로리, 가공식품 들은 먹지 않아야 한다는 걸 안다. 우리는 흡연, 음주 운전, 마약이 나쁘다는 것도 안다.

앵무새 테크닉이 해결점을 제시해준다. 운동선수들은 대부분 뭐가 문제인지 알고 해결책도 알고 있다. 문제는 뭘까? 다음 비밀에서 그 해답을 찾을 수 있다.

우리는 모두 자명한 이치를 하나 알고 있다. 의사는 스스로를 치료한다. 맞는 말이다. 하지만 여기 또 다른 이치 하나가 있다.

코치는 스스로를 코칭할 수 없다.

아무리 훌륭한 외과 의사라도 본인의 비장을 끄집어낼 수는 없다. 좋은 코치는 스스로를 코치할 수 없다. 몇 년 동안 시도해봤는데 잘 되지 않는다. 도저히 스스로 할 수 있는 램이 없다. 그 컴퓨터에 있는 램 맞다. 스스로를 훈련시키는 데 필요한 뇌의 공간이 부족하다.

첫째, 훈련 프로그램을 만들 때는 정직함이 필요하다. 확연히 보이는 실수와 문제점 들로도 약한 부분을 알 수 있지만, 고치려면 우리가 알기 두려워하는 사실들을 마주해야 할지도 모른다.

둘째, 어느 누구나 프로그램이나 계획을 세울 수 있다. 스스로를 코칭한다고 했을 때 이 프로그램을 정직하게 따라야 한다. 시간을 두고 계획에 꾸준히 따라가야 하는데, 나의 경우 이리저리 변경해서 본래의 계획은 완전히 사라지고 만다. 30년간의 경험을 통해서 이렇게 될 걸 안다. 스스로의 계획을 따를 수 있는가? 물론 따를 수 있는 사람도 있을 것이다. 클라렌스 바스(Clarence Bass) 같은. 하지만 대부분의 사람들은 쉽지 않다. 바스조차도 책마다 방법들이 조금씩 다르다.

셋째, 스스로 계획한 프로그램을 우직하게 실천할 의지가 있는가? 나는 항상 힘들고 어려운 프로그램에서 내 자신을 꺼내어 익숙하고 편한 훈련으로 던져놓는 일에 익숙하다. 얼 나이팅게일(Earl Nightingale)이 이야기했듯이 "타성에 젖는 건 탈출구가 없는 무덤과 같다."

넷째, 당신은 익숙하지 않은 체육관이나 아니면 다른 알파 남성들이 있을 때 약점을 정직하게 드러낼 수 있는가? 젊고 오만한 남자아이들이 내 옆에서 훈련하기 시작하면 나는 프런트 스쿼트를 한다. 그 아이들이 고중량으로 삼두근 운동을 하는데 옆에서 풀업을 하고 있을 수는 없다. 내 자존심이 허락하지를 않는다.

다른 방향으로 한번 더 보자. 내가 벨로시티 다이어트를 했을 때 나는 하루에 셰이크 6개 외에는 아무 것도 먹지 않았다. 왜? 크리스가 그러라고 했으니까. 만약 내가 알윈(Alwin)의 훈련 프로그램대로 운동 중에 누가 나에게 왜 그 운동을 하느냐고 물어보면 나는 '알윈이 하라고 했으니까'라고 대답한다. 딕 노트미어(Dick Notmeyer)가 나를 코치해줬을 때 내 대답은 같았다. 코치가 하라고 했으니까.

'그렇게 하라고 했으니까'는 천재적인 방법이다. 훈련의 모든 책임을 다른 사람에게 전가할 수 있다. 왜 4회씩 7세트를 하는가? 코치가 그렇게 하라고 했으니까. 왜 오메가-3 캡슐을 섭취하는가? 코치가 그렇게 하라고 했으니까. 천재적인 방법이다.

데이비드 알렌(David Allen)은 깨끗한 책상, 깨끗한 차, 그리고 기본적인 효율을 갖추면 뇌에 생각할 수 있는 공간을 줘서 정말 중요한 일에 집중할 수 있게 된다고 했다.

나는 지난 2주간 알렌의 조언을 따라 창고를 정리하고 책상을 정리하고 서재를 정리했다. 알렌은 옳았다. 나는 몇 년 전에 이미 했어야 할 일들을 끝낼 수 있었고 비즈니스에도 집중할 수 있었다. 나는 이 아이디어가 누군가가 당신의 훈련 프로그램을 만들어주는 데에서도 같은 효과를 나타낸다고 생각한다. 그 수요가 있기에 서방 세계의 파워리프팅 조합들과 훈련 웹사이트들이 생겨나는 것이다.

나는 내가 한 조언을 직접 실행해보려고 한다.

내가 이야기했던 첫 두 가지 부분은 다른 사람들과 훈련하면서 사용하게 된다. 대부분 그 사람은 자신이 부족한 부분을 정확히 알고 있다. 내 역할은 그 부족한 부분을 어떻게 메울지 프로그램을 구성해주는 것이다.

단지 나에게 운동을 제안할 수 있는 권한을 주는 것만으로도 그들은 훈련에 대한 열정을 다시 갖게 되고 새로운 운동들을 시도할 수 있게 된다. 어떻게 하면 이 방식을 잘 활용할 수 있을까?

내가 모든 운동에 열정을 가진 사람들에게 조언을 하나 해준다면 가끔은 집에서 훈련하는 것도 좋다는 것이다.

만약 당신이 벤치 프레스를 할 때 바에 반동을 주면서 엉덩이를 들며 반칙을 하고 있다고 하자. 반칙은 그만하고 제대로 운동을 하라고 권하고 싶다. 그 후 체육관으로 돌아가서 주위에 남자들이 모두 반동을 주며 엉덩이를 들면서 벤치 프레스를 하고 있다고 하자. 당신은 대부분의 중량을 바닥으로 내리고 최대한 바른 자세로 벤치 프레스를 하려고 한다. 아니면 친구들에게 완벽한 자세가 아니라면 세지 말라고 말한다.

물론 그렇게 되겠지. 우리는 바에 있는 중량을 친구들, 주위에 운동하는 사람들, 저기 트레드밀에서 운동하고 있는 귀여운 여자아이 앞에서 가볍게 내리겠지.

나는 또한 당신에게 스쿼트를 더 깊게 하고, 풀업을 할 때 팔을 완전히 폈다가 하고, 쉬는 시간을 줄이라고 할 것이다. 모든 사람이 보고 있고 또 본인에 대한 엄격함이 느슨해지는 곳에서는 정말 그렇게 하기 힘들다.

우리는 편안한 운동이 어떤 건지 다 잘 안다.

- TV를 시청하며 트레드밀 걷기(대부분 〈오프라 윈프리 쇼〉를 보지만 ESPN도 많이 본다)
- 당신이 스트레칭이라고 부르는 팔 휘젓기
- 벤치 프레스 몇 세트
- 당신의 13인치 팔을 13.5인치로 만들어줄 굉장히 오랜 시간이 드는 컬
- 사우나
- 스팀
- 샤워

이 상황에서 벗어나기 위해서 몇 가지 기구들을 사기를 권한다.

- 덤벨, 대부분의 사람들에게 25파운드 정도가 적당하지만 원한다면 더 고중량으로 가도 좋다.
- 10달러짜리 푸시업 손잡이. 푸시업을 깊게 할 수 있도록 도와준다.
- 문턱에 설치하는 풀업 바
- 복근 운동 휠

총투자비용은 아마 50달러 정도 될 것이다. 대부분은 본인의 옷장과 친구의 옷장에서 찾을 수 있을 것이다. 나는 주위 이웃들과 친구들에게 빨래 건조대로 사용되고 있거나 저쪽 구석에서 다른 운동기구들과 함께 먼지에 쌓여 있어 다시는 사용하지 않을 것 같은 기구들을 많이 얻어왔다.

다음은 집에서 할 수 있는 훈련의 좋은 예시이다.

1. 오른쪽 다리 불가리안 스플릿 스쿼트, 덤벨을 이용하여 서류가방 자세로 10회
2. 왼쪽 다리 불가리안 스플릿 스쿼트, 덤벨을 이용하여 서류가방 자세로 10회
3. 덤벨 가슴에 놓은 상태로 고블릿 스쿼트 10회
4. 푸시업 핸들을 이용해서 가슴이 바닥에 닿을 정도로 깊게 푸시업 10회
5. 풀업 10회
6. 복근 휠 10회

위의 6가지 운동을 하나씩 쭉 이어서 중간에 너무 긴 휴식 시간 없이 시행해봐라. 전체 운동을 중간에 1~2분 쉬고 3~5세트 반복하라.

이 간단한 운동들이 본래 하고 있던 훈련과 더불어서 심혈관계, 근육 강화에 도움을 줄 것이다. 더 중요한 건 혼자 훈련하는 법을 알게 되고 코칭 때 배웠던 것들을 적용할 수 있는 기회가 될 수 있을 것이다.

집에서 훈련하는 건 코치가 있는 것과 반대 상황이다. 자유 의지가 충분히 있어야 하고 진실성이 있어야 하고 스스로를 점검해가며 운동할 수 있어야 한다. 스파나 체육관에서 주위에 있는 사람들을 의식하지 않아도 되기 때문에 올바르게 운동하는 일에 온전히 집중할 수 있다.

당신 집에 있는 개가 당신이 25파운드짜리 고블릿 스쿼트를 몇 주 동안 힘들어 한다고 해서 비웃지는 않을 테지만 말이다. 물론 당신도 그것에 자괴감을 느낄 필요 없다.

몇 주간 스스로 훈련한 후에는 어떤 부분이 약한지 어떤 부분이 빠져 있는지 살펴봐야 한다. 많은 사람들은 본인들이 하는 훈련에서 뭐가 빠져 있는지 잘 살펴보려 하지 않는다.

"어이 댄, 여기 같이 왔으면 좋았을걸!" 나는 휴가 엽서에 이런 문구가 씌어 있는 걸 좋아한다. 주로 푸른 하늘과 넓은 해변 사진이 같이 있다. 근데 이 문구가 적힌 엽서를 신혼여행 중에 보내는 게 나만 이상한가?

휴가 엽서를 보내는 주된 이유는 당신이 열심히 일하는 동안에 나는 이

렇게 시간을 즐기고 있다는 걸 보여주기 위해서다. 당신이 분기별 보고서에 쓸데없는 시간을 허비하고 있을 때 뭘 놓치고 있는지 잘 보아라.

대부분의 사람들은 훈련에서 모자란 부분들을 가지고 있다. 훈련을 하는 모습만 유심히 봐도 어떤 부분이 빠져 있는지 찾을 수 있다. 가장 큰 문제는 몸 전체의 절반 정도를 무시해버리는 것이다. 몸무게가 200파운드 정도 된다면 큰 문제가 아니다. 절반을 놓치고 있더라도 100파운드만 놓치는 셈이니까.

무슨 말이냐고? 몸을 근육이 아니라 움직임으로 분석해보자.

- 수직으로 밀기: 밀러터리류, 오버헤드 운동류
- 수직으로 당기기: 풀업, 친업, 랫풀다운
- 수평으로 밀기: 벤치 프레스
- 수평으로 당기기: 로우, 갱(gang)
- 등 근육, 데드리프트
- 대퇴사두근을 비롯한 하체 운동: 스쿼트
- 복근: 크런치, 복근 휠
- 로테이션, 트위스트: 러시안 트위스트(Russian twist)
- 한 손, 한 다리, 밀기/당기기: 밤새서라도 리스트를 댈 수 있다.

우리는 하루 종일 이 주제에 대해서 이야기할 수 있다. 예를 들어 나는 트위스트 운동은 하지 않는데 여러 가지 트위스트 운동을 해봤으나 효과가 다 별로 없다는 걸 알았기 때문이다. 하지만 두 달쯤 다시 트위스트 운동을 할 계획인데 훈련에서 다른 변형을 넣기로 했기 때문이다.

이게 다 무슨 의미가 있는가? 나는 로테이션 운동이 로테이션 자체에 도움을 주는지는 잘 모르겠지만 어떤 형식으로든 도움을 줄 거라 생각한다. 확신이 없다고? 나도 마찬가지다. 앞서 말했던 코치의 논리를 다시 한 번 생각해보자. 왜 그 운동을 하냐고? 코치가 하라고 했으니까.

나는 벤치 프레스만 하는 사람에게 몇 주 동안 밀리터리 프레스도 같이 하라고 권할 수 있다. 자존심에 상처를 많이 입기는 할 거다. 400파운드 넘게 벤치 프레스를 하는 사람도 첫날은 135파운드에서 225파운드 정도의 중량에서 낑낑댈 것이다. 하지만 도움이 된다. 나는 스쿼트만 하는 운동선수에게 데드리프트도 병행하게 하여 달리기 실력을 굉장히 많이 상승시킨 경험이 있다. 8주만 시간을 주면 기적같이 효과를 발휘한다.

이런 운동을 어떻게 할 수 있게 되는가? 좋은 코치들은 좋은 프로그램을 아주 쉽게 짤 수 있다. 한 가지 더 하자면 댄 게이블의 말을 다시 인용하고 싶다. “만약 중요한 거라면 매일 해라.”

모든 운동을 준비운동 때 해보도록 노력해라. 나는 이 아이디어를 스티브 자보렉(Steve Javorek)과 엘윈 코스그로브(Alwyn Cosgrove)에게서 얻었다. 준비운동을 복합적으로 하라. 다음은 내가 하는 준비운동의 예시이다.

파워 스내치 8회
오버헤드 스쿼트 8회
백 스쿼트 8회
굿모닝 8회
로우 8회
데드리프트 8회

바를 놓지 않은 채로 이 모든 운동을 한 번에 이어서 하라. 중간에 1분 혹은 2분 쉬고 다시 시작하라. 이 복합 운동을 3세트에서 5세트 반복하라. 위의 준비운동은 수직 혹은 수평 밀기 날에 좋다. 이 준비운동을 5세트 한다면 이 준비운동만으로도 몸 전체를 사용하는 240번의 움직임을 한 셈이다.

이 준비운동 방법은 대부분의 사람들에게서 효과가 좋다. 물론 엄청난 운동량이 요구되는 방법이기는 하다. 내가 같이 운동하는 운동선수들조차 문제점을 고치려고 할 때 이것보다 더 적은 노력을 기울인다.

문제점을 고칠 수 있는 다른 좋은 방법은 달력을 하나 구해서 그달에 몸 전체를 사용하는 운동을 했는지 체크를 하는 것이다. 체크를 하다보면 ‘전혀 하지 않음’이라고 표시하게 되는 달들도 있을 것이다.

이를테면 운동의 비율이 밀기와 당기기가 5:1이라면 수평 운동에서 문제가 될 수 있다. 많은 운동선수들이 이 불균형에 대해서 생각하지 않는다. 만약 당신도 이 글을 읽지 않았더라면 평생 생각하지 않은 채로 운동했을 수도 있다.

우리는 주위에서 다리는 이쑤시개처럼 가는데 상체는 거대한 남자들을 많이 본다. 우리는 그 남자들이 다리 운동도 같이 한다면 훨씬 크고 강해질 수 있다는 걸 알지만 그 남자들에게 크고 강해지는 건 큰 관심거리가 아닌 듯하다. 그리고 부상을 당하거나 아니면 부상을 아예 신경 쓰지 않는다고 하더라도 몇 년 동안 수직, 수평 밀기 등을 고려하지 않는 건 바람직하지 않다. 우리같이 통나무 등 무거운 물체를 던지거나 힘을 써야 하는 사람들은 이 사실이 아주 큰 문제점이 될 수 있다.

달력을 잠시 보다보면 당신의 훈련법의 문제가 눈에 띄게 보일 것이다. 일반적으로 나와 함께 일하는 대부분의 선수들은 이미 훈련에 무엇이 빠져 있는지 알고 있다. 이러한 격차를 확인하는데 좋은 점은 대부분 수정하기에 어렵지 않다는 것이다. 훈련 프로그램에 몇 세트의 풀업이나 로우, 데드리프트를 첨가하는 건 크게 어려운 일이 아니다.

운동선수들과 상담을 하면서 그들에게 훈련에서 부족한 부분들을 듣고, 그에게 훈련 프로그램을 왜 잘 따라야 하는지 설명하고, 집에서 운동하는 것에 대한 장점과 장기적 목표 달성을 위해서 중요한 부분들에 대해 이야기하다보면, 그 운동선수는 내가 하는 말들이 이미 자신이 알고 있는 사실들이라는 걸 깨닫는다.

나는 물론 그 운동선수에게 스쿼트, 올림픽 역도 등등에 대해서 기술적인 조언을 해줄 수 있다. 하지만 그것보다 중요한 건 근본적인 문제를 찾는 것이다. 그리고 문제에 대한 해결법을 찾은 후에도 숙련되려면 그 운동을 반복하고, 반복하고, 또 반복해야 한다.

한 근육군만 지속적으로 운동하는 건 분명 효과가 있기는 하다. 하지만 값어치를 치러야 한다. 한 근육을 몇만 번씩 반복하다보면 부상과 지루함이 생긴다. 개인적인 생각으로는 지루함이 부상보다 나쁘다. 부상은 훈련, 재활, 수술 등으로 해결 가능하기 때문이다.

이 외에 개인 맞춤 훈련 등 더 많은 부분이 있지만 다음 시간에 다루겠다. 우선은 이 글에서 다루어진 아이디어로 몇 개월 정도 훈련해보고 결과가 어떻게 나오는지 지켜보자.

22

노틸러스(Nautilus), 크로스핏(Crossfit), 그리고 강하게

나는 1967년 나의 형제 게리가 110파운드 웨이트 세트를 샀을 때부터 리프팅을 하기 시작했다. 40년 정도 이 취미에 푹 빠져 있다보니 경험담을 한두 가지 정도 나눠야겠다는 생각이 들었다.

내가 가장 좋아하는 책 중에 책 제목에 한눈에 반해서 구입한 책이 있다. 데이비드 덴비(David Denby)의 『위대한 책들과의 만남(Great Books)』이다. 서점에서 어떤 책을 살까 두리번거리던 중 『위대한 책들과의 만남』이라는 제목을 보면 어찌 사지 않을 수 있겠는가.

덴비는 1년 정도의 시간을 들여서 내가 하고 싶었던 걸 해냈다. 그는 대학으로 돌아가서 인류학을 전공했다. 40대 중반의 나이에 야구 모자를 거꾸로 쓴 어린 친구들과 다시 학교를 다니며 위대한 책들을 다시 읽게 되었다.

위대한 책들은 나이가 들어감에 따라 새로이 읽힌다. 술에 만취하여 머리가 띵한 상태의 대학교 1학년생들은 위대한 책들에 나와 있는 부모들의 기분을 이해하지 못한다. 자신의 자식을 죽인 자에게 키스를 하는 『일리아드(The Illiad)』의 프리아모스(Priam), 자신의 장남을 죽이라고 하는 「창세기」의 아브라함(Abraham)의 일은 카페테리아에서 따뜻한 아침 식사 후 편안한 교실에서 수업을 들을 때는 그다지 큰일이 아닐 것이다. 십대 자녀들을 둔 아버지로서 나는 이제 그 글들을 읽어나가기가 굉장히 힘이 든다.

덴비의 책에서 가장 인상적인 부분은 그의 교수님들에 대한 부분이다. 에드워드 테일러(Edward Taylor) 교수는 학생들에게 이중사고를 하라고 지시한다. 어떤 교수는 학생들에게 제발 빠져들지 말라고 이야기한다.

모든 시답잖은 것들에 빠져들지 말라는 이야기이다. 꿀벌 화분, B-15 알약, L-아르지닌 약 등등….

이중사고를 하라는 말은 인상 깊었다.

이것 혹은 저것만 선택해야 하는 세상에서 테일러 교수는 양쪽을 다 생각해봐야 한다는 걸 알려준다. 근력 훈련의 세계에서도 우리는 한편에만 서는 데 익숙하다. 어떤 주제인지는 상관없다. 인터넷 포럼에 고단백질 다이어트에 대한 글을 올리면 고탄수화물 식이를 지지하는 사람들이 공격해 올 것이다. 머신들은 굉장해! 머신들은 효과가 하나도 없어. 케틀벨은 굉장해! 케틀벨은 버려야 해.

테일러 교수의 말은 진지하게 생각해볼 필요가 있다. 이중사고를 잠시만 해보자. 내가 훈련하면서 겪었던 3가지 이야기를 나눠보고자 한다.

내가 훈련에 대해서 받아들인 조언들과 받아들이지 않은 조언들을 보면 재미있는 점이 발견된다. 1991년에 세계적으로 유명했던 역도 선수가 나에게 세 가지의 해야 할 일을 알려주었다.

1. **리프팅을 하는 도중 체중을 발꿈치에 실어라.**
   처음에는 완전히 무시했다가 나중에는 이게 정말 옳은 방법이라는 걸 깨달았다. 그리고 그것은 나의 리프팅 실력을 몇 초 만에 향상시켜주었다.
2. **훈련 프로그램을 복합적으로 시행하라.**
   알윈 코스그로브가 나한테 직접 훈련시키기 전까지는 무시했던 조언이었다. 하지만 시작하고 나서 내 몸에 있던 베이컨처럼 있는 지방이 흘러내리듯이 없어졌다.

3. 스쿼트를 할 때 10회 이하로 하면 안 된다.

이 조언 또한 나는 무시했었다. 나는 계속 고중량으로 1회씩 스쿼트를 했는데 결국에는 이게 옳지 않은 방법이라는 걸 알게 되었다. 이제 나는 스쿼트를 최소 10회씩 한다.

왜 나는 조언들을 처음부터 따르지 않았을까? 동네 체육관에서 같이 운동하는 친구들과 함께 고중량의 등척성 운동, 플라이오메트릭, 고중량의 백스쿼트를 했고 올림픽 역도 실력은 나날이 좋아졌다. 내가 들 수 있는 중량은 점점 올라갔다. 대회에서는 부상도 입고 체력도 부족하고 성과도 좋지 않았지만 체육관에서는 잘했었다!

나의 오랜 훈련 시절 동안 금과 같은 조언들을 많이 들었다. 근데 단순해 보이는 조언들을 많이 무시했다. 그 조언들에 색을 입히고 화려하고 희귀하게 만들면 그때서야 나는 귀를 기울였다.

제대로 사고를 못 했던 것이다. 하지만 내 경험을 바탕으로 이중사고를 해보자. 40년간의 근력 훈련을 통해서 나는 자랑스럽게, 그리고 부끄럽게 모든 걸 해봤다고 말할 수 있다. 근력 훈련의 비밀을 찾고자 하는 내 꾸준한 의지는 나를 여러 잘못된 길로 가게 만들었지만, 그렇게 잘못된 길로 가면서도 배운 교훈들이 많이 있다. 1992년이 끝날 즈음 나는 계단을 거의 올라갈 수 없는 상태가 되었다. 만약 내가 조언들을 무시하지 않고 잘 실천했더라면 적은 부상, 적은 지방함량을 가지고 더 행복했을 것이다.

내가 쓴 고강도 훈련(HIT)에 관한 칼럼이 한동안 인터넷 포럼에서 이슈가 됐다. 몇 번의 싸움과 인신공격과 여러 토론들을 통해서 사람들이 내가 주장하는 바를 조금씩 알게 되었다. HIT가 종교가 되었다는 것이다. 엄청난 인기와 유행을 타서 많은 사람들이 운동을 시작했지만 많은 사람들이 그들의 14인치 팔들과 유전자를 탓하면서 떨어져나갔다.

나도 그 세계에 있었기에 알 수 있었다.

1970년대에 운동하던 사람 중에 노틸러스 마케팅의 노예가 되지 않았던 사람은 없을 것이다. 광고에 아서 존스까지 동원하며 대대적으로 광고를 했지만 실제적으로 얻어지는 효과는 별로 없었다. 노틸러스 대소동 때 운동선수 저널 잡지의 인기도 함께 치솟았다.

이후에 노틸러스의 목소리였고 훗날 한세대를 풍미했던 HIT의 목소리였던 엘링턴 다르덴(Ellington Darden)이 썼던 모든 것을 경험해본 후에 나는 그를 라스베이거스의 한 병원에서 만날 기회가 있었다. 그 후 나는 지역 체육관에서 노틸러스 기구들로 훈련을 시작했다. 얼마 후 나는 굉장한 할인을 받으며 노틸러스에서 가장 큰 머신 7개를 구입하게 되었다. 몇 주에 한 번씩 나는 엘에게 전화를 건다. 그는 항상 지적인 목소리로 전화를 받는다.

내가 그에게 여가 시간에 뭘 하면 좋겠느냐고 물었더니 체스를 배워보라고 했다. 내가 이미 체스를 두는 법을 알고 있다고 했더니 그럼 다른 사람들에게 체스를 하는 법을 가르쳐보라고 했다.

몇 주 후 내가 일하던 학교에서 체스 선생님을 구하였고 내가 지원하여 체스 반을 맡게 되었다. 미식축구 코치가 체스 반을 맡게 된 건 내가 가장 잘했던 결정 중에 하나라고 생각한다.

존스와 다르덴은 마케팅을 넘어선 천재적인 일을 해냈다. 그들은 '강도'의 정의를 바꿔버렸다. 기존의 한계중량으로 측정되던 강도가 HIT 이후에 "근육이 작동을 못 할 때까지 훈련하기"로 바뀌어버렸다. 강도의 정의를 바꿈으로써 진전의 척도도 변해버렸다. 횟수를 1, 2회 늘리거나 중량을 늘리는 게 진전의 척도로 판단되었다. 하지만 결과는 몸의 크기나 지방 감소나 스포츠에서의 실력 향상으로 나타나기 마련이다.

객관적으로 측정이 되는 육상이나 올림픽 역도 같은 종목에서는 HIT의 실패가 빠르게 나타났다. 아직도 구석진 곳에 있는 체육관들에서는 시행하고 있고 워터게이트 시절의 보디빌더들을 모델로 사용하는 포스터들도 있지만 대부분은 HIT로부터 벗어났다.

노틸러스와 함께한 2년 반의 시간을 낭비했는가? 그렇지는 않다. 배운 점들이 있기 때문이다. 우선 광고와 진짜 기사를 구별해내는 게 쉽지 않다는 걸 배웠고, 약간은 바보 같을 수도 있는 나의 질문들에 모두 대답해준 엘링턴 다르덴에게 많이 배웠다. 만약 당신의 바보 같은 질문들에 내가 인내심이 참 많다고 생각되면 엘링턴에게 감사하라. 그에게 배운 것이다.

머신 운동에서 흥미로웠던 점이라면 내가 몸 전체를 훈련하는 동안 개별 근육에는 크게 신경을 쓰고 있지 않았다는 사실이다. 그리고 그 갭을 메우는 데는 큰 시간과 노력이 필요하지 않다는 것도 알았다. 가장 크게 배운 것은 진전을 측정할 때는 해당 스포츠의 실력 상승으로 측정해야 한다는 것이다. 횟수나 중량을 늘린다고 해서 실력이 느는 건 아니다.

마지막으로 나는 모든 운동이 효과가 있다는 배움도 얻었다. 모든 운동이 6주 정도 효과가 있다. 노틸러스 운동의 문제점은 6주 이후에 나타난다. 더 이상 실력이 늘지 않는다. 인생의 대부분의 일들이 그렇기는 하다. 비밀스런 체육관의 세계 최고의 코치 밑에서 배우면 굉장한 진전이 있을 테지만 6주 후에는 플랜 B로 옮겨야 한다.

플랜 B? 안 좋은 유전자를 물려준 부모님을 탓하거나 훈련을 분기별로 한다거나 훈련을 줄인다거나 등등. 나도 다 경험해본 일이다.

내가 노틸러스를 이용해서 했던 운동들은 분명히 목표 달성에 도움을 주지 않았다. 아리스토텔레스의 말을 들었어야 했다. 부족한 운동이나 과잉 운동 모두 몸을 망친다. 그 머신 운동의 효과를 믿으며 머신 옆에서 과도한 운동으로 구토를 했을 때 다시 생각해봤어야 했다.

그 2년의 경험은 코칭하는 방향을 설정하는 데 큰 도움을 주었다. 나는 좋지 않은 곳에 빠졌지만, 그 경험을 통한 배움이 있으므로 그 기간 역시 값어치가 있다.

나는 2년 동안 크로스핏 운동도 했다. 크로스핏의 창시자인 그레그 글래스맨(Greg Glassman)과 타일러 헤스(Tyler Hass)와의 유명한 인터뷰에서 그가 흥미로운 약속을 했다.

> "만약 당신이 우리에게 올 때 1마일을 4분에 달렸다면, 우리 훈련을 6개월간 받은 후에는 달리기가 30초 더 느려지겠지만 몸은 훨씬 좋아질 것이다. 마찬가지로 우리 훈련을 받기 전에 900파운드로 스쿼트를 했다면 6개월 후에는 중량이 750파운드로 줄겠지만 몸은 훨씬 좋아질 것이다. 1마일을 4분에 달리거나 900파운드로 스쿼트를 한다는 건 모두 균형이 많이 무너져 있다는 명백한 증거이다. 이 사실은 우리 훈련 프로그램의 한계점이 아니라 우리 몸이 천성적으로 타고난 자연적인 현상에 기인한다. 하지만 이 부분은 약속할 수 있다. 200파운드 데드리프트를 500~750파운드로 증가시켜줄 수 있고 2년 안에 한계중량으로 1회 할 수 있던 데드리프트를 4~5회로 늘려 줄 수 있다."

사실 1마일을 4분에 달리는 것은 세계 수준의 기록이고 이 정도로 달릴 수 있는 운동선수는 이것만으로도 업을 삼거나 최소한 무료 교육을 받을 수 있을 정도의 수준이다. 1마일에 4분 30초는 고등학교 대회에서 나오는 수준의 기록이다. 이 프로그램은 세계적인 수준의 선수를 고등학교 수준의 선수로 떨어뜨리는 프로그램이라는 말인가?

내가 여러 대회에 출전해 봤지만 750파운드로 데드리프트를 하는 사람도 세계 어느 곳에서나 굉장히 희귀한 경우이다. 내가 1등을 했던 파워리프팅 대회에서 나는 628파운드를 기록했다. 내가 만약 750파운드를 기록할 수 있다면 어떠한 공부도 할 용의가 있다.

이 예시에서 우리는 또 다른 문제를 본다. 크로스핏 세계에서는 '체력'의 정의를 짐 크롤리(Jim Crawley)와 브루스 에반스(Bruce Evans)에게서 가져왔다. 클로리와 에반스의 정의는 근력, 스피드, 파워를 포함한 10가지 부분을 본다.

그러나 나는 항상 필 마페톤(Phil Maffetone) 박사의 정의를 사용했다. 마페톤 박사의 체력에 대한 정의는 어떠한 일을 해낼 수 있는 힘이다. 최근에 그는 '육체적으로 활동할 수 있는 능력'이라고 재정의를 했는데 나는 예전의 정의를 더 좋아한다.

내가 왜 기존의 정의를 좋아하냐면 마페톤의 놀라운 점은 건강과 체력을 분리시켰다는 것이다. 건강은 몸 안의 장기들이 조화를 이루며 제대로 기능을 하는 것이고 체력은 특정한 일을 할 수 있는 힘이다. 나에게는 체력이 원반던지기를 멀리 던지는 것이다.

우리는 한계점을 확실히 알고 있어야 하는데 많은 트레이너들은 그렇지 않다. 우리는 지도를 할 때 우리의 경험을 바탕으로 한다. 하지만 가끔 우리는 나의 목표가 너의 목표와 다르다는 것을 잊는다.

체력에 대한 정의를 제대로 가지고 있지 않으면 훈련에서 가장 중요한 부분을 잃을 수도 있다. 원반던지기 선수를 보디빌더들과 같이 훈련시키는 건 보디빌더 선수들을 나와 훈련시키는 것만큼 말이 안 되는 일이다.

최근에 나는 엘리트 코치이자 보디빌더이며 파워리프터이자 작가인 마크 레이프킨드(Mark Reifkind)와 전화로 토론을 한 적이 있다. 그때 그가 너무나 분명하게 해결책을 제시해서 문제가 깔끔하게 해결된 적이 있다. 만약 지방 감소나 근육 강화에 대해서 궁금한 점이 있다면 보디빌더들에게 물어보라. 그들이 전문가이다.

한밤중에 텔레비전에서 하는 지방 감소 보충제에 대한 광고나, 할머니가 이웃 할아버지로부터 들은 지방 감소법이나, 근거 없는 이상한 식이요법들에 현혹되지 말고 그 분야의 전문가에게 조언을 구하라.

이게 내가 당신에게 하고 싶은 조언이다. 나 자신도 이 조언을 따를 수 있을지는 미지수이지만 말이다. 만약 당신이 마페톤 박사의 정의를 따른다면 당신이 설정해놓은 목표를 이미 이뤄놓은 사람을 찾아서 그 사람을 따라가라.

만약 당신의 목표가 데드리프트나 스쿼트를 고중량으로 하는 것이라면 서부 지역에서 발표되는 글들을 읽어봐라. 만약 당신의 목표가 벗었을 때 몸이 좋아 보이는 것이라면 딱 그 목표에 대해 설명해놓은 영양과 훈련에 대한 글들을 찾아보라. 만약 당신의 목표가 풀업을 잘하는 거라면 풀업을 해라. 다만, 항상 훈련을 할 때 당신의 목표를 잊지 말아라.

문제는 모든 운동이 효과가 있다는 것이다. 다만 모든 것을 한 번에 하면 모든 것에 일정 수준만큼만 올라갈 수 있을 뿐이다. 나는 풀업을 무서워하고 어떤 운동이든 30초 이상을 하면 지치지만 30초도 굉장히 긴 시간이다. 크로스핏은 노틸러스만큼이나 내게 여러 가르침을 주었다.

훈련을 하는 여정 중에 당신의 목표를 점검하고 중간의 장애물들을 분석하고 헤쳐나가야 한다. 나는 클라렌스 바스의 아이디어를 항상 존경했다. 클라렌스는 매년 사진을 찍음으로써 훈련의 성과를 측정할 수 있다고 했다. 책에는 9월에 한다고 나와 있지만 상관은 없다. 육상 운동선수로서 나는 대회에 나가 선수들과 효과가 있는 운동과 없는 운동에 대해 이야기를 하는 중에 많은 정보를 얻을 수 있다. 벨로시티 다이어트 일주일 후에 나는 인상에서 주 신기록을 세웠다. 비록 개인적인 경험이지만 이런 경우 이 방법은 효과가 좋다고 할 수 있다.

알윈 코스그로브는 최근에 한 세미나에서 내게 재미있는 이야기를 했다. "이제 당신도 벨로시티 다이어트에 대해서 이야기를 좀 해줄 수 있겠어."

"네?"

"당신이 해봤으니 비판할 수 있을 것 아닌가." 그가 말했다.

그 대화를 통해 나는 너무나 당연한 한 가지 사실을 깨달았다. 우리는 우리가 했던 모든 것들을 목록으로 작성하고 경험을 공유해야 한다.

나는 앳킨스 다이어트를 굉장히 엄격히 따랐는데 효과가 너무 좋아서 그만뒀었다. 벨로시티 다이어트도 굉장히 좋아했다. 수분 섭취를 훨씬 더 많이 해야 한다는 걸 알게 되었고 식이를 조절하는 게 얼마나 어려운지도 알게 되었다.

나는 새로운 운동이나 훈련을 시도하는 것을 좋아한다. 케틀벨이나 체인 같은 경우는 광고로 보는 것보다 훨씬 더 효과가 좋았다. 대부분 내가 시도했던 운동들은 뒷마당에서 녹슬고 있지만 그래도 실수를 통해서도 많이 배웠다.

나의 훈련 경력에서 어쩌면 가장 강하게 믿고 있는 개념이 이중사고이다. 훈련에는 두 가지 면이 있다. 양과 강도이다. 이 두 가지 부분으로 본인을 정직하게 판단해보아라.

적은 양/낮은 강도
적은 양/강한 강도
많은 양/낮은 강도
많은 양/강한 강도

물론 몇백 개의 중간 단계가 있을 수 있다. 하지만 간단하게 4부분으로 나누어서 내 개인적인 경험을 나누고자 한다. 결론부터 말하자면 모두 효과가 있다.

적은 양/낮은 강도

조금 쉬어가는 기간도 필요하다. 쉬는 기간에 나는 아무 것도 안 한다. 쉬는 기간에 가볍게 운동하는 게 재밌고 좋을 때도 있지만 지금은 개와 산책을 나가는 것을 선호한다.

그러나 가볍고 편한 운동도 가치가 있다. 본 훈련에 대한 자극을 줄 수도 있고 어떤 운동들을 해야 하는지 다시 깨닫는 시간이 될 수도 있다.

적은 양/강한 강도

고강도 트레이닝이 이 경우이다. 6주간의 집중 훈련, 프랑켄슈타인 훈련이라고도 볼 수 있다. 머신을 바탕으로 한 훈련이니까.

내가 직접 훈련했을 때는 머신으로 인한 레그 컬(leg curle)의 학습 속도가 굉장히 느렸고 보조하는 사람들이 필요했다. 스내치 훈련을 할 때는 절대로 이 훈련 방법을 적용하면 안 된다.

많은 양/낮은 강도

우리는 대부분 여기에 있다. 아마 평생 동안. 체육관에 가서 많은 사람들이 운동하는 걸 보면, 왜 그냥 집에서 푸시업이나 풀업을 하지 체육관에 오는지 모르겠다. 많은 사람들은 푸시업보다 많은 자극을 줄 만큼의 중량으로 벤치 프레스를 하지 않는다.

이래서 5킬로미터 달리기가 인기가 많은 것이다. 30분 정도 가볍게 달리고, 티셔츠를 받아간다. 그리고 오늘 운동을 많이 했다고 스스로 생각하면서 베이글을 먹으며 집으로 향하는 것이다. 나도 그런 운동을 좋아한다. 단지 그냥 운동하는 느낌만 느낄 정도의 무의미한 운동들도 한다. 하지만 사실 나쁘지 않다. 우리는 이 단계에서 많은 시간을 소요하게 된다.

많은 양/강한 강도

이 단계에서 이중사고에 대한 개념이 들어간다. 얼마 전 나는 1979년에 했던 훈련들에 대해 쭉 적어봤다.

백 스쿼트

315파운드 30 회

휴식

275파운드 30 회

휴식

225파운드 30 회

운동에 관한 글을 쓰면 많은 경우 이메일 수십 개를 받는다. "댄, 이 운동을 했는데 효과가 하나도 없네요." 하지만 이런 이메일을 보낸 사람 중에 그 운동을 정확히 똑같이 한 사람들은 없었다.

많은 양과 강한 강도의 훈련, 다른 말로 하면 고중량과 많은 횟수는 모든 훈련하는 사람들이 도달해야 할 단계라고 생각한다. 나의 대부분의 훈련 프로그램은 운동선수를 이 단계로 끌어올리기 위한 훈련들이다. 다음 훈련은 한 예시이다.

리트비노프 훈련

프런트 스쿼트 405파운드 8회

스쿼트 후 바로 400미터 달리기

총 3회 반복

대퇴사두근을 발달시키고 싶은데 잘 안 되는가? 프런트 스쿼트를 405파운드로 8회씩 3세트 해보는 건 어떤가?

어떤 식으로 훈련하는지는 중요하지 않다. 중요한 점은 어떻게 더 많은 양과 강한 강도로 훈련을 할지에 대한 방법을 찾는 것이다. 그리고 어쩌면 더 중요할 수 있는 부분인데, 코칭을 할 때 어느 순간에 많은 양과 강한 강도로 훈련하는 걸 멈출지를 잘 알아채야 한다.

덴비처럼 나는 과거로 돌아가서 내가 처음으로 리프팅을 시작할 때 나에게 설명해주고 싶다. 얼마나 먼 길을 가야 하는지도 알려주고 싶다. 다시 생각해보니 그러기는 힘들 것 같다. 12살의 댄 존에게 그 많은 도전과 장애물을 말해줄 수 있을까. 나도 다른 사람들과 마찬가지로 그 '여정'이 필요했다.

사실, 나는 그가 조금 부럽다.

23

바벨에 묻은 피

그 일은 한 시간 정도 걸렸을 것이다. 하지만 고작 5분으로 느껴졌다.

나는 내 육상 팀을 데리고 사르딘 협곡(Sardine Canyon)을 고속도로 6을 타고 지나 예선 육상대회를 치르기 위해 에메리 고등학교(Emery High School)로 향하고 있었다. 땅! 소리에 경기를 시작해야 하지만 오후 날씨 탓에 대회는 계속 미뤄지고 있었다.

우리는 늦은 시간에 다시 버스에 탔고 나는 잠이 들었다. 협곡을 다시 지나면서 나는 운동선수들이 소리치는 소리에 잠이 깼다.

길가에는 차 한 대가 연기를 뿜으며 멈춰 있었는데 협곡에 겨우 걸쳐 있었다. 아까부터 조금 휘청거리며 이상한 기미를 보이던 차였는데 결국 조종이 안 된 듯하다.

우리가 천천히 다가가면서 버스 운전기사는 119를 불렀고 나는 긴급구호키트를 들고 밖으로 나갔다. 차는 비어 있었고 에어백은 모두 부풀어 있었다. 나는 주위를 둘러보았고 운전자 한 명이 언덕에 누워 있는 걸 발견했다.

나는 전쟁터에 나무 막대기를 들고 왔다는 걸 알았다. 긴급구호키트를 열어보니 간단한 염좌, 멍, 종이에 벤 것 정도만 치유할 수 있는 도구들이 있었다. 그 운전자는 아스피린보다 훨씬 더 많은 의료 도구들이 필요해 보였다.

나는 거즈를 꺼내어 출혈이 있는 두개골 쪽을 지혈하려고 갖다 대었다. 사람들이 더 왔고 한 명이 그 운전자의 다리에 큰 상처가 있는 걸 발견했다. "저 다리의 상처를 봐야 되지 않을까요?" 그가 물었다. 나는 호크아이 피어스(Hawkeye Pierce)가 부러워할 만한 부상자 분류를 하고 대답했다. "아뇨 이쪽 출혈을 잡는 게 우선인 것 같습니다."

내 뒤에 있는 누군가가 차에서 불이 나고 있다고 했다. 협곡에 걸쳐져 있는 차에서는 연기가 나고 있었고 다행히 트럭 한 대가 그 불을 잠재울 수 있었다. 곧 구조대가 도착했다.

내가 다시 경사면을 기어 올라갔을 때 두 버스를 가득 채운 십대들이 이 광경을 공포에 찬 채 보고 있었다. 버스 옆으로는 차 크기만 한 큰 사슴이 죽어 누워 있었다. 그 사슴이 이 사고의 원인으로 보였다. 문득 저 버스에 타고 있는 나의 두 딸과 나의 가장 친한 친구의 아이들이 생각났다.

선생님들과 코치들의 책임감에 대해서 다시 한 번 생각해볼 수 있는 기회였다. 어두컴컴한 협곡, 화장실이 몇 킬로미터 떨어져 있는 곳에서 나는 각각 집에 안부 전화를 하고 음식과 숙제와 화장실 문제들을 해결해야 했다.

아무도 이런 상황에 대한 대비를 시켜주지는 못한다. 결혼, 아이들, 빚, 삶. 『길가메시(Gilgamesh)』에 대해서는 줄줄 읊을 수 있지만 삶에 대해서는 아무 것도 모른다. 그래서 가끔 몇 주에 한 번씩은 잠적한다.

나는 맥신(Maxine)이라는 여직원과 함께 일한 적이 있다. 맥신은 규칙을 지키기 위해 산다. 맥신은 크리스마스 당일이 되기 전에는 크리스마스 장식을 하지 않는다. 아무리 크리스마스 전날이라도 크리스마스 당일은 아니기 때문이다.

우리 주위에는 모두 맥신이 한 명쯤 있다. 만약 휴식 시간이 10시 15분에 시작하면 그들은 모두에게 당신이 10시 14분에 떠났다고 말할 것이다. "댄 존은 10시 14분에 일어났는데 우리 모두와 같은 시간에 자기 자리로 돌아왔어"라고 말할 것이다.

우리 자신도 맥신처럼 살아갈 때가 있다. 만약 학교에 있다면 맥신처럼 살아갈 수밖에 없다. 수업종이 울리고 시계 초침이 움직이고 우리는 모두 책상으로 돌아가야 한다.

우리는 아침 식사를 하고(심지어 누가 대신 만들어주기도 한다) 정오에 점심을 먹고 이른 오후에 저녁을 먹는다. 꼭 봐야만 하는 텔레비전 프로그램들을 보고 〈히어로스 앤 로스트(Heroes and Lost)〉에 나오는 모든 등장인물을 줄줄 꿰고 있다.

일정한 시간, 일정한 식사, 일정한 대소변 활동을 하는 세계에 사는 사람들에게 조언을 한 가지 하고 싶다. 계획된 즉흥성을 가져라.

훈련에서는 절대 맥신처럼 하면 안 된다. 훈련 프로그램이 너무 정형화되어 있다는 걸 어떻게 알 수 있는가? 체육관을 둘러보아라. 만약 같이 운동하는 사람들이 모두 월요일, 수요일, 금요일 오후 4시부터 5시 반까지 언제나 보이는 사람들이라면 좀 색다른 자극이 필요하다.

좀 즐길 줄도 알아야 하고 재미도 있어야 한다. 꼭 월요일, 수요일, 금요일이 국제 벤치 프레스, 컬, 랫 풀다운 날들 같다. 운동들을 섞도록 해보자.

새로운 운동들을 배워보자. 인상, 용상 같은 것들 말이다. 하이랜드 게임이나 스트롱맨 대회에 등록하고 경쟁을 해보자.

난 매번 이런 질문을 받는다. "댄, 당신은 대회 기간 동안에 어떤 훈련을 하나요?"

나는 대회 기간에 훈련을 하지 않는다. 나는 집으로 가서 '운동'을 한다.

내가 말한 운동을 운동으로 보지 마라. 나는 분노조절에 대한 운동을 하고 두려움에 대한 운동을 한다.

나는 운동을 정할 때 무작위로 정하는 걸 좋아한다. 주사위를 이용하는데 주사위를 굴리고 나오는 숫자에 따라 운동을 하게 되는 것이다.

다음은 내가 하는 예시이다.

주사위를 3번 굴린다.

- 첫 번째 주사위: 그날의 리프트
- 두 번째 주사위: 그날의 프로그램
- 세 번째 주사위: 마무리 운동

첫 번째 주사위: 그날의 리프트

주사위 숫자 1: 프레스

주사위 숫자 2: 스쿼트

주사위 숫자 3: 인상

주사위 숫자 4: 용상 혹은 파워컬
주사위 숫자 5: 데드리프트
주사위 숫자 6: 용상

두 번째 주사위: 그날의 프로그램

주사위 숫자 1: 리트노프 운동, 8회 후 달리기
주사위 숫자 2: 5-3-2
주사위 숫자 3: 8회씩 3세트, 중간에 1분 휴식. 이 경우 두 가지 운동을 조합한다. 프런트 스쿼트와 오버헤드 스쿼트, 벤치 프레스와 인클라인 등등
주사위 숫자 4: 3-3-2-1-1-1-1-1
주사위 숫자 5: 타바타 운동. 꼭 저중량으로 운동하라! 20초 동안 리프트를 하고 10초 쉬라. 총 8회 반복하라.
주사위 숫자 6: 총 55회 운동하기. 선택한 리프트를 55회 하는 것이다. 55번 1회씩 해도 좋고 10회씩 3세트 후 5회씩 5세트 등 원하는 대로 하면 된다. 총합이 55회만 되도록 하라.

세 번째 주사위: 마무리 운동

주사위 숫자 1: 썰매 끌며 달리기
주사위 숫자 2: 썰매 위에 바위 얹어 끌기
주사위 숫자 3: 바위 들고 달리기
주사위 숫자 4: 썰매에 헤비팩 얹고 달리기
주사위 숫자 5: 썰매에 헤비팩과 돌 얹고 달리기
주사위 숫자 6: 한계치까지 파머스 워크

추신: 여기서는 원하는 운동을 넣어라. 가지고 있는 기구에 따라 운동을 자유로이 선택해도 된다.

내 수학능력이 옳다면 이 조합으로 216가지의 훈련 조합을 만들 수 있다. 만약 일주일에 3번 훈련한다면 몇 년 동안 매번 다른 운동을 할 수도 있다! 구조를 중요시하는 사람들에게 이 방법은 아주 좋다.

구조와 규칙을 중시하는 사람들 말고도 이 프로그램을 잘 활용할 수 있

는 사람들이 있다. 육상대회 시즌 중인 나 같은 경우 말이다. 최근에 나의 팀은 12일 동안 6번의 육상 대회를 치렀다. 6번의 육상 대회는 6번의 장거리 버스 여행(대회 장소와 집 왕복)과 6번의 긴 대회를 하게 만든다. 이 상황은 누구에게나 카오스 같은 상황이다. 한 가지라도 다른 일이 더 일어나지 않기를 바랄 뿐이다.

육상 대회 기간에 나는 일주일에 3번 훈련한다. 한 번 훈련할 때마다 두 가지 운동을 한다. 중간에 1분을 쉬고 8회씩 3세트를 한다. 세상에서 가장 지루한 훈련 프로그램이 아닌가 싶다. 구체적으로 다음과 같이 운동한다.

첫째 날: 월요일

파워 클린과 프레스: 파워 클린 1번, 프레스 8번
8회씩 3세트, 중간 휴식시간 1분. 이 프로그램에서 가장 중요한 건 1분의 쉬는 시간이다. 1분의 쉬는 시간은 엄격하게 지켜져야 한다. 쉬는 시간과 체중을 엄격하게 모니터링하면 진전도도 더 객관적으로 볼 수 있다.

파워 컬: 8회씩 3세트, 중간에 1분 휴식
컬 그립으로 하여 바를 무릎 살짝 위쪽으로 올린다. 천천히 내리고 동작을 8회 반복한다. 중량을 변경하지 말고 쉬는 시간을 정확히 지켜라.

복근 운동으로 마무리한다.

둘째 날: 수요일

파워 클린과 프런트 스쿼트: 파워 클린 1번, 스쿼트 8번
위와 마찬가지로 8회씩 3세트, 1분 쉬는 시간으로 한다. 프런트 스쿼트를 할 때 자세를 바로 하고 팔꿈치를 위로 든 상태를 유지해라.

오버헤드 스쿼트: 8회씩 3세트, 1분 쉬는 시간
넓은 스내치 그립을 이용하여 바를 머리 위로 들고 팔꿈치를 고정하라. 그리고 스쿼트를 하라. 이 운동을 통해서 유연성, 균형 감각, 다

리 힘뿐만 아니라 강한 아래허리 근육도 발달시킬 수 있다.

복근 운동으로 마무리한다.

셋째 날: 금요일

윕 스내치(Whip Snatches): 8회씩 3세트, 1분 쉬는 시간

넓은 스내치 그립으로 바를 잡고 사타구니 높이로 고정하라. 아래로 내려갔다가 바를 머리 위로 들어 올려라. 8회 반복하라. 만약 강한 승모근을 원한다면 이 운동이 제일이다.

클린 그립 스내치: 8회씩 3세트, 1분간 쉬는 시간

클린 그립으로 바로 서서 무릎으로 바를 내려라. 힘차게 머리 위로 바를 들어 올려라. 클린과 프레스와 조합과 비슷하다. 물론 클린은 하지 않지만 말이다.

복근 운동으로 마무리하라.

그 훈련 프로그램은 보고 있기에도 지루할 정도이지만 삶이 카오스 상태일 때 나에게 딱 필요한 프로그램이다. 삶이 복잡한 상태에서 훈련까지 복잡하게 하기는 힘들다. 내가 훌륭해 보이는 훈련 프로그램들에 대해서 하는 말이 있다. 그 프로그램들은 훈련받는 사람의 삶의 환경, 사회, 영양, 현실을 전혀 고려하고 있지 않다.

1세트로 한계치까지 머신으로 운동하는 방법의 장점이 여기 있다. 복잡한 삶 속에서 그저 단순히 운동하기에는 완벽한 것이다. 노틸러스와 커브스(Curves)는 운동을 하고 싶지만 자유 의지가 단 한 방울도 남아 있지 않은 사람들에게 방법을 제공해준다.

슬프게도 나는 머신을 사용할 수 없다. 음…. 좀 좋게 표현해보고자 한다. 나는 머신을 사용할 수 없다. 좋게 표현이 안 되네, 죄송합니다.

내가 훈련을 통해 삶의 문제들을 어떻게 승화시키는지에 대해서는 이야기하지 않았다. 바와 케틀벨과 썰매만 있으면 된다. 훈련 프로그램의 환기가 필요할 때 쓰일 수 있는 방법들을 소개해주겠다.

100회 도전

나는 한때 100회 도전 대회에 참가한 적이 있다. 규칙은 하나도 없다. 단지 한 운동을 100회 하면 된다. 10회씩 10세트가 아니라 쭉 이어서 100회를 해야 한다.

내가 처음 도전했을 때는 165파운드를 이용해서 스쿼트 스내치를 했다. 그건 미친 짓이었다. 나는 그 도전 이후 며칠 만에 6파운드가 빠져버렸다. 대부분은 내 손에 있던 살가죽이었을 거라 생각한다.

다른 도전 때 나는 205파운드로 파워 클린을 100회 했다. 또 용상을 185파운드 했다. 225파운드로 프런트 스쿼트를 100회 하기도 했다.

한 번 할 때 몇 시간 정도 걸린다. 이 한 번의 운동은 당신을 변화시킬 것이다.

10분간…

다음 운동은 케틀벨 리프팅을 기본으로 하고 있다. 북미 케틀벨 연합에서 지난주 토요일에 케틀벨 전국 대회를 유타 주에서 열었다. 내 몸이 얼마나 준비되었는지 모르는 상태로 대회에 참가했다.

단순함을 나타내줄 수 있는 좋은 모델이다. 케틀벨을 집어서 케틀벨이 어깨나 바닥이나 아무 곳에도 닿지 않게 한 손으로 최대한 많이 스내치를 하고 손을 바꿔서 10분 동안 지속하라.

극도의 고통이 찾아오는 시간은 아주 빨랐다. 나는 시간 타이머를 보면서 아인슈타인의 상대성 이론이 얼마나 맞는지 실감하고 있었다. 내 가슴은 영혼으로부터 신호를 계속 보내고 있었다. 끝나고 나서 나는 완전히 탈진했다.

덤벨이나 바벨로도 비슷한 운동을 할 수 있다. 운동을 하나 골라서 할 수 있을 만큼 오랫동안 하는 것이다. 10분 동안 팔 벌려 뛰기는 어떤가? 다음 날 느낄 것이다. 그것이야말로 당신의 종아리 근육 맞다. 걷는 게 즐겁지 않은가.

빈 올림픽 바를 가지고 10분간 클린과 프레스를 하면 대부분의 운동은 되지 않을까 싶다.

4분 만에 지방 태우기

내 글 중에 가장 많이 오해를 받는 글은 타바타 프런트 스쿼트 훈련에 대한 것이다. 많은 시간과 노력이 필요하다. "댄, 이게 이렇게 좋으면 왜 매일 하지 않나요?"라고 묻는 이메일 4,000개를 받고 나서 나는 컴퓨터 모니터에 박치기를 했다. 눈에 별이 보일 때까지 박치기를 했다.

내 대답은 이렇다. 프런트 스쿼트를 95파운드로 4분 동안 20초 운동하고 10초 쉬는 동작을 해보았는가? 해보지 않았는가? 그래서 그런 질문을 하는 것이다. 해봤으면 왜 매일 하지 않느냐는 질문이 나올 수가 없다. 만약 전 세계의 운명이 당신의 손에 달려 있다면 할 수도 있다. 그렇지 않은 이상 일주일에 2회면 충분하다.

나는 단순화시키기로 했고 이제 사람들에게 다음과 같이 말해준다.

> 프런트 스쿼트 8회(꼭 바른 자세로 깊게 스쿼트 해야 한다.)
> 정확히 10초 휴식
> 프런트 스쿼트 8회
> 정확히 10초 휴식
> 프런트 스쿼트 8회
> 정확히 10초 휴식
> 프런트 스쿼트 8회
> 정확히 10초 휴식
> 프런트 스쿼트 8회
> 정확히 10초 휴식
> 프런트 스쿼트 8회
> 정확히 10초 휴식
> 프런트 스쿼트 8회
> 정확히 10초 휴식
> 프런트 스쿼트 8회

이제 누워라.

땅바닥이 시원하게 느껴질 것이다. 바닥이 당신의 친구다. 바닥을 사랑하라. 나한테 "이 운동 매일 해야겠어요"라고 보낼 수 있을 때까지 푹 쉬어라.

목표를 세우고 싶다면 135파운드로 하는 게 어떤가? 나는 누군가가 225파운드로 이 운동을 하는 걸 보고 싶다. 65파운드로 하다가 거의 죽을 지경이 된 걸 본 적은 있다.

이게 이 운동의 슬픈 점이다. 시간이 오래 걸리지 않는다. 템포도 신경 쓰지 않고 능형근이 제대로 운동되고 있는지도 신경 쓰지 않는다. 다시 살아남는 데만 온 신경을 집중시킬 뿐이다.

여기서 중점은 살아남으려고 노력한다는 것이다. 삶에 관한 책에서는 학교 버스 옆에 죽은 사슴과 피 흘리는 남자의 머리를 지혈하는 법을 가르쳐 주지 않는다. 나는 내 굳은살에 대해서 더 이상 고민하지 않았다.

이 모든 걸 겪은 후 나는 조용한 체육관에서 바벨을 가지고 혼자 운동했다. 참고로 내가 했던 운동은 프런트 스쿼트이다.

24

종교학 교수의 입장에서 본 고강도 트레이닝(HIT)

대학에 들어간 지 며칠 후에 나는 그녀를 만났다. 그녀는 젊고 매력적인 여자였는데 우리 학교의 미식축구 팀원들 여러 명과 교제를 했었다. 반년쯤 후에 그녀는 부모님에 이끌려 강제로 중부지역의 캠프에 들어갔다. 긴 시간의 노동과 짧은 수면시간과 유치한 노래들이 나오는 곳이었다. 우리는 그걸 세뇌라고 부르지만 그것과 별개로 그녀는 내가 맥주를 마신다는 이유로 지옥에 갈 거라고 했다. 1년쯤 후에 어떤 파티에서 그녀를 다시 만나게 되었는데 한 학기분의 학비가 될 법한 코카인을 들이마시고 있었다.

대학 졸업 후에 친구의 친구의 친구의 결혼식에서 마주쳤는데 그녀는 자신의 믿음에 따르면 내가 맥주를 마셨기 때문에 지옥에 갈 거라고 또 이야기했다.

익숙한 이야기인가? 그런 사람 한두 명쯤 떠오르는가? 어느 체육관이나 스파나 피트니스 센터에 일주일 이상 훈련하게 되면 그런 사람을 한 명은 꼭 만날 것이다(그래서 내가 차고에서 운동을 한다). 그런 사람들이 있다. 종교처럼 이 리프트를 했다가 저 리프트를 했다가 다시 돌아왔다가 한다. 이런 사람들은 진짜 진전을 이루지 못한다. 그들은 연구 결과들, 그래프들, 인터넷 포럼에 올라와 있는 글들, 새 리프트들을 개발한 사람들을 인용하고 기존 훈련 프로그램들에 대해 비판을 한다. 근육을 충분히 발달시키기 위해 스쿼트를 3주에 1번은 해야 한다는 이야기도 한다. 한 달쯤 후 같은 체육관에서 그들을 만나면 반스앤 노블에서 구입한 책에서 본 내용을 따라 30개의 쿼터 스쿼트를 하는 그들의 모습을 볼 수 있다.

리프팅과 근력 훈련의 세계는 먼 길을 걸어왔다. 아주 오래전에 리프팅은 소아 성애로 가는 지름길, 나르시즘 혹은 수간을 일으킨다고 여겨졌다.

닉슨(Nixon) 대통령 시절, 내가 처음 리프팅을 시작 했을 때 학교의 여학생들은 그 운동이 나를 근육질로 만들어 주느냐고 물었다. 나는 물론 그러기를 원했지만 그때 당시에는 월간 잡지 외에는 참고할 만한 서적이나 정보가 매우 부족했다. 그때 당시에는 리프팅을 시도하는 운동선수들이 많지 않았고 그린 베이(Green Bay), 패커 짐(Packer Jim), 테일러(Taylor), 빌리 캐논(Billy Cannon)과 같은 몇몇의 미식축구 선수들을 제외하고는 리프팅에 관심이 없었다. 농구선수들은 항상 리프팅을 하면 자신들의 슛 자세가 망가질까봐 걱정했다. 단지 몇 십년 동안 상당히 많은 변화가 있었음을 알 수 있다.

웨이트 트레이닝을 하는 대부분의 사람들은 "그 운동을 하면 근육이 빵빵해지지 않나요?" 하는 질문을 받을 필요가 없다. 스판덱스 바지를 입은 할머니처럼 다리 운동 머신을 하려고 차례를 기다리는 사람들 말이다. 대부분의 체육관에서 스쿼트 렉에는 먼지가 쌓여 있고 올림픽 바는 컬을 하는 사람들이 쓰고 있을 것이다. 체육관에 에어로빅 킥복싱 단체 운동이 있으면 좋은데, 그러면 우리에게 신경 쓰는 사람이 많이 없기 때문이다.

우리는 어디에서나 있는 대립과 갈등과 분파의 분립을 볼 수 있다. 인터넷 포럼에서 몇 분간만 글들을 읽어보면 여기저기서 비난과 욕설을 볼 수 있다.

진심으로 인터넷에서 전투를 경험해보고 싶다면 고강도 운동(HIT)에 대해 안 좋은 글을 써봐라. 고강도 운동에 대한 코멘트 몇 개로 당신은 당신의 지능, 당신의 용기, 당신과 당신 아버지의 관계에 대한 질문들을 받게 될 것이다.

우리는 조금 더 구체적일 필요가 있다. 우리는 단순히 고강도의 운동들을 말하는 게 아니다. 스프린팅, 올림픽 리프트, 파워 리프트, 미식축구도 모두 고강도 운동이다. 우리가 여기서 말하고자 하는 건 고강도 트레이닝(HIT)이라는 종교이다. 여러 모습으로 나타나지만 대부분의 광신적 종교와 마찬가지로 그 모양새를 명확하게 정의하기 힘들다.

고강도 트레이닝에 빠진 사람들은 마치 자신들의 창조주를 만나서 인생이 변화한 사람들 같다. 한때 종교 교육학 교수였던 사람으로서 나는 자주 개종한 사람들과 만날 기회가 있었다. 어떤 믿음에서 다른 믿음으로 바뀌는 경우는 많지 않다. 개종한 사람들은 몇 가지 패턴이 있다.

"나는 맞다. 나는 내가 맞다고 생각했지만 사실 틀렸었다. 지금의 나는 맞다. 그리고 당신이 지금 내가 맞지 않다고 생각하는 건 맞지 않다. 예전에 내가 틀렸더라도 지금의 내가 맞다는 건 분명하다."

"내가 정확하게 정의를 내릴 수는 없지만 내가 완전히 이해하고 있다는 걸 당신이 이해해야 한다."

종교학에서 나는 그 문제를 완전히 파악하고 있다. 삶의 한 부분에서 다른 부분으로 옮겨가는 것, 새로운 식이습관, 새로운 매너, 새로운 움직임, 새로운 옷차림, 과거를 부정하고 새로운 길을 찾아가는 건 모두 고강도 트레이닝의 추종자들과 비슷하다.

전형적인 이야기를 하나 보자.

"지난 몇 년간 나는 스쿼트, 인상, 용상을 배우며 나에게 이런 유전자를 물려준 부모님을 원망하고, 동네의 영양 보충제 가게를 원망하고, 기구와 머신들이 충분하지 않은 내 체육관을 원망했다. 그리고 나는 이 기적의 글을 접하게 되었다. 그 글은 나에게 말했다. 당신의 잘못이 아니에요. 당신이 아는 모든 것은 틀렸어요."

내가 어떻게 아느냐고? 내가 직접 경험한 일이기 때문이다. 첫 10년간 리프팅과 원반던지기 선수로 국내 대회에 나갔고 지역에서 가장 우수한 선수였다. 하지만 관절은 쑤시고 몸은 아팠으며 배는 벨트 밖으로 흘러내렸다. 나는 최근에 고등학교 미식축구 팀 코치로 일하게 되었는데 첫 코치 보수교육을 받게 되었다. 토요일 아침 그 강사는 노틸러스 훈련에 대해서 열정적으로 강연을 했다. 시범을 보이러 코치 하나가 올라갔는데 레그 컬, 레그 익스텐션, 스쿼트를 했다. 그 코치는 고작 45파운드짜리 바로 세트를 끝내고 나서 일어서질 못 했다. 그의 심장박동은 하늘처럼 치솟았고 다음 날 아침까지 절뚝거렸다.

난 분명하게 여태껏 내가 잘못했다고 생각했다. 내가 찾은 대답은 바에 중량을 하나씩 더 올릴 것이 아니라 더 빠르게, 더 힘들게 운동을 했어야 했다는 것이다. 나는 단시간에 개종을 했다.

2년간 나는 동네 체육관에서 노틸러스 머신을 사용하기 위해 매달 일정 금액을 더 내며 다녔다. 그 주제에 관한 모든 책과 글들을 찾아봤고 조언을 따랐다. 나는 꾸준한 훈련으로 레그 프레스 머신 양쪽에 한 명씩 서 있을 정도로 발전했다. 나는 원암다운(one-arm-down)과 투암스업(two-arms-up) 리프팅을 모두 마스터하고 둔근 익스텐션을 한 만큼 종아리 플렉션에도 시간을 투자했다.

동시에 나는 원반던지기 선수로도 계속 활동했다. 몇 주간이 몇 달이 되고 몇 달이 몇 년이 될 즈음 나는 원반던지기 실력은 줄어들고 골프 실력이 늘어났다. 내 원반던지기 점수는 아주 빠르게 추락하고 있었다. 나는 전문가들을 불러 조언을 구했다. 그들의 대답은 내가 훈련을 너무 심하게 하고 있거나 아니면 내 원반던지기가 생체 역학적으로 맞지 않다는 것이었다.

나는 내가 X, Y, Z축으로 된 3차원 컴퓨터 그래픽으로 원반던지기를 훈련한 몇 안 되는 사람이라는 사실을 자랑스러워한다. 나는 첫 번째 전문가의 조언을 받아들였다. 나는 훈련을 줄였고 던지기 횟수도 줄였다. 다만 훈련할 때는 최대한 내가 할 수 있는 한 기술적으로 했다. 하지만 여전히 거리는 줄어든 채로 늘어나지 않았다.

자신에게 한 말이 거짓말이었다고 생각하는 많은 개종자들처럼 나는 머신 트레이닝의 세계를 떠났다. 나는 '10일 만에 괴물 같은 승모근을(Titanic Trapeziuses in Ten Days)' 따위를 약속하는 책들을 다 던져 버렸다. 나는 내 뿌리로 돌아갔다. 나는 다시 올림픽 역도 훈련을 했고 곧 내 원반던지기 기록은 55미터로 회복되었다.

나는 많은 고강도 훈련을 하는 사람들에게 이 이야기를 들려주었는데 대부분은 이렇게 대답한다.

"그건 고강도 훈련이 아니었어요."

"네?"

"그건 고강도 훈련이 아니에요."

"순간적으로 근육 한계치까지 1세트로 운동하는 게 고강도 훈련이 아니에요?"

"그건 고강도 훈련이 맞아요. 순간적인 근육 한계치까지 운동하는 건데 몇 개의 세트가 될 수도 있고 안 될 수도 있어요."

"네?"

많은 고강도 훈련을 하는 사람들의 문제점은 '고'를 제대로 정의할 수 없다는 것이다.

나는 켄 레이스너(Ken Leistner) 박사의 길을 따라왔다. 그가 1960년대에 쓴 『근력과 건강(Strength and Health)』에서부터 따라왔는데 그의 고강도 훈련에 대한 접근에 완전히 동의한다. 그는 고중량 고횟수의 스쿼트, 다리 편 채로 데드리프트, 딥, 파머스 워크를 했다. 하지만 그가 그 유명한 407파운드로 23회를 하는 것을 인터넷에 올렸을 때 수많은 공격 댓글들을 받았다. "그 방법은 옳지 않다" "너무 빠르게 한다" "너무 무겁게 한다" 등등.

버트 레이놀즈(Burt Reynolds)의 영화 〈우정의 마이애미〉에 흥미로운 장면 하나가 나온다. 등장인물들이 엉터리 심리학 용어들을 쓰며 토론을 하는 장면이다.

"만약 당신이 그걸 이해한다고 하면 그걸 이해하지 못하는 거야. 하지만 그걸 이해하지 못한다면 그걸 이해한 거야."

"뭘 이해해?"

"그거."

고강도 훈련의 세계로 온 것을 환영한다. 고강도 훈련을 하는 사람이 내가 "그걸" 이해하지 못한다고 불평하는 이메일을 받고서 나는 세계에서 가장 유명한 고강도 훈련의 권위자의 말을 빌려 대답했다. 그리고 그는 답변을 했다. "그 사람도 제대로 이해를 못 하고 있군요." 농담이 아니다.

다시 한 번 말하자면 고강도 훈련은 효과가 있다. 단지 6주 정도 효과가 있을 뿐이다. 사실 모든 것들은 6주 정도는 효과가 있다. 내 친구인 찰스 스테일리(Charles Staley)는 최근에 스테일리 방법에 대항하는 방법을 들고나온 사람을 만났다. 그 대항법은 6주 동안만 효력이 있었다. 만약 커리어를 6주만 유지하고 싶다면 아무 거나 하라.

근력 훈련 세계에서 그 누구도 인정하고 싶지 않은 비밀은 어떤 것이든 6주간은 효과가 있다는 것이다. 내 책장에 쌓여 있는 저 포틀랜드 대학, 애리

조나 주립대학, 유타 주립대학, 데니슨 대학 등등에서 나온 모든 근력 훈련 관련 책들과 글들, 1960년대 초반에 큰 유행을 탔던 등척성 운동, 노틸러스 운동…. 모두 다 효과가 있다! 단 6주 정도 말이다.

나는 다음 문구가 여러 고강도 훈련자들의 큰 원성을 살 걸 알고 있지만 말해야겠다. 고강도 훈련에서 하는 말 중 "우리는 근력을 키웁니다. 그 근력을 보여주지는 않습니다"라고 하는 말이 있는데 훈련 프로그램의 유일한 객관적인 측정법은 대회에서 근력과 기술을 보여주는 것이다.

나는 수많은 하이랜드 게임에 참여했는데 항상 이런 질문을 하는 젊은 남자들이 있다. "케이버 운동은 어떤 근육을 향상시키나요?" 그 사람들은 도대체 이해를 하지 못하는 것이다. 130파운드짜리 각목을 집어 들었을 때 전거근은 따로 작동하지 않는다. 케이버를 던지기 위해서, 달리는 사람을 막기 위해서, 공을 잡기 위해서 다각적이고 수준이 높은 근력을 갖고 있어야 한다. 온갖 치장들이 원반을 60피트 넘게 던지게 하는 게 아니다.

운동 대회도 표준이 있다. 어떤 종목이든 60피트를 던질 수 있다면, 그건 굉장히 좋은 기록이다. 인상으로 몸무게만큼 들어 올릴 수 있다면, 그건 그 운동선수가 더 이상 초보가 아니라는 뜻이다. 머신에 의지하는 고강도 훈련은 그 모든 걸 놓치고 있다. 이 세상 그 누구도 레그 프레스 머신에서 P에서 Q로 옮겼다는 걸 인정해주지 않는다. 누구도 상관도 하지 않는다. 400파운드 벤치 프레스는 세계 어디를 가더라도 인정받는다.

대회에 참가하는 운동선수들은 근력 훈련을 체육관에서 리프팅을 하는 그 누구보다 잘 이해하고 있다. 간단한 공식이다. X 혹은 Y가 대회에서 내가 더 좋은 기록을 내는 데 도움을 주었는가? 대답이 "예"라면 계속하는 것이다. "아니오"라면 폐기되는 것이다. 가끔 좋은 운동도 폐기될 수 있는 가능성도 있지만 운동선수 입장에서는 효과가 검증되지 않은 훈련을 지속할 수 있을 만한 시간적, 육체적 여유가 없다.

아무리 이상해 보이는 운동이라도 모든 건 효과가 있다. 단지 3주에서 6주만 효과가 있을 뿐이다. 텔레비전 광고에서 보는 옷 사이즈를 몇 단계 줄여주는 기적의 운동들도 당신에게는 로스앤젤레스의 모델들처럼 효과가 있지는 않을 것이다.

모든 건 효과가 있지만 그럼에도 연구는 가치가 있다. 하지만 모든 건 효과가 있기에 연구 결과는 항상 하나의 결론으로 수렴할 것이다. 음식을 적게 먹고 운동을 많이 하는 건 지방 감소에 효과가 있고 훈련을 하는 건 사람들을 강하게 만들 것이다. 그리고 훈련을 하지 않은 사람들을 강하게 만들었다는 연구 결과는 의심해봐야 한다. 훈련을 하지 않은 사람들은 어떤 방법을 쓰더라도 강해진다.

진전을 측정할 때는 체육관 밖으로 시야를 돌려라. 어떤 여성들은 옛날에 입던 옷을 기준으로 측정을 한다. 만약 6개월의 훈련 후에 웨딩드레스를 다시 입을 수 있게 된다면 옳게 운동을 하고 있는 것이다. 만약 덩크슛을 할 수 있게 되었다면 또한 제대로 훈련을 하고 있다는 증거이다.

마지막으로, 그리고 가장 중요한 점을 말하고 싶다. 목표와 리프팅 훈련을 장기적인 관점에서 바라봐라. "이틀 만에 탄탄한 엉덩이 만들기(Tighter Tushies in Two Days)", "3주 만에 끝내주는 등 근육 만들기(Terrible Pythons of Power in Three Weeks)", "4주 만에 괴물 같은 허벅지 만들기(Totally Tremendous Thunder Thighs in Four Weeks)" 등등은 모두 재밌고 시선을 확 끈다. 단기간에 효과를 내는 것들도 장기적으로 보면 그 효과는 미지수이다.

근력 훈련에는 숨겨진 비밀과 미스터리가 없다. 그런 건 종교와 신학에만 있을 뿐이다.

25

새로운 연관성, 새로운 근육

나는 내 이모 플로렌스가 하늘나라로 가신 1960년대 초부터 리프팅을 시작했다. 이모는 우리 형제에게 유산을 조금 남겨주셨는데 우리는 그 유산으로 바벨 세트를 구입해서 리프팅을 시작했다. 우리 지식과 기술은 형편없을 정도였고 훈련 프로그램은 더 형편없었지만 그래도 우리는 리프팅을 했다.

바는 매뉴얼과 함께 왔는데 그 매뉴얼에는 벤트오버로우(bentover-row)의 변형들과 열몇 가지의 프레스 방법이 나와 있었다. 안전에 대한 정보는 적었는데 당시에는 본인이 다치면 그건 본인 잘못으로 치부되었기 때문이다.

40여 년이 지난 지금 나는 이제 이 분야에 조금 익숙해진 거 같다. 여전히 프레스를 하고 여전히 다치면 내 자신을 탓하지만 말이다.

내가 훈련을 시작할 때 진리로 여겨지는 몇몇 규칙들이 있었다. 첫째, 일주일에 3번만 운동하라. 3번보다 더 하면 무슨 일인가 생길 것이다. 그 규칙을 설명하는 단어가 과잉 운동이었던 것 같다. 내 아버지에 따르면 운동을 과잉으로 하는 건 불가능하다고 하셨다.

둘째, 훈련의 가장 중요한 부분은 머리 위로 중량을 얼마큼이나 들 수 있느냐로 판명이 된다. 딱 한 가지의 중량만 측정하는 것이다. 딱 한 가지만.

마지막으로 고단백 식이는 모든 문제점들의 해답이었다. 탄수화물은 나쁜 것이었고 지방은 스테이크의 맛있는 부분이었다. 그래서 일주일에 3번 우리는 모두 차고에 모여서 프레스 하고 프레스 하고 또 프레스 했다. 그 후에 우유를 잔뜩 마셨다. 이제는 상황이 많이 바뀌었다. 좋게 바뀐 것도 있지만 그렇지 않은 것도 있다.

몇 년 전 나는 한 워크숍에 참석했는데 근력 훈련 관련해서 눈을 번쩍 뜨이게 해준 새로운 내용을 배웠다. 그건 연상에 관한 것이었다. 다른 말로 하면, 만약 내가 가장 기초적인 근력에 대해서 이야기를 하고 있더라도 읽는 사람은 내가 생각하는 것과 전혀 다른 생각을 하고 있을지도 모른다는 것이다.

이게 무슨 뜻인가? 내가 설탕이라고 말하면 당신은 양념이라고 말한다. 여기에는 단순한 연관성이 있다. 흑과 백, 낮과 밤, 부자와 가난한 자 등등. 때문에 내가 다리 운동이라고 한다면 나는 스쿼트를 생각하고 있는데 어떤 사람은 다리 깨작거리는 머신을 생각하고 있는 것이다.

이 워크숍에서 우리는 광고가 연관성을 이용해서 우리를 어떻게 현혹하는지 배웠다. 나는 내 딸 린제이와 이웃집의 밴스(Vance)에게 이 이론을 실험해보았다.

나는 그들에게 프렌치프라이와 비행기 사이에 가능한 생각할 수 있는 모든 연관성을 생각해보라고 했다. 나는 나만의 생각을 가지고 있었지만 그들이 어떻게 대답할지는 전혀 몰랐다. 린제이는 프렌치프라이와 비행기 모두 기름이 필요하다고 대답했고 밴스는 눈이 왔을 때 활주로에 소금을 뿌리고 프렌치프라이에도 소금이 들어가야 한다고 했다.

두 개의 단어로 우리는 또 다른 연관성에 대해서 계속 찾아나갔다. 기름과 소금. 나는 이 두 가지의 연관성에 대해서 생각해보았다. 나는 머레이에 있는 올리브 가든이 떠올랐다. 육상대회를 성공적으로 마치고 축하하는 자리에서 젊은 웨이터는 올리브 오일을 그릇에 담고 소금과 후추를 치고 발사믹 오일을 첨가했다. 내 이웃은 소금을 도로에 있는 엔진 오일을 없애는 데 사용해야 한다고 했다.

예전에 내 아내의 형제인 구프 헤밍웨이(Geoff Hemingway)가 듣기에는 끔찍하지만 실제로는 아주 좋았던 아이디어를 가지고 왔다. 우리는 모두 피넛버터를 좋아하고, 우리는 모두 햄버거를 좋아한다. 구프는 햄버거 패티에 피넛버터를 발라서 먹어보자고 했다. 듣기에는 괴상하지만 맛은 굉장히 좋다.

이게 연관성을 활용하는 방법이다. 두 가지의 좋은 아이디어를 조합해서 굉장한 아이디어를 만드는 것이다. 곁다리로 티본스테이크와 피넛버터는 기대했던 것만큼 좋지 않았다.

연관성을 활용함으로써 얻는 장점이 확연히 보이지 않을 수 있지만 우리 주위에 운동을 하는 사람들을 둘러보면 많은 사람들이 자신만의 상자에 갇혀 있다. 물론 같은 운동을 같은 동작과 같은 중량으로 지속적으로 하는 게 가치 있을 수는 있지만 대부분의 사람들이 정말 똑같은 중량으로 똑같은 운동을 계속한다.

대학 때 모든 사람들이 아놀드의 훈련법을 따라할 때, 당신의 시계를 그들이 훈련하는 모습에 따라 맞출 수 있을 정도였다. 3시 1분에 135파운드로 백 스쿼트 10회 후에 3시 9분에 다리 스트레칭을 하고 거울에 이두근을 비춰보고 다시 115파운드로 10회 한다. 3시 15분부터 5시까지 이지바 컬을 할 수 있을 만큼 한다. 다리 운동 날이 저렇게 생겼다.

연관성은 피트니스 사업을 이끌어나가는 중점 개념이다. 여성 잡지를 보면 십대도 안 된 여성이나 거식증에 걸린 여성들이 완벽한 몸의 모델로 나와 있다. 연관성은 날씬하면 인기가 많고, 섹시하고, 꼭 그렇게 되어야만 한다고 생각하게 만든다.

코버트 베일리(Covert Baily)는 『날씬하거나 뚱뚱하거나(Fit or Fat)』라는 책을 썼다. 책이 나온 후 곧 반박하는 글들이 나왔다. 건강한 심혈관계를 가지고 있으면서도 지방이 많을 수 있다는 것이다. 사람들은 피트니스를 생각할 때는 날씬함을 연관시켜 생각한다.

근력 훈련에서는 대부분 몸을 크게 만드는 걸 중요하게 여긴다. 나는 이런 말을 얼마나 들어봤는지 모르겠다. "댄, 저 사람들은 당신보다 몸집도 훨씬 큰데 당신이 더 멀리 던지네?" 웃기는 이야기이다.

우리는 연관성을 훈련 강도를 높이는 데 사용할 수 있다. 내가 사용한 방법은 두 가지의 조그만 아이디어를 조합해서 새로운 방법으로 만드는 것이었다. 내가 손목 부상을 겪은 후로 나는 꼭 한 번에 한 팔씩만 훈련한다.

나는 이 훈련 방식을 야구 투수를 포함한 여러 운동선수들에게 시즌 도중 훈련 방법으로 사용했다. 간단히 말하면 하루에 한 팔만 훈련하고 다른 쪽

팔은 이틀 후에 훈련하고 몸 전체 훈련으로 일주일을 마무리한다. 나는 내 부상의 경험을 시즌 중 훈련의 방식으로 활용했다.

내가 처음 클라렌스 바스에게 타바타 운동에 대해서 들었을 때 내가 처음에 드는 생각은 '나는 사이클을 타며 돌아다니지 않을 거야'이었다. 본래 타바타 운동은 사이클링을 기본으로 해서 만들어졌다. 내 기준으로 사이클은 런지와 비슷하다. 여자 친구나 어머니가 한다면 괜찮지만 뭐….

그래서 나는 밀리터리 프레스를 타바타 방식으로 하기 시작했다. 첫 3분도 고통스러웠지만 마지막 1분에 나는 20초 동안 1회도 들어 올릴 수 없었다. 일주일 후에 나는 프런트 스쿼트로 타바타 운동을 해봤고 내가 여태껏 해본 시간 대비 가장 훌륭한 훈련법이었다.

이건 단지 일상적인 아이디어(한 팔 훈련, 타바타 운동)를 조금 변형시켜 운동선수들의 실력을 월등히 향상시킬 수 있는 간단한 두 가지 예시이다. 한 팔씩 훈련하는 방법은 운동선수들이 근력을 보강하는 동시에 신경계를 보호해줄 수 있는 훈련이다. 타바타 프런트 스쿼트는 어떠한 달리기 운동보다 심혈관계 기능을 강화시켜주고 내가 아는 한 400미터 스프린트 다음으로 힘든 운동이다.

나는 스케줄이 항상 바빴기 때문에 특히 작년에는 훈련할 시간을 내기가 어려웠다. 내가 지금부터 하는 말은 이상하게 들릴지도 모르지만 공감하는 사람도 있을 것이다. 나는 하루 종일 체육관에서 지내고 육상 연습을 몇 시간 동안 도와주고 집에 와서는 집에 있는 운동기구들로 사람들을 가르친다. 즉, 나는 운동기구들과 피트니스 훈련 도구들에 둘러싸여 하루 종일 있는 것이다. 하지만 내 자신이 훈련할 시간이 없다.

몇몇은 내가 무슨 말을 하는지 알 것이다. 물론 또 다른 몇몇은 직장에서 상사에게 걸리지 않기를 바라며 컴퓨터 책상에 앉아서 몰래몰래 인터넷 포럼의 글들을 읽고 있겠지만 말이다. 나는 하루 종일 운동복을 입고 우리가 프런트 스쿼트를 체인 한 세트로 할지 두 세트로 할지 고민한다. 물론 엑셀 스프레드시트를 펼쳐놓고 헨더슨(Henderson)의 계좌에 이 큰 프로젝트를 맡을 만한 예산이 있을지를 고민하는 것보다는 재미없겠지만 그래도 나는 이 고민을 즐긴다.

그래도 나는 스스로를 코칭할 수는 없다. 문제는 첫째, 내 운동선수들이 하는 훈련을 할 필요가 없다. 운동선수들은 그 움직임들을 배우기 위해 횟수와 중량을 증가시켜야 한다. 둘째, 50살이 된 지금 나는 십대 미식축구 선수들의 목적과는 조금 다른 목적을 갖고 있다.

나는 훈련을 열심히 해야 한다. 하지만 내 열정을 계속 유지시키기 위해서 여러 방법들을 섞어서 사용해야 한다. 그래서 나는 내 주위의 사람들에게서 조언을 듣고 새 아이디어를 얻고 그 아이디어로 하루를 불태울 수 있어야 한다. 이게 한 사람의 연관성을 변화시키는 데 주요한 관점이다.

간단하게 설명해보자. 인간으로서 해야 할 10가지의 움직임이 있다.

- 수직 밀기
- 수직 당기기
- 수평 밀기
- 수평 당기기
- 스쿼트 움직임
- 등 근육(데드리프트)
- 앞 근육(싯업, 레그 레이즈)
- 비틀기
- 몸 전체를 이용한 폭발적인 운동(만약 시간이 제한되어 있다면 이 운동을 하기를 권한다)

나는 모든 한 팔, 한 다리 움직임들을 하나의 그룹으로 묶었다. 물론 움직임들은 모두 중요하지만 제발 런지와 600파운드 스쿼트를 한 부류로 보지는 말아달라. 고맙다.

우리는 이 열 가지 움직임을 할 수 있는 여러 도구들과 운동들이 있다. 체중을 이용하는 방법, 머신을 이용하는 방법, 케틀벨, 덤벨, 바벨 등등 이용할 수 있는 도구들은 끊임없이 있다. 우리의 문제는 여기에 있다. 푸시업은 고등학교 체육시간이나 수련회에서 사용되는 걸로만 여겨지고, 올림픽 역도는 4년에 한 번 하는 운동 같고, 덤벨은 이두근 운동에만 이용한다는 점이다.

나는 이런 연관성에 대해 굉장히 큰 반감을 가지고 있고 이제부터 그 연관성을 깨보려고 한다. 먼저 아이디어 몇 개를 보고 내가 현재 하고 있는 훈련에 대해서 이야기하겠다.

한 팔 벤치 프레스

내가 손목 부상을 입은 후에 이 운동을 처음 시도해보았다. 웨이크 포레스트(Wake Forest)에 있는 이단 리브(Ethan Reeve)가 이 방법을 개발했다. 그는 자신의 운동선수들에게 한 손으로 125파운드로 벤치 프레스를 5회 하도록 하고 손을 바꿔서 다시 5회를 하도록 시켰다. 나는 속으로 웃으며 '아이고, 그 정도는 껌이지'라고 생각했다.

나는 시도했고, 실패했다. 다음 날 아침 내 복근은 마치 어제 교통사고를 당한 것마냥 아팠다. 단지 양손을 한 손으로 바꿈으로써 내 몸 전체는 새로운 균형을 찾아야 했고 나는 그 새로운 균형을 위한 준비가 되어 있지 않았던 것이다.

케틀벨 스내치

내가 케틀벨 도전을 받아들였을 때 비슷한 문제가 발생했다. 나는 내 체중의 150퍼센트를 스내치 하는 사람인데 요 조그마한 74파운드짜리 케틀벨이 뭐가 문제겠느냐 싶었다. 74회째에 내 손가죽이 벗겨지면서 내 살갗이 내 눈앞에서 뚝 떨어졌다. 내 손은 보라색이었고 내 심장, 폐, 등 근육은 완전히 탈진되었다.

바벨 롤아웃

나는 5달러짜리 복근 운동 휠을 참 좋아한다.

나는 그 기구가 1960년대에 처음 나왔을 때도 좋아했고, 인터넷에서 유행을 타면서 다시 나왔을 때도 좋아했고, 지금도 앞 근육 운동기구로 참 좋아한다.

어떤 사람이 내가 바벨로 비슷한 동작을 따라 해보면 어떻겠느냐는 이야기를 했다. 이야기를 듣고 '음, 바퀴 모양이니까 가능할 것 같은데?'라는 생각이 들었다. 바벨의 중량은 크게 상관없을 것이라고 생각했다. 내 생각은 틀렸다. 135파운드짜리 바벨을 굴리는 건 저 귀엽고 조그만 복근 휠을 굴리는 것과 천지차이였다. 이건 정말 힘든 운동이었다.

알윈과 파벨의 도움으로 최근에 내 훈련에 첨가된 연관성에 대해서 이야기해보고자 한다.

준비운동

(알윈 코스그로브 복합 프로그램)

바에 95파운드 중량을 얹는다.

파워 스내치 5회

오버헤드 스쿼트 5회

백 스쿼트 5회

굿모닝 5회

목 뒤로 푸쉬 저크 5회

벤트오버 로우 5회

60초 휴식 후에 총 4세트 실시

비록 이 훈련에 스쿼트 움직임, 수평 당기기, 몸 전체 움직임, 등 근육, 횡 밀기 동작들이 있지만 더 밀고 당기는 동작들이 필요하다는 걸 알 수 있다. 하지만 이 운동을 하면 이미 내 심장박동은 천장을 뚫고 올라가 있고 관절들에는 윤활유를 바른 느낌이다.

훈련 자체는 파벨의 케틀벨 입문 훈련의 변형이다. 몇 년간의 원반던지기로 엉망이 되어버린 내 어깨 근육을 회복시키기 위해 그의 조언을 받아들여 한 손 클린, 한 손 프레스, 풀업을 훈련하기로 했다. 가로대와 사다리를 이용한 운동인데 글만 읽었을 때는 쉬워 보인다.

가로대와 사다리를 이용한 훈련

70파운드 케틀벨로 아래의 운동을 한다.

왼팔: 클린과 프레스 1회

오른팔: 클린, 프레스, 풀업 1회

왼팔: 클린, 프레스 1회 후 바로 클린, 프레스 1회 더

오른팔: 클린, 프레스 1회 후 바로 클린, 프레스 1회 더

풀업 2회

왼팔: 클린, 프레스 1회 후 바로 클린, 프레스 1회 후 바로 클린, 프레스 1회

오른팔: 클린, 프레스 1회 후 바로 클린, 프레스 1회 후 바로 클린, 프레스 1회

풀업 3회

잠깐의 휴식 후 전체 동작을 5세트 반복한다. 이 운동을 사다리라고 부른다.

이 운동은 내가 근력 스포츠의 세계에서 계속 경쟁하면서 있을 수 있도록 도와준다. 충분한 횡 당기기 동작들이 포함되어 있지만 나는 조금 더 필요하다고 느꼈다.

나는 최근에 미심쩍은 부분이 있어서 한 가지 실험을 하고 있었다. 나는 바벨 굴리기 복근 운동과 한 팔 벤치 프레스를 섞어보았다. 원반던지기를 하는 사람으로서 나는 복근과 회전 근육이 필요한데 다음의 운동 조합은 나한테 딱 알맞은 조합이었다.

복근과 몸 회전 근육 훈련

135파운드 바벨 굴리기 8회(여기서 중량을 더 늘리는 건 좋은 생각이 아니다.)
왼팔 케틀벨 벤치 프레스 8회
오른팔 케틀벨 벤치 프레스 8회

나는 이 운동을 전체 3세트 실시한다. 3세트 하면 8회를 떠올리게 되지만 연관성의 새 패러다임을 제시하려는 시점에서 그건 마음 한편에 접어두도록 하자.

마무리 운동: 케틀벨 스내치(시간을 기록하며)

마지막으로 나는 시간을 재면서 하는 케틀벨 스내치로 운동을 마무리한다. 시간은 어떻게 설정하느냐고? 좋은 질문이다. 나는 주사위 두 개를 던져서 주사위의 총합으로 하거나 왼팔로 한계치까지 하고 같은 양으로 오른팔을 하도록 한다. 그리고 하루의 운동을 마무리한다.

긴 글을 요약하자면,

1. 세상에는 수백 개의 리프트와 그 변형이 있지만 대부분 우리가 실제로 하는 운동은 열 손가락 안에 꼽는다. 단순히 새로운 아이디어나 프로그램을 실험해보는 것만으로도 우리는 훈련의 권태기에서 빠져나올 수 있다. 매일을 하루 싯업 100개씩으로 시작하고 있는가? 좋다. 그러면 이제 하루를 풀업 100개로 시작해 보자.
2. 우리는 프레스나 풀을 할 때 그립을 바꿔야 한다는 걸 알고 스쿼트 자세도 바꿔야 한다는 걸 안다. 하지만 나는 운동기구도 바꿔보라고 조언하고 싶다. 바벨을 덤벨로 바꾸고 머신을 케틀벨로 바꾸고 짐볼을 중량이 있는 운동기구로 바꿔보아라.
3. 훈련을 할 때 기본적인 10가지 움직임이 다 포함되도록 하라고 조언한다. 밀기 운동을 하는 날이라면 스쿼트의 변형들을 실험해보고 어떤 변화가 있는지 관찰해보라. 모든 운동을 한 손으로 혹은 한 다리로 해보고 어떤 변화가 있는지 보라. 실험을 해보는 건 좋다!
4. 장기적으로 봤을 때 실험을 계속 시도하고 새로운 움직임에 숙련이 되면 몸의 체력도 좋아질 것이다. 체력이 좋아지면 관절도 좋아지고 운동을 계속 이어나갈 수 있는 열정도 더 생길 것이다.

근력의 세계는 진지한 세계지만 아주 신나고 재밌는 세계이기도 하다.

26

슬러시 파이프(Slosh Pipe)

오하이오에서 2주간의 원반던지기 캠프를 마치고 집으로 돌아온 다음 날 내 친구 사라의 이사를 도왔다.

2주간 매일 4 세션씩 훈련하느라 몸이 많이 고단했지만 무거운 물건을 옮기는 건 나의 특기이다. 나는 어떤 무거운 물건이라도 들고서 계단을 뒤로 올라갈 수 있다. 사라는 20대 중반이었고 가구에 돈을 많이 사용하지 않았기 때문에 무거운 물건들도 그리 많지 않았다. 가장 힘든 건 사람들에게 길에서 좀 비키라고 말을 하는 것이었다. 사라는 어찌나 인기가 좋은지 도와주러 온 친구들과 가족을 다 합치면 35명도 넘었다.

선생님이라는 직업이 한 달에 얼마나 벌어주는지는 모르겠지만 그녀에게는 사회적 자본이 엄청 많다는 건 분명했다. 사회적 자본이라는 말이 생소할 수도 있지만 어떤 의미인지 대강 이해되리라 생각한다. 새벽 3시에 수도관이 고장 나서 물이 넘칠 때 설비 기사들도 아닌 여러 사람들이 나타나서 도와준다면 당신은 사회적 자본이 많은 것이다.

사회적 자본은 사회적인 끈과 사회적 관계가 당신들이 아는 사람들과 얼마나 깊게 맺어져 있는지에 따라 달라진다. 본인이 사회적인 자산을 얼마나 가지고 있는지 알아채지 못하는 경우가 많다. 만약 아버지가 배관공이고, 형제가 전기 기사이며, 자매가 미용실을 운영하고, 모두 근처에 살고 있다면, 당신의 삶은 다른 사람들의 삶보다 훨씬 수월할 것이다.

이제 나의 비밀을 알겠는가? 나는 근력 훈련과 피트니스 세계에서 굉장히 많은 사회적 자본을 가지고 있다. 내가 벨로시티 다이어트를 하면서 매 시간 고통에 몸부림칠 때 이 다이어트를 만든 사람인 크리 슈거트에게 전화를 하고는 했다. 만약 내가 스트레칭이나 기본 체력에 관한 문제가 있다면 파벨 차졸린에게 연락을 한다. 나에게 벨로시티 다이어트를 권해주었던 사람은 알윈 코스그로브이다.

내가 너무 자랑한다고 생각할 수 있겠지만 나의 가장 좋은 아이디어들은 매년 여름 오하이오에서 만나는 그들에게서 나온다. 우리는 생각과 경험을 나누고 같이 훈련하고 같이 뭔가 굉장한 걸 생각해낸다. 올해는 그레그 헨저(Greg Henger)가 슬러시 파이프를 가져왔다. 슬러시 파이프는 싸고(20달러쯤 한다) 만들기도 쉽다.

내 꾸준한 독자들은 오하이오 캠프에 참가하는 사람들의 이름들이 익숙할 것이다. 그중 한 명이 마이크 로젠버그(Mike Rosenberg)인데 로젠버그 바의 창시자이다. 이 두꺼운 파머스 바들은 내가 양쪽 손목 부상을 입고 수술을 한 후 재활 치료를 할 때 큰 힘이 되어주었다. 나는 2001년에 내 외과의가 한 말을 아직도 잊을 수 없다. "당신은 아마 평생 이제 리프팅을 하지 못할 거에요."

석 달 후 나는 올림픽 역도 대회에 참가했다. 왜? 내가 멍청하다는 것이 큰 이유이지만 저 두꺼운 바로 파머스 워크를 한 게 내 다친 손목뼈에 무리가 가지 않고 그립 훈련을 할 수 있게 해주었다. 로젠버그 바에서 조 그라시아(Joe Garcia) 핸들을 빼면 보통의 파머스 바가 된다.

이게 사회적 자본의 정수이다. 친구가 어려울 때 친구를 도와주는 것, 아름다운 일이다.

오하이오 캠프에 참가한 또 한 사람은 버몬트에서 온 로니 웨이드(Lonnie Wade)였다. 내 아버지가 은퇴하고 버몬트로 옮겼을 때 로니는 길 건너편에 사는 작은 꼬마 아이였다. 30년이 지난 지금 로니는 훌륭한 리프팅 코치로 성장했고 영혼을 다해 가르친다.

우리 캠프의 참가자 중 한 명인 그렉은 웨스트 버지니아에서 왔다. 더 이상 무슨 설명이 필요하겠는가? 나는 다음 질문에 따라 전 세계 남자들을 두 부류로 나눈다.

1. 치어리더들과 파티를 한 적이 있는가?
2. 뱀에게 물린 적이 있는가?

두 질문을 그렉에게 물었을 때 그의 대답은 "독 있는 뱀이요, 독 없는 뱀이요?"이었다.

참고로 나는 뱀에게 물려본 적이 없다.

우리는 가끔 미친 짓처럼 보이는 일들을 하기도 한다. 예를 들어 예전에 175파운드짜리 철 파이프를 제르셔 자세(Zercher position)로 하고 85파운드짜리 썰매를 언덕 정상까지 누가 먼저 가나 시합도 했었다.

올해는 그렉이 슬러시 파이프를 가져왔다.

지름이 4~6인치 되는 PVC 파이프인데 양쪽이 막혀 있고 2/3 정도 물이 차 있다. 이 파이프에 물을 꽉 채우는 건 현명하지 못한 생각이다.

파이프의 길이는 9피트 4인치 정도고 무게는 38파운드였다. 제발 여기서 나에게 PVC 파이프를 닦는 방법이라든지, 붙이는 방법 혹은 자르는 방법 등을 묻는 사람은 없었으면 좋겠다. 잘 모르겠으면 이웃 청년에게 물어봐라. 나도 잘 몰라서 이웃 청년에게 물어봐서 해결했다. 내가 해줄 수 있는 조언은 먼저 파이프 한쪽만 막고 물을 채운 다음에 다른 쪽도 막으라는 것이다.

슬러시 파이프의 가장 힘든 점은 안에 있는 물이 가만히 있지 않고 앞뒤로 출렁인다는 것이다. 그저 이 파이프를 들고 균형을 잡는 데만도 코어 운동이 엄청나게 된다.

눈치챈 사람도 있겠지만 나는 코어라는 단어를 그다지 좋아하지 않는다. 피트니스 사업에서 마케팅용으로 유행을 타는 단어가 되어버렸기 때문이다. 기능성, 체중 감소처럼 말이다. 이러한 단어들은 스파에 있는 날씬한 여인들이나 NFL 근력 코치들 입에 오르내린다. 비트겐슈타인(Wittgenstein)에게는 미안하지만 그 단어들을 말할 때 아무도 무슨 의미인지 모른다.

슬러시 파이프로 훈련한 첫날 내 코브라 근육들이 고통에 몸부림쳤다. 코브라 근육들은 코브라를 흉내 낼 때 사용하는 상체 근육들이다. 내 전거근은 누군가가 갈비뼈에서 찢어낸 듯이 아팠다. 내가 첫날에 무슨 일을 했기에 이렇게 근육들이 난리치는가? 그저 38파운드짜리 파이프 하나로 운동하고 제르셔 자세를 조금 했다.

나는 이 세계에 꽤 오랫동안 있었고 무거운 물건들을 들고 옮기는 데 아주 익숙하다. 나는 다음 날 내 근육들이 느끼는 느낌에 정말 놀랐다. 이 파이프는 고작 38파운드였을 뿐인데! 많은 운동선수들이 다음 날 그 파이프를 들지도 못했다(혹은 들기 싫었거나).

제르셔 자세는 그 자체만으로도 격투기를 하거나 치거나 태클을 하거나 던지거나 바닥에 내리꽂거나 하는 등 사람을 상대로 한 시합에서 큰 실력 향상을 가져다줄 것이다. 그레그 헨져(그의 별명은 고통의 코치이다)가 말했다. 슬러시 파이프를 들고 걷는 건 비단뱀과 레슬링을 하는 것과 비슷하다고 말이다. 나는 비단뱀과 레슬링을 해본 적은 없지만 그레그가 웨스트 버지니아에서 왔고 해서 그의 말을 믿을 수밖에 없었다.

지방 감소에 관심이 있는 사람들은 슬러시 파이프에 도전해보지 않겠는가? 슬러시 파이프를 들고 걷는 건 레슬링 시합을 하는 것 같다. 심장과 폐는 한계치까지 헐떡거릴 것이고 몸의 모든 근육이 요동칠 것이다. 슬러시 파이프는 지방 감소의 새로운 방법으로 돌풍을 일으킬지도 모른다. 지금 얼른 하나 구해놔라! 곧 한밤중 홈쇼핑에서 이 제품을 보게 될지도 모른다.

이 슬러시 파이프로 컬이나 데드리프트를 하려고 하면 물리학 법칙이 머릿속에 제대로 떠오를 것이다. 더군다나 이 슬러시 파이프를 단순히 들고 움직이는 것만큼 재미있고 다양한 변형을 할 수 있는 운동을 알지 못한다.

힌트를 하나 주자면 만약 슬러시 파이프를 머리 위로 들어 올리고자 한다면 먼저 파이프를 케이버 스타일로 들고 있어라. 이렇게 하면 물이 한쪽 끝으로만 몰리고 파이프가 엄청나게 가볍게 느껴질 것이다. 물론 그 느낌은 곧 바뀔 테지만.

슬러시 파이프로 밀리터리 프레스를 하는 건 밀리터리 프레스를 한계치까지 하는 것과 비슷한 느낌을 주고, 슬러시 파이프를 머리 위로 들고 걷는 건 혹독하지만 훌륭한 온몸 운동이 되었다.

하드코어 코어 운동이라고 부를 수 있겠다.

슬러시 파이프는 상점에 들러 모든 물건들을 사는 시간까지 합쳐서 한 시간이면 만들 수 있다. 양 끝을 자르고 물을 채우고 풀로 붙이기만 하면 된다. 괜한 욕심을 부려 너무 긴 파이프를 시도하려고 하지 말고 여러 물체들이 있는 장소에서는 사용을 피하라. 파이프를 조종할 수 있다고 생각하겠지만 그게 마음대로 되지 않는다.

슬러시 파이프, 그 9피트짜리 고통을 안고 걷고 나르고 들며 극도의 고통을 즐겨보라.

사회적 자본은 경제학에서 제일 소외되어 있는 부분이다. 교육의 세계에서 사회적 자본은 좋은 기관으로 가는 가장 중점 사항 중에 하나이다. 어떤 사람을 알고 그 사람이 학교에 가져다줄 수 있는 보이지 않는 이익들이 어마어마하다.

피트니스와 리프팅의 세계에서 사회적 자본을 축적하기 시작하라. 저기 체육관에 있는 약간 미쳐 보이는 사람이 혹시 나이거나 아니면 내 친구일 수도 있다. PVC 파이프를 들고 언덕을 뛰어 올라가는 정신 나가 보이는 사람이 당신의 피트니스 인생을 바꿔놓을 수도 있다.

27

사우스우드(Southwood)에서 얻은 교훈

일주일 전 여성 대상 웨이트 리프팅 수업을 하던 중 한 명이 급하게 와서 "선생님, 지금 당장 락다운(lockdown) 상태에 들어갑니다. 이건 훈련이 아닙니다!"라고 소리쳤다. 만약 다른 행성에서 20년간 살았다면 이게 무슨 말인지 모르겠지만 우리는 모두 지금이 위급상황인 걸 알았다. 총기를 소지한 사람이 침범한 것이다.

1시간 동안 우리는 창문과 문에서 떨어져서 조용히 상황을 지켜봤다. 나는 빌딩 안 어딘가에 숨어 있을 내 아이들과 가족들, 친구들 생각이 났다. 나중에 그 총은 진짜 총이 아니라 장난감 비비탄 총으로 판명 났다. 학부모 중 한명이 학교에서 과도하게 반응했다는 의견을 미디어에서 인터뷰했다. 며칠 후 핀란드에서 일어난 일은 비극적으로 다른 결과를 낳았고 여러 명의 학생들이 사망했다. 과도하게 반응했다고? 내 생각에는 그렇지 않다.

내 딸 켈리는 나중에 이야기해주길, 그때 당시 아이들이 어떤 방에 있어야 가장 안전한지 토론을 했다고 한다. 몇 시간 동안 많은 아이들이 충격에 빠져 울음바다가 되었다고 한다. 웨이트룸에서 운 사람은 없었다. 물론 큰 몸의 덕도 있었지만 다른 이유가 있다. 나는 웨이트룸에서 전사들을 훈련시키기 때문이다.

방 안에 있는 여성들은 방금 한 세트의 운동을 끝마쳤고 이 운동이 그들을 변화시켰다. 그녀들이 했던 사우스우드 훈련법과 비슷한 유형의 훈련인 5회 5세트 훈련에 대해서 이야기해보고자 한다.

나는 가끔 코치들로부터 고등학생 집단을 대상으로 리프팅을 가르치는 방법에 대해 문의해오는 이메일을 받는다. 이메일을 보면 고등학생들에게 리프팅을 가르치는 건 거의 불가능해 보인다. 어떤 코치들은 리프팅 수업을 시작하기 전에 기적의 주술사가 나타나서 학생들의 몸에서 먼저 악령을 쫓아내야만 수업을 할 수 있을 것 같다고 한다.

나는 항상 그 코치들에게 학생들을 가르치는 건 생각보다 쉽고 많은 도구 없이 가능하다고 답변한다. 내가 사용하는 방법은 예전 9학년 체육 선생님이었던 데이브 프리먼(Dave Freeman)으로부터 배운 것이다. 선생님께 모든 공을 돌린다.

8년간 성 베로니카 학교를 다닌 후 9학년부터 사우스우드로 전학을 갔다. 굉장한 환경의 변화였다. 아일랜드 수녀들로부터 공립학교로 가는 것도 컸지만 나는 미식축구를 하게 되었다. 118파운드에다가 아무 것도 없는 상태였는데 누가 보더라도 몸을 좀 키워야 했다.

이때 나는 사우스우드 리프팅 프로그램에 참여하게 되었다. 학교는 간이 건물에 15개의 시멘트로 만들어진 웨이트 기구들을 보유하고 있었다.

프리먼 씨는 횟수와 세트, 8, 6, 4 시스템에 관한 설명을 거의 하지 않았다. 나 외에는 모든 사람이 뭘 해야 할지 알고 있었기 때문이다. 아주 간단한 프로그램이다. 한 번 배우고 그리고 리프팅을 한다. 로켓 과학은 아니지만 미식축구에 로켓 과학이 필요한 건 아니니까.

훈련 프로그램은 굉장히 간단했다. 4명으로 구성된 한 그룹에 바가 하나 주어졌다. 바의 중량은 가장 가벼운 건 25파운드부터 무거운 건 100파운드까지 나갔다. 한 그룹의 4명이 차례대로 바를 들어 올렸다가 다시 내려놓으면 다음 사람이 바를 들었다가 내려놓았다. 4명은 끊임없이 돌아가면서 바를 들었다 놨다를 반복했고 바는 멈추는 법이 없었다. 총 3세트를 하는 데 걸리는 시간은 그리 길지 않았다. 너무나 빠르게 지나갔기에 학생들은 숨 돌릴 틈도 없었다.

1세트: 8회
2세트: 6회
3세트: 4회

목표 또한 매우 명확했다. 18회를 모두 한 후에 중량을 늘린다. 만약 좀 가벼운 바로 운동을 했다면 다음 훈련 때는 더 무거운 바로 훈련하는 그룹으로 옮긴다. 물론 더 무거운 중량을 하는 새로운 그룹을 만드는 것도 가능했다. 이 훈련 프로그램은 4가지의 리프트를 사용했다.

파워 클린
밀리터리 프레스
프런트 스쿼트
벤치 프레스

각 리프트는 8회, 6회, 4회의 시스템으로 이루어졌다. 바는 각 운동, 예를 들면 밀러터리 프레스 후에 내려놓고 프런트 스쿼트 후에 내려놓고 하는 식이었다. 그래서 한 명이 결국 한 운동을 22회 하게 되는 것이다. 파워 클린이 운동의 왕이라고 하는 사람들이 있는데 22회는 왕을 하기에 꽤 많은 횟수이다.

훈련 프로그램을 빨리 끝내기 위해 프리먼 선생님은 밀리터리 프레스와 파워 클린을 같이 하기도 했다. 클린 한 번 하고 프레스 한 번 하고 총 8회씩 했다. 물론 중량은 더 적게 해서 이루어졌다. 프런트 스쿼트 후에 클린과 프레스를 하는 방법도 있었다. 이 조합으로 나는 한 번 운동해봤는데 심혈관계에 아주 좋은 운동법이었다.

매일 준비운동으로 우리는 두 바퀴 뛰고 장애물 달리기도 했다. 두 바퀴는 총 600미터 정도 됐다. 장애물 달리기는 벽, 다양한 상체를 써야 하는 장애물들, 균형 잡기 장애물들로 이루어져 있었다. 종합적으로 이건 참 알찬 훈련 프로그램이었다.

사우스우드 프로그램

일주일에 3번 체육관에서 이루어진다.

파워 클린 8-6-4회
밀러터리 프레스 8-6-4회
프런트 스쿼트 8-6-4회
벤치 프레스 8-6-4회

내가 코칭 생활을 시작하면서 예전에 프리먼 선생님께 배운 훈련법을 몇 번 사용해봤다. 다른 점은 벤치 프레스 대신에 데드리프트 후에 바를 머리 위로 올리는 동작을 하는 것이다.

젊은 운동선수들은 리프트를 할 때 어깨 자세를 바로 하지 않는 경향이 있는데, 보조하는 사람들이 있으면 자세를 바로 할 수 있게 된다. 그리고 이 방법은 집중해야 하기 때문에 다른 일들이 일어날 위험 부담도 적다.

사우스우드 훈련법을 하는 데는 세 가지 방법이 있다. 첫째, 우리는 클래식이라고 부르는데 한 바와 한 중량으로 4가지 운동을 모두 하는 것이다. 그러면 가장 힘든 운동이 밀리터리 프레스가 된다.

이 방법의 장점 중 하나라면 운동선수들이 가벼운 중량으로 깊이 스쿼트 하는 데 부담감이 없다는 것이다. 운동 초기에는 중량보다는 얼마나 깊게 스쿼트를 하느냐가 더 중요하기 때문에 시작 단계에서는 이 방법이 가장 권장할 만하다.

그러나 대개 벤치 프레스에서는 더 할 수 있기 때문에 많은 운동선수들이 모든 훈련 후에 따로 개인적으로 벤치 프레스를 하는 장면을 여러 번 보았다. 정규 훈련이 끝난 후 개인 훈련을 하는 건 좋다.

둘째 방법은 각 운동의 중량을 달리하는 것이다. 프런트 스쿼트는 여전히 파워 클린보다 낮은 중량에서 하게 되겠지만 처음 배우는 사람들은 프런트 스쿼트를 낮은 중량에서 하는 게 좋다.

나는 근육보다 움직임이 더 중요하다고 생각하고, 정확한 움직임이 중량보다 더 중요하다고 생각한다. 나는 600파운드 프런트 스쿼트가 대퇴 사두근 운동이라고 생각하지 않는다. 600파운드로 스쿼트를 하려면 온몸이 준비되어 있어야 하기 때문이다. 그리고 스쿼트 할 때 무릎을 거의 굽히지 않는다면 고중량으로 한다고 자랑할 것도 없다.

사람이 많은 그룹에서 이렇게 운동을 하게 되면 플레이트를 가는 데 시간이 많이 소요된다. 20명 정도까지는 괜찮고 개인 훈련에도 두 번째 방법은 좋다.

마지막 방법은 사우스우드 훈련법을 준비운동으로 활용할 때 사용하는 방법이다. 사람은 많은 과학적 발전을 이루었지만 그래도 여전히 준비운동을 할 때는 크게 4가지 움직임을 해주는 게 좋다. 몸 전체를 사용하는 리프팅에서 지방 감소 효과도 있을 것이다.

재미로 파워 클린 8회, 밀리터리 프레스 8회, 프런트 스쿼트 8회를 연속으로 해보라. 그리고 바로 6회를 한 세트로, 그리고 4회를 한 세트로 해보라. 벤치 프레스로 이렇게 해봤는데 바의 움직임이 너무 많다보니 안전 문제가 조금 있었다. 준비운동치고 조금 과한 감도 있었고.

사우스우드 훈련법을 응용하여 5회 5세트 운동을 할 수 있다. 간단하게 4가지 리프팅 동작에 데드리프트를 더하여 5회 5세트씩 하는 것이다. 5회 5세트 운동에 대한 설명은 이 책 앞에 등장한다.

운동선수들은 각 세트마다 중량을 증가시키고 마지막 5세트에서는 자신이 할 수 있는 한계중량만큼 한다. 젊은 운동선수들은 자신의 한계중량보다 10파운드 정도 낮은 중량으로 5회를 할 수 있다. 훈련을 2~3년 넘게 오래한 사람들은 그렇게 할 수 없지만 이제 막 운동을 시작한 사람들에게는 흔히 나타나는 현상이다.

훈련 프로그램은 다음과 같다.

파워 클린 5회 5세트
밀리터리 프레스 5회 5세트
프런트 스쿼트 5회 5세트
데드리프트 5회 5세트

위의 다섯 가지 운동은 보디빌딩의 역사를 살펴보았을 때 누구나가 다 인정할 수 있는 운동들이다. 위대한 레그 팍(Reg Park)도 이 다섯 가지 운동을 중점적으로 사용했고 현재는 정치가의 길을 걷고 있는 호주의 보디빌더도 비슷한 프로그램을 사용했다.

5-3-2 훈련

매 5번째 운동마다 횟수나 세트 등 조금씩 변화를 준다. 5세트 후 중량을 더해서 3세트, 후에 중량을 더 무겁게 2세트 한다. 이게 5-3-2 훈련 프로그램이다. 이 훈련 프로그램의 목표는 마지막 2세트에서 최대한 무거운 중량을 드는 것이다.

1회를 최대 중량으로 할 때 젊은 선수들은 정확한 중량의 양을 알 수 없게 되는 경향이 있다. "어이, 너무 빡빡하게 굴지 마" 혹은 "아, 숨을 들이쉬지 않았네" 등의 말을 하면서 말이다.

대부분의 사람들이 1회를 한계중량으로 했을 때 보조하는 사람들이 '아주 조금' 도와주게 된다. 2회를 한계중량으로 하면 적어도 그중 1회는 정말 1회라고 믿을 수 있다. 이상한 최대 중량 값이 나오지 않게 되는 것이다.

5-3-2 프로그램을 통해 운동선수들이 마지막 5세트째에서 중량의 향상이 현저한 걸 본 후 나는 5-3-2를 대부분의 훈련 프로그램에 적용시키기 시작했다. 2주에 한 번 하는 테스트는 운동선수들에게 열정과 동기부여를 해주었다. 지루하고 실력의 진전이 없는 훈련 프로그램만큼 나쁜 건 없다. 슬프게도 대부분의 훈련 프로그램은 지루하고 진전이 없다. 다만 진전을 보일 때는 지루함이라는 요소는 크게 중요하지 않다.

3~4주 사우스우드 프로그램을 한 후에 나는 빅 파이브(Big Five) 훈련 프로그램으로 전환한다. 빅 파이브 훈련을 하는 2달간 중량 한계치를 4번 갱신하고 마지막 날에 중량 한계치를 한 번 더 갱신하면 운동선수들은 다음 훈련으로 넘어갈 준비가 되어 있다.

다섯 가지 운동에 숙련되면 운동하는 모습을 보는 사람까지 지금 운동을 하는 사람이 숙련되었는지 아닌지 확실하게 알게 된다. 나이 대에 따라서 놀라운 효과를 보이는 것도 있는데 어떤 3학년생들이 상당한 중량의 파워 클린 5세트를 200초 안에 해내는 것도 보았다. 성인에게는 아주 좋은 운동이지만 15살짜리에게는 기적 같은 운동이다.

사우스우드와 빅 파이브 프로그램은 내가 학생들에게 리프팅, 피트니스, 건강의 세계로 인도하는 수많은 방법 중에 단 두 가지 방법이다. 내 학생들 중 여럿은 정말 그 두 프로그램을 좋아하고 매진했다. 그 학생들은 오메가-3 캡슐도 보충제로 섭취했고 단백질 셰이크도 함께 섭취했다. 근력과 근육의 향상은 정말 놀라웠다.

몇 주간의 웨이트 훈련 후에 내 학생들은 전사가 된다. 그들은 어떤 것에도 준비가 되어 있다.

28

회복의 정석 101

누군가가 내게 새로운 피지컬 컨디셔닝에 관한 이야기를 할 때 나는 항상 내 지갑이 안전하게 있는지부터 확인한다. 그리고 후에 나는 그 사람에게 존 제시(John Jesse)가 1974년에 출판한 『레슬링 피지컬 컨디셔닝 백과사전(Wrestling Physical Conditioning Encyclopedia)』에 대해 이야기를 해준다. 나는 어렸을 적 그 책을 읽었는데 그 당시에는 보석과 같은 조언들을 다 무시했다. 그때 당시 나는 무지했기 때문이다.

지난 30년간 어떤 새로운 방법이 나왔다고 하더라도 제시의 책에는 이미 그 방법에 대해서 나와 있다. 등척성 훈련, 샌드백 훈련, 인대 강화 훈련, 올림픽 역도, 그립 훈련, 스윙(케틀벨), 스프린팅과 캘리스세닉스(calisthenics) 조합하기(나는 내가 이걸 발명한 줄 알았다), 겟업, 유연성 훈련 등 모두 우리가 현재 최신의 훈련법이라며 하고 있는 것들이다.

새해를 시작할 때 그는 몇 가지의 기초 훈련을 제안한다. 아주 간단하고 훌륭한 프로그램이다. 이 조언들은 오랜 세월이 지났음에도 아직까지 충분히 활용할 만한 가치가 있다.

1. 한계치보다 조금 적은 중량으로 근력 발달과 부상 방지 훈련 3세션
2. 유연성 훈련 3세션
3. 지구력 훈련 3세션
4. 근력 발달, 부상 방지 훈련
5. 근력 발달, 부상 방지, 유연성 훈련을 한 시간에서 반나절까지 시간을 늘린다. 지구력 훈련은 한 시간까지 시간을 늘린다. 일주일에 총 7시간 반을 훈련하도록 한다.

몇 년 전 나는 날짜와 시간이 충분하지 않다는 걸 알았다. 아버지, 대학 강사, 남편, 교사, 코치, 그리고 운동선수인 나로서 지금 같은 상황에 매일 3시간의 훈련 일정을 집어넣기가 힘들었다. 대학생 때는 원반던지기와 올림픽 역도 등의 훈련을 하루에 5시간 하기도 했다. 지금은 하루에 3시간만으로도 허덕인다.

나는 내가 평소에 많이 하지 않던 걸 하기로 했다. 머리를 쓰기로 한 것이다. 나는 가만히 앉아 펜과 종이를 들고 내가 훈련에서 낭비하고 있는 시간들이 어떤 건지 살펴봤다. 나는 내가 몇 시간 동안 아무 것에도 도움이 되지 않는 보조 운동과 쓸모없는 에어로빅 훈련들을 하고 있다는 걸 알았다. 그리고 어떤 운동들은 굉장히 적은 시간을 들이는 것에 비해 효과는 아주 좋다는 걸 알게 되었다.

긴 훈련의 기간 동안 나는 영감을 얻게 되었다. 하루에 리프팅 한 가지로 훈련을 하는 프로그램은 인터넷 포럼 역사에서 가장 격렬하고 길게 토론이 되었던 주제 중 하나이다.

확실히 하자면 하루에 리프트 두 개를 한다면 '하루에 리프팅 한 가지 프로그램'이 아니다. 정직하게 스쿼트만 45분 한다면 이게 정말로 쉬운 프로그램이라고 생각되는지 알려달라.

지방 감소와 대회 준비를 위해서는 나는 아직도 '하루에 4분 지방 감소 프로그램'이 내가 아는 한 가장 효과가 좋은 프로그램이라고 말한다. 여러 운동선수들과의 경험을 통해 나는 더 이상 쓰러스터가 타바타에 좋은 운동법이라고 생각하지 않는다. 내가 권장하는 유일한 타바타 운동법은 프런트 스쿼트다.

다른 글에서 나는 전환 훈련 프로그램에 대해서 설명했다. 전환 훈련 프로그램은 운동선수가 오프 시즌에서 대회 시즌으로 전환할 때 몸의 컨디션을 좋게 유지시켜 주는 프로그램이다. 나는 여전히 리트노프 훈련(고중량의 프런트 스쿼트와 스프린트를 조합한 프로그램)을 최고의 훈련 중 하나라고 생각한다.

내가 명백한 한계가 있는 훈련법에 대한 이야기를 많이 하는 것을 알 것이다. 내가 중점적으로 강조하는 운동들은 온몸 움직임을 동반하여 강도를 측정할 수 있고(횟수, 휴식 시간, 중량 등) 운동선수의 목표와 비전에 도움이 되는 것들이다.

많은 경우 우리는 훈련을 적게 하는 게 더 유용한 경우를 많이 본다. 최근 재미있는 이메일을 하나 받았는데 다음의 훈련 프로그램이 너무 쉽다는 내용이었다.

백 스쿼트

315파운드로 30회

휴식

275파운드로 30회

휴식

225파운드로 30회

휴식

집으로 돌아가 휴식

3세트밖에 안 되는 운동이고 나는 이 운동을 1979년 6월에 했다. 충분히 회복되면 이 운동을 다시 할 것이다.

적은 시간으로 충분히 많은 진전을 이루어낼 수 있다는 것을 깨달은 후 삶의 질 또한 나아졌다. 4분짜리 타바타 프런트 스쿼트 훈련은 커리어와 가족에게 할애할 수 있는 시간을 많이 남겨준다. 오랫동안 앉아 있게 되기도 하겠지만 그것도 괜찮다.

최근에 나는 훈련의 다른 면에도 관심을 기울이고 있다. 회복이다. 나이가 50살이 넘어가면 십대들만큼 회복이 잘 되지 않는다. 내가 가르치는 고등학생 선수들은 아주 힘든 1시간 반짜리 훈련을 마친 후 물을 한 컵 마시고 바로 풀 코트 농구 경기를 할 수 있다. 내가 체육관에서 내쫓기 전까지 말이다.

나는 이제 회복에 관심을 기울이고 실제로 노력을 해야 한다. 예전에는 굉장히 쉬웠던 일이다. 운동 후에 전해질 음료만 한 번 마시면 원기 회복이 되고 식스팩이 보이곤 했다. 냉장고로 걸어가는 것만으로도 지방 감소가 되던 시절이 있었다.

유년 시절에 대한 감상에 더 빠져들기 전에 강도 높은 훈련 후에 회복하는 법과 올바른 영양 섭취에 대해서 알아보자. 회복에 대한 개념으로 가장 중요한 것은 비용 대비 효과를 잘 측정하는 것이다.

310파운드짜리 올림픽 바와 케틀벨 한 개와 문턱에 설치하는 철봉 한 개면 총 500달러 정도의 투자로 평생 훈련할 수 있는 환경을 만들 수 있다. 혹은 같은 가격을 스파나 아니면 잘못된 훈련 후에 실려 간 응급실에서 사용할 수도 있다.

나는 재활, 수술, 부상 후 회복에 대한 전문가는 아니지만 다른 사람들과 마찬가지로 부상, 재활, 수술에 많은 돈과 시간을 쏟았다.

대학교 선수 생활 첫날에 코치는 부상과 통증을 대처하는 기본 방법으로 RICE 법을 알려줬다.

Rest(휴식)
Ice(아이스팩)
Compression(압박)
Elevation(거상)

그리고 대부분의 사람들이 알 듯이 부상 후 첫 24시간 내지 48시간 동안 압박붕대를 하고 아이스팩을 하며 다리를 들어 올린 채 누워 있는 것보다 더 좋은 처치 법은 없다. 처음 며칠은 아이스팩이 굉장히 효과가 좋다.

첫 48시간 이후에는 핫팩을 선호한다. 핫팩뿐만 아니라 열을 가하는 치료 요법은 효과가 아주 좋다. 원기를 회복하는 데에는 따뜻함만 한 게 없다.

나는 스트레칭에도 반대한다. 나는 준비운동과 운동 전 스트레칭이 아무 효과도 없을 뿐만 아니라 오히려 운동의 효과를 떨어뜨린다고 생각한다.

물론 몸이 완전히 차갑고 굳은 채로 운동하는 건 좋지 않지만 단지 저기로 걸어가서 풀업 조금 하기 위해 30분간의 트레드밀, 트위스트 75번, 캘리

스테닉스를 해야 하는가? 준비운동을 좋아하는 운동선수들에게는 나는 운동을 시켜놓고 이게 준비운동이라고 한다.

회복에 대한 여러 시도와 실험들을 하면서 나는 어떤 방법이 가장 효과적인지 연구했다. 다음에 소개하는 방법들이 가장 효과가 좋았다.

비크람 요가(핫 요가)

맞다. 핫 요가이다. 나는 내 운동선수들에게 여러 이유로 비크람 요가를 추천하는데 절대 광고 때문은 아니다. 비크람 요가의 창시자가 텔레비전에도 나오고 엄청난 부자가 됐다는 건 알지만 요가 자체에 대해서 염두에 두어야 할 부분이 많다.

첫 번째로 한 세션이 90분 정도 된다. 만약에 일주일에 두 번 가기로 한다면 3시간가량의 스트레칭, 당기기, 비틀기, 안정 취하기 등을 하게 된다. 그건 우리가 통상적으로 하는 스트레칭보다 2시간 59분 더 하게 되는 것이다.

다음으로 항상 섭씨 40도에서 43도까지 이르는 온도이다. 습도도 굉장히 높다. 나 같은 경우 땀을 굉장히 많이 흘리게 된다. 정말 열역학을 무시할 정도의 땀이 난다.

세션 도중에 나는 그날 미팅 중 스낵 카운터에서 내가 먹은 살라미 개수를 정확히 말할 수 있다. 그냥 그게 계속 생각이 나기 때문이다. 그리고 열기는 내가 1977년에 입었던 부상 부위까지 스트레칭 할 수 있게 해준다. 비크람 요가 세션 도중에는 내가 지난 40년 동안 몸을 잘못 사용한 부분들을 알게 해준다.

하지만 내가 비크람 요가를 추천하는 이유가 시간이나 열기 때문은 아니다. 세션 도중 강사가 하는 지도가 중요하다. 전체 90분의 세션 시간 동안 요가 강사는 스트레칭 하나하나 움직임 하나하나에 대해서 상세히 설명해주고 같이 하게 된다.

우리에게 그보다 더한 코칭을 받을 수 있는 기회가 있을까.

나는 어린 시절 운이 좋게도 나에게 인내심을 가지고 인상과 용상에 대해 상세히 가르쳐줄 수 있는 딕 노트미어 같은 분이 계셨다. 그분은 가르쳐주는 내내 "우선 높이 올리고 몸으로 다시 가져와라"라는 말씀을 반복하셨다. 끊임없는 반복 후에 나는 정말 우선 높이 올리고 몸으로 가져가는 게 동작이 훨씬 쉬워진다는 것을 알았다.

내 코치인 랄프 모건은 던지고 던지고 또 던질 때마다 나의 잘못된 자세를 찾아내고 교정해줄 수 있는 능력을 갖고 계셨다.

요즘에는 어디서 이런 코치들을 만날 수 있겠는가? 물론 체육관에 있는 리키를 고용할 수도 있겠다. 리키는 저번 주말에 몇 시간 강의를 수강하여 자격증도 있으니까. 하지만 어떤 이득이 있을 수 있는가? 다음 머신으로 갈 때 같이 가주고 훈련 카드도 같이 봐주고 컬 머신이 이두근 운동이 된다는 정도? 지금 내가 스쿼트가 다리 운동에 도움이 된다는 조언을 해주었으니 계좌번호를 불러주겠다.

여기서 비크람 요가의 1세션당 가격은 15달러이다. 1시간에 10달러 꼴인 것이다. 그것만으로도 비크람 요가는 충분히 할 만한 가치가 있다. 요가를 통해 상행결장이 나아진다거나 갑상샘이 좋아진다거나 하는 건 토론의 여지가 있지만 회복 용도로는 비크람 요가를 추천할 만하다.

마사지

가장 인기가 좋은 회복 수단에 대해서 말할 때가 왔다. 몇 년 전 유럽에서 온 운동선수를 만났는데 그가 미국 훈련 시스템에서 가장 부족한 부분이 회복 부분이라고 했다. 특히 마사지 치료 부분이 많이 부족하다는 걸 지적했다. 그때 당시 나는 어떤 운동에도 미국 시스템이라는 건 없다고 말할 용기는 없었다.

토미 코노(Tommy Kono), 미국 역사상 가장 훌륭한 올림픽 역도 선수인 그는 『웨이트리프팅, 올림픽 스타일(Weightlifting, Olympic Style)』에서 미국의 시스템은 목표에 가장 빠르고 단순하게 가는 법이라고 했다.

미스터 유니버스이기도 한 그는 이 문제에 대해서 몇 년 전 다음과 같은 말을 했다.

"미국 역도 선수들은 미국식 훈련 시스템으로 되돌아가야 하고 더 이상 유럽식으로 훈련하면 안 된다. 역도 선수들은 기본으로 돌아가야 하고 강도가 그들의 훈련을 좌지우지하면 안 된다."

"옛날 시스템인 가벼운, 중간, 고중량 식으로 훈련을 해야 하고 일주일에 3, 4번 훈련해야 한다. 각 훈련 시간은 90분이 넘어서는 안 된다. 근육을 혹사시킨 후에는 충분히 회복할 시간을 주어야 한다. 요즘 역도 선수들은 너무 과잉으로 훈련하여 부상이 잦은데 충분히 회복할 만한 시간을 주지 않기 때문이다."

회복 시간이 충분하지 않아서 부상을 입는지, 아니면 능동적인 회복 운동을 하지 않아서 그런지는 논의의 여지가 있다.

대부분의 사람들은 마사지 치료에 동의한다. 본능적으로 옳다고 느껴지는 것이다. 많은 운동선수들처럼 나도 마사지 치료를 받아보았고 좋은 마사지만큼 좋은 건 이 세상에 많지 않다.

스카치와 마찬가지로 좋은 스카치만큼 좋은 건 없지만 또 나쁜 스카치만큼 나쁜 건 없다. 나는 나쁜 스카치도 마셔봤고 나쁜 마사지도 받아봤다.

마사지는 한 시간에 85달러쯤 하고 가격은 어느 지역에 사느냐에 따라 가파르게 올라간다.

이건 마사지 치료법의 가장 큰 문제가 된다. 우선 좋은 마사지사와 신뢰를 형성하여야 한다. 그리고 과잉 훈련으로 인해 고단해진 근육을 효과적으로 풀어주어야 하는데 이는 마사지사와 마사지를 받는 사람 모두가 같이 노력해야 한다.

정말 제대로 마사지를 받기 위해서는 몇 번의 방문이 있어야 한다. 솔직하게 마사지 몇 번 받는 게 많이 힘든 일은 아니니다. 하지만 몇백 달러의 금액과 몇 주의 시간을 들여야 한다면 내가 아까 했던 질문을 한 번 더 할 수밖에 없다. 가격 효용성이 있는가?

1,000달러 정도 하는 마사지 회원권은 도저히 나는 사지 못하겠다. 마사지의 효능에 대해서도 이견이 없고 마사지를 받는 것도 좋아하지만 내 상황에서는 마사지가 회복의 주된 방법이 되기는 힘들다.

뜨거운 욕조

장기적인 회복 방법들 중 상위에 있는 방법 중 하나가 뜨거운 욕조에 몸을 담그는 것이다. 내 욕조는 나 자신에게 주는 40살 생일 선물이었다. 10여 년간 아주 잘 사용했다. 초기 투자비용은 높은 편이다. 어떤 욕조는 1만 달러가량 하기도 한다.

유타에서 눈이 내리는 밤에 뜨거운 욕조에 몸을 담그는 것만큼 좋은 건 몇 가지 되지 않는다. 대화에도 좋고 관계 형성에도 좋지만 그건 논외로 하자.

단점은 간단하다. 1만 달러는 적은 돈이 아니다.

나는 내 정원에 야외 샤워 시스템도 갖춰놓았는데 여름에 땀 흘리고 운동하고 나면 차가운 물로 샤워를 해서 몸의 열기를 식힌다. 하지만 스트레칭과 마찬가지로 찬물 샤워를 30분 이상 할 수는 없다. 30분 스트레칭을 한다면 그건 내가 평소에 일주일 동안 하는 스트레칭보다 29분 30초 더하게 되는 것이다.

본능적인 만족감으로만 따지자면 나는 뜨거운 욕조에 몸을 담그는 것만 한 게 없다고 생각한다. 재활을 넘어 파티다!

Z-헬스와 유연성

이쯤에서 나와 내 운동선수들이 사용하는 두 가지 더 저렴한 방법을 소개하고자 한다. 첫 번째로 에릭 콥(Eric Cobb) 박사가 발명한 'Z-헬스'에 대해서 이야기하고자 한다. 나는 Z-헬스의 효과에 적지 않게 놀랐다. 이게 어떤 식으로 효과가 있는지는 전혀 모르겠지만 말이다.

최근에 콥 박사는 Z-헬스 가이드에 관한 35달러짜리 DVD를 출판했다. 그 가이드에는 Z-헬스 운동법이 잘 설명되어 있다. DVD를 한 번 보고나면 Z-헬스를 얼추 따라할 수 있게 된다. DVD에 나오는 설명은 핫 요가 강사가 해주는 설명과 비슷하다. 물론 DVD에 나오는 강사는 멈춰서 당신의 동작을 교정해줄 수는 없지만 그 나름의 장점이 있다.

몇 년 전 나는 사람이 어떻게 정말로 강해지는지 깨닫게 해주는 책을 하나 읽었다. 파벨 차졸린의 책이었는데 모순적이게도 그 책의 제목은 『스트레치를 하며 휴식하라: 근육 긴장을 통해 유연성 기르기(Relax into Stretch: Instant Flexibility Through Mastering Muscle Tension)』이었다.

스트레칭과 요가에 대한 내용뿐 아니라 실력 향상에 관한 굵직한 내용도 많이 들어 있다. '회상 효과' 챕터에 나와 있는 내용 중 우리가 운동을 그만두거나 잠깐 쉴 때 오히려 실력이 향상된다는 조언 자체만으로도 이 책을 살 만한 가치가 있다.

나는 이 책에 나와 있는 조언들을 매일 일터에서 운동선수들과 함께 적용한다. 책에 있는 방법들은 내가 알고 있는 그 어떤 부상 회복 방법들보다 효과가 좋다.

내가 말하고자 하는 건 지금 당장 요가 교실에 등록하거나 뭘 사라는 게 아니다. 우리는 우리의 목표를 이루기 위해서 우리 몸에 진정한 이득이 되는 것들을 골라낼 수 있는 안목을 길러야 한다. 매일매일 알약, 다이어트, 복근 만드는 기구 등등의 광고의 홍수 속에서 우리는 우리의 시간과 지갑을 잘 보호해야 한다.

요약

1. 건강한 몸을 유지하기 위해서 좋은 음식, 집, 운동기구 등 초기 투자비용이 높지만 현명하게 선택한다면 그중 운동기구가 가장 저렴하다. 그러나 지나친 운동은 근육통이 생기게 하고 심하면 부상까지 입을 수도 있다.
2. 회복 수단들은 영양식과 보충제를 포함하여 상당히 가격이 비쌀 수 있다. 여러 방법 중 가격 효용성을 생각하여 상황에 맞는 방법을 택해야 한다.
3. 단지 돈을 많이 소비한다고 하여 그 회복 수단이 효과가 좋다는 보장은 없다. 가격 효용성 측면에서 훈련과 삶의 방식을 잘 분석하여 현명한 선택을 해야 한다. 10달러짜리 안마 기구가 10배는 더 비싼 나쁜 마사지보다 더 좋은 효과를 낼 수도 있다.
4. 마지막으로 만약 4시간의 훈련 세션이 너무 버겁다면 훈련 시간과 강도에 대해서 다시 고려해보라.

29
그 남자

모든 것은 이 생각으로부터 시작한다. 나도 그 남자처럼 되고 싶다. 미국식으로 설명해보자. 봄이면 미국 전역을 덮는 문화가 있다. 고등학교 졸업파티이다.

어느 날 동네 고등학교에서 졸업파티 퀸을 뽑는 이야기를 들었다. 실수로 한 교실에 너무 많은 투표용지들이 배달되었고 퀸에 너무나 뽑히고 싶었던 치어리더 두 명이 남은 투표용지들에 자신들의 이름을 써 넣었다. 이 실수는 곧 발각되어 두 치어리더는 창피를 당했다. 〈섹스 앤 더 시티(Sex and the City)〉에 나오는 네 명의 인물들이 떠올랐다.

내가 9살경에 들었던 또 하나의 고등학교 졸업파티 이야기가 생각난다. 내 형 게리가 베트남 전쟁에 참전하러 떠나기 전날 밤 우리는 송별 파티를 열었다. 늦은 오후쯤 이웃의 여자아이가 울면서 집으로 들어왔다. 고등학교 졸업파티 상대에게 바람을 맞은 것이다. 게리는 그녀를 보더니 "내가 데려가 줄게"라고 하고 위층에 올라가서 말끔히 정장을 차려입고 그녀를 고등학교 파티로 데려갔다.

그가 떠날 때 나는 이렇게 생각했다. "나도 저런 남자가 되고 싶다."

나는 꽤 높은 수준의 대회도 참가하고는 했었다. 높은 수준의 대회에 참가하기 위해서는 몇 달 몇 년간의 강도 높은 훈련이 필요하다. 솔직하게 말하면 경기 시즌 도중 딸의 졸업과 졸업파티, 아내의 바쁜 일과 스케줄 속에서 훈련을 한다는 건 쉽지 않다.

그 남자가 되고자 하는 목표에 대한 이야기로 되돌아오자. 여러 번 이야기했지만 나는 1967년 형 게리가 베트남으로 떠날 즈음에 리프팅을 시작했다. 나는 올림픽 역도, 파워 리프팅, 케틀벨 리프팅, 육상 경기, 미식축구, 축구, 농구, 야구, 소프트볼, 하이랜드 게임 등의 대회에 참가한 적이 있다. 나는 정식 코치로는 1979년부터 일하기도 했다. 국가대표 선수들도 지도했고 성적도 좋았다. 나는 이 세계에서 꽤 오랫동안 있었었고 실력도 인정받았다.

앞서 한 말을 전제로 하여 몇 가지 먼저 이야기해놓을 것들이 있다. 첫째, 누구도 변화가 없는 한 주를 보내기는 힘들다. 나는 여태껏 그 누구도 이 주 넘게 훈련 프로그램에 아주 조금의 변화도 주지 않고 정직하게 따르는 사람을 보지 못했다. 둘째, 나는 미국에서 가장 시설이 좋은 체육관의 회원권이 있음에도 여전히 집에서도 운동한다. 여러 코치들과 마찬가지로 나는 내 일터에서 훈련하지 못한다. 물론 그렇게 하는 사람들도 있지만 십대들과 같이 훈련하다보면 그게 생각처럼 쉽지 않다. 나는 코치의 일을 비유적으로 이야기할 때 오리 몇백 마리가 한꺼번에 꽥꽥거리는 것 같다고 한다. 셋째로, 내 성향상 나는 자꾸 변화를 주려고 한다. 나의 어쩔 수 없는 부분이다.

일요일

내 아내 티피니와 함께 보낼 수 있는 일요일밖에 없다. 그날 우리는 코스트코에서 장을 본다. 일주일을 모두 통틀어서 내가 건강에 대한 생각을 가장 많이 하는 날이다. 만약 장을 보러 가기 전에 충분히 배부르게 먹고 장 볼 목록을 자세히 적고 일주일 동안 어떤 식사를 할지 계획을 세운다면 일주일 내내 건강하게 먹을 수 있다.

우리는 오후 4시30분에 있는 비크람 요가 교실이 일주일을 시작하는 데 아주 좋다는 걸 알았다. 우리는 한 시간 반 동안 43도의 열기에서 땀을 흘리며 여태껏 겪었던 모든 부상 부위에 대해서 다시 느낀다.

가장 좋은 부분은 노곤해진 채로 집에 운전하여 오는 길이다. 우리는 비크람 수면이라고 부르는데 요가 교실 이후에 집에 오면 아름다운 날에 해변에 있는 것처럼 숙면을 취할 수 있다.

월요일

나는 항상 월요일과 목요일 오후를 비워놓는데, 내 친구인 닉(Nick)과 같이 훈련하기 위해서다. 그가 우리 집에 와서 같이 웨이트 트레이닝을 한다.

우리는 보통 스프린트 8번으로 훈련을 시작한다. 집 뒤에 좋은 공원 길이 있는데 스프린트를 하기 아주 좋다. 매 세트마다 더 빨리 달리려고 노력하지만 목표는 다치지 않고 스프린트를 하는 것이다.

스프린트 한 번은 40~60미터 정도 된다. 각 세트마다 강도를 조금 높여서 더 빨리 뛰려고 한다.

닉은 상체가 더 약하기 때문에 훈련 때마다 밀기와 당기기를 한다. 닉이 가장 좋아하는 훈련 프로그램은 다음과 같다.

백스쿼트 5회
풀업 5회
푸시업 5회
파워컬 5회
밀리터리 프레스 5회

이 다섯 가지 운동을 쭉 이어서 하는데 총 5세트 한다.

닉이 위의 운동을 하는 동안 나는 케틀벨을 이용한 클린과 프레스 래더 그리고 풀업을 조금 한다. 보통 경기 시즌 때 하는 훈련이다. 내가 코칭을 할 때 하는 운동이기 때문에 강도를 높게 하지 않는다. 하루에 코칭을 12시간에서 15시간까지 하기 때문이다.

래더(ladder)를 할 때 반복 횟수는 대부분 1, 2, 3이다. 다음과 같은 운동이 된다.

왼팔 케틀벨 클린과 프레스 1회
오른팔 케틀벨 클린과 프레스 1회
풀업 1회
왼팔 케틀벨 클린과 프레스 2회

오른팔 케틀벨 클린과 프레스 2회
풀업 2회
왼팔 케틀벨 클린과 프레스 3회
오른팔 케틀벨 클린과 프레스 3회
풀업 3회

대부분은 총 3세트 반복하는데 여름에는 5세트로 늘린다.

마무리 운동으로는 주로 스프린트를 보충하기 위해 파머스 워크를 길게 하거나 날씨가 좋지 않다면 케틀벨 스내치를 한다.

스내치 훈련은 아래와 같다.

왼팔 케틀벨 스내치 10회
오른팔 케틀벨 스내치 10회

휴식 후 몸에 적당한 만큼 반복한다.

화요일

화요일은 다른 요일들보다 조금 강도를 낮게 설정한다. 스내치 그립 데드리프트와 연이어서 폭발적인 슈러그를 한다. 5회 2세트부터 시작하여 점차 중량을 늘려서 3회, 2회, 마지막에는 한계중량으로 1회씩 6세트 한다.

하지만 일들은 계획대로 되지 않는 경우가 많다. 대부분 화요일은 아주 바쁘다. 그래서 나는 중간중간 두꺼운 바로 데드리프트를 하거나 풀업을 한다. 화요일은 훈련에 조금 신경을 덜 쓰고 일에 더 집중하는 날이다.

아내가 근처에 있는 날에는 같이 비크람 요가 교실로 간다. 일주일에 요가 세션을 두 번 참석하는 게 목표기 때문이다. 유타 주의 좀 외곽 지역에서 경기가 있는 날이면 밤 12시까지 집에 돌아오지 못하는 경우도 있다.

수요일

수요일은 아무 것도 못한다. 언제나 매주 수요일에 미팅이 있기 때문이다.

목요일

목요일은 또다시 닉이 찾아오는 날이다. 월요일에 했던 훈련과 크게 다르지 않은 훈련을 한다.

나는 닉의 훈련은 매번 바꿔주지만 내 훈련은 월요일과 차이가 두 가지밖에 없다. 케틀벨 스내치 대신에 케틀벨 스윙을 하고 프런트 스쿼트를 한다.

5회씩 5세트 하고 중량은 조금 가볍게 선택한다. 그냥 내키는 대로 205, 225, 135파운드 등의 중량을 선택해서 운동한다.

금요일

금요일에 집에 오는 발걸음은 가볍고 즐겁다. 토요일에 유타 주 구석 어딘가에서 12시간짜리 육상 경기가 있을 걸 알면서도 말이다. 금요일은 정해진 계획 없이 스내치나 프레스 등등의 운동을 한다. 그냥 놀듯이 훈련한다.

일주일에 몇 번씩 개 산책을 시키는데 금요일 오후가 딱 좋은 시간이다.

토요일

토요일은 그저 지나가는 날이다. 토요일에 훈련을 해볼까 하는 생각을 했지만 항상 그냥 지나간다.

보충제

보충제는 훈련을 완벽히 할 수 없는 상황에서 더 빛을 발한다고 생각한다. 셀 수도 없는 보충제들이 있지만 내가 추천하는 것은 다음의 다섯 가지이다.

1. 내가 가장 권하는, 항상 권하는 보충제는 오메가-3 캡슐이다. 먹어라. 아주 많이 먹어라.
2. 가격 효용성이 가장 높은 보충제는 무가당의 메타무실이다. 변비에 효과가 좋고 혈액 수치도 좋게 만들어준다.
3. 잠들기 전에 ZMA 섭취. 여러 이야기들이 있었지만 그래도 효과가 좋은 보충제라고 생각한다.
4. 알파메일이라는 보충제가 있다. 왜 효과가 있고 어떻게 작용하는지는 모르겠지만 광고에 나온 대로 효과가 있다. 효과를 느낄

수 있는 보충제가 많지 않기에 이 보충제도 고려해볼 만하다.

5. 간식으로 오트밀에다가 단백질 가루와 시나몬을 얹은 건 근력 훈련을 하는 사람들에게 아주 좋다. 특히 고중량으로 운동할 때 도움이 많이 된다.

보충제뿐만 아니라 아침에 계란과 고기를 섭취하는 것도 중요하다. 점심 때는 샐러드를 잔뜩 먹고 저녁에는 최대한 건강하게 먹으려고 노력한다. 단백질과 섬유질 섭취를 늘리고 보충제를 섭취한다. 잠을 자려고 노력하지만 버스 운전기사, 날씨, 필요 없는 여러 가지 일들에 대해 생각하느라 그저 누워 있다.

하지만 나는 포기하지 않고 계속 노력한다. 그 남자가 되고 싶기 때문이다.

30
진전을 이루고 있는가?

최근에 친구 한 명이 안 좋은 소식을 전해왔다. 피트니스 사업 세계의 대부 한 명이 내가 실력이 영 없다고 했더란다. 내가 리프트의 세계에서 보낸 40년을 생각해봤을 때 그건 참 웃긴 이야기이다.

1974년 3월 30일 의사가 나에게 했던 말이 지금도 기억난다. 나는 그 당시 무릎 연골이 망가졌는데 의사가 "올해는 운동하기 힘드시겠네요"라고 했었다.

6주 후에 나는 개인 신기록을 세우며 원반던지기 대회에서 우승했다. 대회 이후에 코치가 왜 내가 원반을 던질 때 운동복을 계속 입고 던졌느냐고 물었다. 나는 그 바지가 행운을 불러다준다고 대답했지만 사실은 연습 도중 무릎의 꿰맨 부분이 터졌고 바지가 다리에 달라붙어버렸던 탓이다.

평생 해왔던 훈련 커리어를 되돌아본다. 좋은 부분도 있고 나쁜 부분도 있을 것이다. 좋은 부분이라면 좋은 코칭을 받았던 기억, 효과 좋은 보충제들, 숙면을 취했던 때, 모든 긍정적인 경험들이다. 나쁜 부분들은 물론 나쁘지만 그로 인해 배운 점들이 있을 거라 생각한다.

나쁜 부분들이라면 부상으로 힘들었던 시간들, 잘못된 조언을 따라 운동했다가 오히려 실력이 감소했던 때 등이 있다. 6개월마다 하루 훈련하라고 권장했던 책이나 인터넷에서 본, 머리를 벽에 박치기 하면 좋다라는 그런 글들은 차라리 보지 못했더라면 하는 생각이 든다. 몸에 좋다고 하여 구입했던 그 보충제에 온갖 해로운 성분이 들어있었을 때도 생각난다.

우리 모두에게 가장 중요한 문제가 무엇인가? 킬트를 입고 폭풍 속에서 바위를 던지는 사람이나 아니면 나에게 이메일을 보내는 그. 직접 인용하자면 "나체일 때 멋지게 보이고 싶어요"라고 말하는 사람이나 같을 것이다.

여기서 공식적으로 말하건데 아름다운 여인이 아닌 이상 제발 나한테 나체일 때 멋지게 보이는 법 따위를 물어보는 이메일을 보내지 마라. 그리고 내 건강과 웰빙과 순탄한 결혼 생활을 위해서 사진도 제발 보내지 말아달라.

이제 진짜 중요한 질문을 던져볼 때이다. 당신의 실력이 늘고 있는가?

너무 간단한 질문이다. 이웃에게 가서 물어봐라. "당신은 진전을 이루고 있나요?" 65파운드 프레스로 얼굴이 홍당무가 되며 아놀드 클래식에서 우승하고자 하는 목표를 가지고 이 남자는 그에게 물어봐주기를 기다리고 있다. "당신은 진전을 이루고 있나요?"

실제로 실력이 향상되고 있는 사람들은 많지 않다. 나는 그걸 바꾸고 싶다. 최근 한 워크숍에서 나는 훈련받는 사람의 실력을 객관적으로 측정할 수 있는 3가지 방법에 대해서 발표했다. 물론 사람들은 개개인이 모두 다르고 개인에 맞춰진 평가가 필요하기도 하지만 그래도 객관적인 지표는 있는 게 여러모로 유용하다.

1단계: 지방을 1파운드 줄여라

앞으로 1년 내에 나는 당신이 지방 1파운드를 줄였으면 좋겠다. 지방을 줄이기 위한 프로그램도 제공해주겠다.

1파운드의 지방이 3,500칼로리이고 욕조 이론이 정확하다고 할 때, 섭취하는 칼로리와 소비하는 칼로리가 동일하면 몸의 상태는 항상 똑같을 것이다. 다음 365일 동안 하루에 9.5칼로리씩만 줄이면 된다.

만약 TV에서 광고하는 것처럼 1칼로리짜리 음료가 있다면 단순하게 그 음료를 하루에 9.5개만 안 마시면 되는 것이다.

1년에 지방 1파운드 감소가 너무 적다고? 그럼 일주일에 1파운드? 혹은 1달에 1파운드가 되어야 할까? 이게 사람들이 진전이 없는 제일 큰 이유이다. 과거와 현재와 미래에 대한 기준이 없고 따라서 어디서 얼마나 나아져야 할지 갈피를 잡지 못하는 것이다.

댄 존의 1년에 지방 1파운드 감소하기 프로그램을 시작하기 전에 몇 가지를 당부한다.

1. 훈련 저널을 만들어라. 당신의 저널에 적힌 숫자들은 올라가야 한다. 횟수가 더 늘어나든지 같은 횟수를 하고 있다면 중량이 늘어나야 한다. 만약 숫자들이 변함이 없다면 문제가 있는 것이다.
2. 벨로시티 다이어트로부터 아주 귀중한 교훈을 얻었다. 전후 사진이 체중의 변화만큼이나 좋은 지표가 될 수 있다. 매년 같은 시기에 사진을 찍어봐라. 사진을 찍는 것만으로도 지속적으로 훈련할 수 있는 동기부여가 될 것이다.
3. 조쉬 힐리스(Josh Hillis)의 조언을 듣고 내가 섭취한 음식들의 목록을 기록하기 시작했다. 내가 섭취한 음식 목록 중에 보이는 두 개의 도넛이 내가 왜 살이 찌는지에 대한 의문을 해소해주었다.

이 3가지 방법으로 최소한 지금 당신이 어디쯤 있는지, 어디서부터 행동을 취해야 할지를 알게 될 것이다. 이제 얼른 가서 하루에 9.5칼로리씩 섭취를 줄여보아라. 1년 후에 놀라운 결과를 기대하고 있겠다.

2단계: 리프팅 훈련을 기록하라

아래의 세 가지 방법 중 하나로 얼마나 실력이 향상되었는지 측정해 보라.

1. 데드리프트의 한계중량이 늘었는지
2. 풀업의 횟수가 늘었는지
3. 세 가지 종류의 점프 기술이 늘었는지

왜 데드리프트인가? 데드리프트는 스트랩(strapt) 말고는(스트랩은 사용하지 않는 게 좋다) 더 무거운 중량을 들게 해주는 보조 방법이 없다. 오직 강해져야만 더 높은 중량을 들 수 있다. 벤치 프레스의 경우 보조하는 사람들이

'아주 조금' 도와줄 수 있지만 데드리프트는 도와줄 수 있는 방법이 없다. 만약 지금 하는 훈련 프로그램에 대한 의심이 생긴다면 데드리프트의 한계중량을 한번 기록해봐라.

제발 나에게 와서 트랩바(trap-bar) 데드리프트를 405파운드로 20회 했으니 진짜 데드리프트 700파운드와 맞먹는다고 하지 마라. 내 친구인 레인 캐논(Lane Cannon)은 누군가의 말을 믿고 405파운드 트랩바 데드리프트가 455파운드 데드리프트에 맞먹는다고 생각했다. 실제 데드리프트를 시도했을 때 그는 마음의 상처와 함께 등도 크게 다칠 뻔했다. 손도 다치면서 자기가 들었던 말이 사실이 아니라는 걸 깨달았다.

풀업도 마찬가지다. 풀업은 수평 바에서 다리가 땅에 닿지 않은 채로 시행되어야 한다. 팔을 쭉 편 채로 시작해서 턱이 바 위로 올라갈 때까지 올라가라. 최대한 엄격하려고 노력하라. 왜냐면 아무도 당신이 풀업을 몇 개 하는지 신경 쓰지 않기 때문이다. 프로 리그도 올림픽 금메달도 아무 것도 없다. 그저 측정의 도구일 뿐이다. 반칙을 쓰면서 춤추듯이 하지 마라. 팔과 등 근육만 사용하라.

몇 년 동안의 관찰 결과 재밌는 사실을 하나 발견했다. 풀업을 많이 할 수 있는 아이들이 40야드 스프린트 기록도 좋았다. 내 생각에 풀업은 스피드도 빠르게 해주는 것 같다. 왜 그런지는 잘 모르지만 관심 있는 사람들이 있으면 나와 같이 실험해보기를 권한다.

마지막으로 내가 측정하는 데 사용하는 방법은 세 번 점프하기이다. 중간에 휴식 없이 연속으로 세 번 점프하는 방법이다. '보잉 보잉 보잉~' 하는 식으로 말이다. 수직 점프를 주로 사용하는데 최근에 흥미로운 사실을 발견했다. 118파운드의 대학교 1학년생이 26인치 점프를 했다고 하자. 똑같은 학생이 4학년이 되어 체중은 188파운드가 되었고 똑같이 26인치를 점프했다. 4년 동안의 훈련이 실패한 것일까? 그렇지 않다. 수직 점프는 두 가지 유의할 점이 있다. 수직 점프는 증가폭이 적기도 하고 또 증가폭이 적었을 때 측정하기가 쉽지 않다.

세 번 점프로는 보통 30인치 정도 뛰게 된다. 22에서 26인치로 가는 건 관찰하는 나나 아니면 뛰는 운동선수나 둘 다 그 차이를 확연하게 느낄 수 있지만 26인치에서 26.5인치가 되는 건 그 차이를 보기 어렵다. 만약 첫 번째 점프를 높게 뛰었는데 나머지 두 점프를 첫 번째 점프의 반밖에 뛰지 못했다면 어떤 훈련을 시켜야 할지 감이 온다. 이런 경우라면 데드리프트와 백 스쿼트를 몇 주 동안 집중적으로 훈련해봐라. 만약 이게 두 번째 세 번째 점프의 높이 향상을 가져오지 않는다면 그냥 체스나 두라고 권한다.

이 세 가지 방법의 장점은 그나마 측정할 때 객관성이 있다는 것이다. 세 가지 방법 모두 반칙을 하기 어려운 방법들이고 측정 시에 숫자가 늘어난다는 건 어쨌든 간에 몸의 능력이 향상되고 있다는 뜻이다.

마치 미식축구에서 0 대 13으로 지는 게임을 했던 코치가 같은 해 13 대 0으로 이기기도 하는 것과 같다. 그 코치는 새로운 근력 훈련 프로그램 덕분이라고 했다. 진심으로 그는 뭔가의 운동을 몇 세트 더 추가해서 이런 결과가 나왔다고 믿고 있다. 내가 보기에는 외부에서 영입해온 5명의 실력이 월등히 좋은 선수들이었기 때문이다.

미식축구에서 근력 훈련의 효과란 근력 스포츠와 컨디셔닝에서 보이는 애매모호함만큼이나 애매모호하다. 하지만 만약 그 프로그램이 한 달 내 데드리프트, 풀업, 세 번 점프를 향상시킨다면 나는 귀담아 듣는다.

3단계: 당신의 중추신경계에 한번 귀를 기울여봐

최근에 당신의 중추신경계에 관심을 가져 본 적이 있는가? 몇 년 전 스테판 페른홀름(Stefan Fernholm)이 나에게 재밌는 실험을 하나 알려주었다. 매일 아침마다 연필로 10초 안에 종이에 몇 개의 점을 찍을 수 있는지 세어보아라. 2주 동안 평균 40개에서 45개 정도를 찍었다고 해보자. 그리고 어느 날 아침은 힘들게 30개도 채 못 채운다. 종이에 점을 찍는 일은 아주 간단한 일이다. 근데 하룻밤 새 25퍼센트가 준 것이다. 스테판의 말에 따르면 이건 좋지 않은 상태이다.

나중에 내 친구 마이크 로젠버그가 그 실험의 컴퓨터 버전을 만들었다. 스페이스바가 연필이고 타이머를 내장했다. 2년 동안 나는 매일 아침을 이 10초짜리 실험으로 시작했다. 결과는 놀라웠다. 내 숫자가 떨어지는 날은 어김없이 아프거나 다쳤다.

나의 손가락 움직임의 감소는 중추신경계의 피로로 인해 나타나는 것으로 보였다.

그 후 내 숫자가 떨어지는 날에는 훈련의 강도를 줄이고 단백질 섭취를 늘렸으며, 최대한 수면을 취하고 뜨거운 욕조에 몸을 담그는 등 휴식을 하려고 노력했다. 그 결과는 놀라웠다.

얼마 전 나는《다음 해에는 더 젊어지기(Younger Next Year Journal)》라는 잡지를 보고 매일 아침 내 심박수를 측정하기 시작했다. 점 찍는 실험만큼 재밌지는 않았지만 몇 가지 사실을 발견했다. 첫째로 내 보통 아침의 심박 수는 54이다. 활동을 하기 시작하면 68로 올라간다. 나는 50살이고 지미 카터(Jimmy Carter)가 대통령을 할 시절부터 심혈관계 운동을 하지 않았기에 심박수가 너무 올라가지 않도록 조심한다. 아마 120 정도까지는 괜찮을 듯싶다.

둘째로 나는 매일 조금씩 변하는 심박수가 뭘 의미하는지 잘 모른다. 올림픽 훈련 센터에서 아침에 심박수가 10퍼센트 증가하는 건 훈련을 너무 과도하게 하고 있는 뜻이라고 했다. 모니터하기에는 좋은 방법이지만 여기서 확실하게 해야 할 것은 나는 아직 이게 무엇을 의미하는지 정확히 모른다는 것이다.

대부분의 우리는 몸이 피로할 때 몸 전체에 영향을 미친다는 사실을 생각하지 않는다. 나는 중추신경계의 피로라고 부르지만 의학적으로 정확한 표현이 아닐지도 모른다. 하지만 내가 이 단어를 사용했을 때 대부분의 사람들은 무엇을 의미하는지 알아듣는다.

"갑작스럽게 내 타이핑 속도가 느려졌다."

놀랍지 않은 현상이다. 우리의 손가락은 신경계로 가득 차 있기 때문에 사실 우리가 간단하다고 생각하는 타이핑이나 코 파는 동작들은 사실은 복잡한 동작들이다.

"훈련을 과도하게 하면 여기저기가 쑤시고 아프고 따갑다."

우리는 모두 그런다. 우리의 감정이나 사회적인 삶에 안 좋은 영향을 주기 전에 너무 과도하게 훈련하지는 말자.

"나는 당최 체중이 늘지 않는다."

중간 정도의 중량과 중간 정도의 횟수, 중간 정도의 세트로 운동을 하면 그렇게 된다. 소크라테스가 댄 밀만(Dan Millman)에게 한 말처럼 "이 미적지근한 차는 마치 악마가 끓인 듯하군!" 중간 정도는 훈련에서 가장 피해야 할 것이다. 중간 정도의 운동은 몇 년을 하더라도 제자리걸음을 할 수밖에 없다. 평균은 피해야 한다. 포 도어 포드를 타고 길거리의 여자들한테 손을 흔들어 봐라. 모든 학점을 C로 받은 후에 상담 교수님께 여쭤봐라. "제가 잘하는 분야는 무엇인가요?"

훈련을 엉망으로 하면 계속 엉망인 채로 있게 된다. 중량을 높일 수 없다면 일단 높일 수 있도록 준비를 해라.

내가 중추신경계에 관하여 전문가는 아니지만 이쪽 분야를 잘 알고 있는 사람들은 더 이해가 쉬울 것이다. 휴식을 취해야 하는 날에는 훈련을 하지 말고 휴식을 푹 취하는 게 장기적인 관점에서 보면 더 나을 수도 있다. 만약 강도 높은 훈련으로 계속 훈련을 한다면 몸이 한계치까지 가서 망가질 것이고 내가 했던 말이 생각이 날 것이다.

가끔 아프거나 무릎이 붓거나 하는 일들이 운동선수들의 한계를 극복하게 해준다. 훈련을 더 해야 한다는 압박감과 매일 훈련이 있는 일정에서 벗어나게 해주기 때문이다.

지방을 1년에 1파운드 줄이는 건 지금 현재 99퍼센트의 훈련하는 사람들이 하는 것보다 더 큰 진전이다.

기억하라. 진전이 있는지 없는지가 중요하다.

31

중간을 거부하라

며칠 전 내 친구이자 훈련 동료인 데인 파우츠(Dan Fouts)가 재밌는 말을 했다. "댄 당신은 참 중간을 싫어해. 안 그런가?"

"왜 그렇게 생각하세요?" 내가 대답했다.

"왜냐면 당신이 항상 '나는 중간이 정말 싫어'라고 이야기하고 다니니까."

웃기지만 사실이다. 아무 경찰관한테나 가서 물어봐라. 중간 키, 중간 크기, 중간 정도의 머리 스타일을 좋아하느냐고. 당신의 딸이 대학에 다니고 있는데 남자친구가 생겼다고 생각해보자. 근데 그 남자친구가 모든 방면에서 중간 정도를 하고 어떤 분야에서도 뛰어나거나 부족하지 않다고 생각해보자. 그게 좋겠는가?

내가 했던 말이 인터넷 포럼에 한동안 돌아다닌 적이 있었다.

"지방 감소는 전쟁이다. 28일, 단지 28일만 투자해라. 당신의 모든 것을 걸고 매진해라. 생활 습관 선택 따위가 아니다. 이건 전쟁이다. 지방을 줄이고 그다음 다시 정상적인 생활로 돌아와라. 미적지근하게 할 거면 아예 시작을 하지 마라. 미적지근한 건 겁쟁이들을 위한 거다."

내 의견을 더 자세히 쓰기 전에 한 가지 말하고 싶은 건 중간 정도의 훈련, 중간 정도의 운동, 중간 정도의 모든 것에 대한 내 의견이 틀렸을 수도 있다는 것이다.

사실 나는 내가 틀렸다는 걸 안다.

하지만 세상에는 많은 작가들, 코치들, 훈련 지도자들이 당신의 식이, 훈련, 삶의 균형을 잡으라고 하는 사람들이 많다. 듣는 사람도 많지 않긴 하지만 말이다.

그리스의 역사가인 헤시오도스(Hesiod)는 "적당함은 모든 것에서 최고다"라는 말을 남겼다. 하지만 헤시오도스가 벤치 프레스를 했을까? 플라톤(Plato)이 스쿼트를 적당히 하면서 "우리는 적당함을 항상 추구해야 한다"라고 하지도 않았을 것이다.

한 4년쯤에 한 번 나는 이런 내용과 관련하여 이메일을 받는다. 저번에는 심지어 스탬프가 붙어 있는 편지라는 것도 받아봤다.

거기에 담긴 내용들은 끔찍하다.

열심히 노력하고 똑똑하고 좋은 유전자를 물려받은 운동선수들이 올림픽 예선전을 치르고 나서 나에게 말한다. "나에게 가장 중요한 그날에 하필 가지고 있지 못했어요."

"뭘 가지지 못했어?"가 추가질문으로 가장 적당할 것이다. 하지만 나는 이미 그 사람들이 뭘 의미하는지 알고 있다.

내가 그들에게 훈련 프로그램에 대해서 보내달라고 하면 그들은 열몇 페이지짜리 차트, 그래프, 다이어리, 프로그램, 프로젝트, 스프레드시트 들을 보낸다. 추가적으로 질문 한 가지를 하면 그 문서들을 다루기가 쉬워진다.

무작위로 날짜 하나를 골라서 "2007년 10월의 목표는 무엇이었나요?"라고 물으면 된다.

항상 듣는 대답은 비슷하다. "음, 그달의 목표는요….

지방 감소
근력
조정력
일반 컨디셔닝
올림픽 역도
기술 향상

새로운 기술 배우기
근육량 증가

였어요."

이제 왜 이 운동선수가 실패했는지 알 것이다.
근력 훈련의 세계의 대원칙 두 가지를 살펴보자.

1. **모든 것은 효과가 있다.**
2. **모든 것은 효과가 있지만 대부분 일정 기간만 효과가 있다.**

1번을 무시하면 안 된다. 모든 운동은 효과가 있다. 그래서 훈련 프로그램을 바꾸거나 새로운 운동을 시작하면 체성분이 짧은 시간 안에 바뀌게 되는 것이다.

예를 들어 당신이 나와 비슷한 성향이어서 천천히 오래 달리는 건 테러리스트들에게서 정보를 빼내는 것 외에 아무 효과가 없다고 생각하지만 존 맥칼럼(John McCallum)의 『진전을 이루기 위한 원칙(The Complete Keys to Progress)』을 읽고 나서 훈련에 달리기를 조금 넣는다고 해보자. 1마일 정도 달리기를 하는 건 저기 그 이상한 지방 감소 전문가가 광고하고 다니는 독약만큼이나 빠르게 지방을 감소시켜줄 것이다.

몇 주 후 파티에서 어떤 사람이 당신이 더 건강하고 말라 보인다는 사실을 발견할 것이다. 이런 이야기라도 듣고 나면 당신은 무릎이 아프고 근육을 잃고 체성분이 더 안 좋아질 때까지 달리기를 하게 될 것이다.

2번을 기억하자. 모든 건 효과가 있지만 대부분 일정 기간만 효과가 있다.

모든 것은 효과가 있다. 노틸러스 운동은 내 대흉근과 이두근을 정말 발달시켜 주었다. 달리기는 지방 감소에 효과가 있다. 체조는 근력과 유연성을 증가시켜줄 것이다. 종합격투기는 온갖 것들을 다 좋게 할 것이다.

하지만 모든 걸 한 번에 하는 건 당신을 파괴시킬 것이다.

모든 것을 한 번에 하려면 모든 것을 제대로 할 수 없다. 굉장해지려면 적은 영역에 집중해야 한다. 대부분의 우리는 한 번에 여러 가지 일에 집중하기 힘들다.

내 말이 믿기지 않는가? 달리기 선수에게 다른 운동을 해보라고 하라. 100미터 달리기 선수 중에는 제대로 실력이 나오지 않기에 200미터 달리기를 안 하는 선수들도 있다. 당신이 만난 모든 사람 중에 가장 빠를 테지만 그 달리기 선수에게는 그 기록이 부끄러울 것이다.

우리는 모두 이 함정에 빠지기 쉽다.

정곡을 찌르는 훈련의 정수에 대해서 들은 적이 있는데, 클리닉에서 찰리 프란시스(Charlie Francis)에게 들은 말이었다. 그는 대부분의 사람들의 문제는 그들의 고강도는 너무 약하고 저강도는 너무 강하다라는 것이었다.

나도 똑같이 고강도 트레이닝에 휩쓸렸던 죄인이지만 아서 존스의 업적은 높이 평가할 만하다.

몇 년 전 나는 존스와 실제로 같이 훈련을 했던 사람의 경험담을 들을 기회가 있었다. 그는 존스가 사람들이 자기와 같이 두 번째 훈련을 하게 만들려고 무던히 애를 썼다고 한다. 소리치고 협박하고 회유하고 고무시키는 것만으로는 사람들을 다시 그 고통의 단계로 나아갈 수 있게 하지 못하는 것이다.

케이시 비아터(Casey Viator)가 했던 두 가지 다리 운동을 소개하고자 한다.

첫 번째 운동

레그 프레스 460파운드 25회
레그 익스텐션 200파운드 22회
스쿼트 400파운드 17회

7월 10일 두 번째 운동

레그 프레스 750파운드 20회
레그 익스텐션 225파운드 20회
스쿼트 502파운드 13회

이 운동들은 중간에 휴식 없이 이루어졌다. 이건 중간 정도의 운동이 아니다. 매우 고강도의 운동이다.

아서 드 바니(Arthur De Vany) 박사는 고대의 인간들의 움직임에 관심을 가지고 있다. 예전에 그가 했던 아주 인상 깊은 인터뷰가 있었는데 인터뷰 중에 가장 마음에 드는 대목은 심혈관계 운동에 대해서 설명하는 부분이었다.

"저는 심혈관계 훈련을 많이 하지 않습니다. 심박수는 필드에서도 올라가고 자전거 머신에서도 올라갑니다. 저는 운동 중에 간헐적으로 페이스를 바꿉니다. 저는 트레드밀에 거의 올라가지 않습니다. 트레드밀은 지루하고 쓸모없습니다."

"조깅 하는 사람들과 장거리 달리기 하는 사람들을 보세요. 그들은 근육량이 거의 없고 약하고 따라서 힘을 발생시킬 수 없습니다. 날씬해 보이지만 체성분이 훌륭하지는 않습니다. 어떤 연구에 따르면 조깅 클럽 회원들의 평균 체지방량이 22퍼센트라고 합니다. 13퍼센트 위의 수치는 모두 없어도 되는 지방들입니다."

"저는 조깅을 건강을 위해서 하지는 않겠지만 즐거움을 얻기 위해 뛰는 건 좋아합니다. 속도와 지형만 바꾸어주어도 건강하고 재밌는 운동이 될 수 있습니다. 그저 일정 시간 같은 지형에서 뛰는 건 공장에서 일하는 것과 같고 전혀 자연적이지도 않습니다. 그렇게 뛰는 건 오히려 건강에 좋지 않을 수도 있습니다."

드 바니가 했던 이야기는 바로 찰리 프란시스가 했던 말의 후반부인, 그들의 저강도는 너무 강하다와 연결된다.

쉬는 날, 쉬운 날, 회복하는 날 등 명칭은 원하는 대로 해도 된다. 내 주위의 대부분의 사람들은 이 쉬는 날을 어떻게 보내야 하는지 잘 알지 못한다.

나는 한때 내 운동선수들에게 가벼운 날들을 허용하기도 했었다. 그런데 흥미로운 일이 생겼다. 여기서 이름을 밝히지는 않겠지만 엘리트 운동선수가 한 명 있었는데 내가 같이 일해봤던 운동선수 중 가장 뛰어났다. 그가 경기가 있는 어느 날 오후 나에게 와서 말했다. "어제 내가 했던 훈련을 믿지 못할 거예요."

어제? 어제는 쉬운 날 3일 중에 마지막 날이었다.

그가 말을 이어나갔다 "정말 너무 가볍게 느껴졌어요. 글쎄 425파운드로 벤치 프레스를 5회나 했다니까요? 진짜 대단하지 않나요?"

그날의 목표는 335파운드로 1회 하는 거였다. 하지만 그의 말마따나

"중량이 너무 가볍게 느껴졌다."

그리고 그는 경기에 나가서 최악의 기록을 세웠다. 그의 힘을 몽땅 전날 체육관에 써버린 것이다. 그의 저강도는 너무 강했다.

우리는 대부분 훈련에 대해서 일종의 중독을 가지고 있다. 그래서 하루를 완전히 쉰다는 건 불가능에 가깝다.

나는 이 쉬는 날에 운동선수들을 여럿 잃었다. 그들은 동네 농구를 하다가 발목을 삐거나 미식축구를 하다가 팔을 부러뜨리거나 크로스컨트리 스키를 타다가 동상에 걸리는 등 원인도 가지가지였다.

조쉬 힐리스는 자신의 블로그에서 훈련 중독에 걸린 사람들에 대해서 일침을 놓았다. 일주일에 이틀은 우리의 '훈련'이 한 주의 식사를 계획하는 것으로 하기를 권장한다. 일요일 혹은 수요일이 좋다고 하는데 나는 여기에 동의한다.

이날들은 두 가지 목적이 있다.

- 당신은 당신이 계획한 대로 먹어야 한다. 어떤 다이어트를 하는지는 중요하지 않고 그걸 그대로 지키느냐가 중요하다. 앳킨스 다이어트를 한다면 감자 칩을 먹지 마라. 만약 계획을 세워놓은 식사를 위한 재료를 모두 구비해 놓는다면 식사 대신에 감자 칩에 손이 가는 길은 없을 것이다.
- 이게 더 중요할지도 모른다. 장을 보고 준비하고 요리하고 저장해놓는 일들이 당신이 평소에 훈련하는 시간에 이루어질 것이다. 쉬는 날이 정말 쉬는 날이 될 수 있게 되는 것이다.

조쉬는 그리고 일주일에 두 번은 근력 훈련을 하고 두 번은 지방 감소 훈련을 하라고 권장한다.

나는 이보다 더 완벽한 한 주를 생각해낼 수 없다. 이틀은 영양분을 보충하고 이틀은 근력 훈련을 하고 이틀은 지방 감소 훈련을 하고. 나머지 하루는? 그냥 즐겨라. 훈련이 삶의 전부가 아니다.

일주일에 두 번 근력 훈련을 하는 게 조금 적어 보일 수도 있다. 몇 년 전 내 삶이 너무 바빠져 훈련을 제대로 할 수 없게 되었을 때 나는 훈련을 일주일에 두 번으로 줄였다.

내 원래 계획은 다음과 같았다.

화요일
스내치와 벤치 프레스

토요일
스쿼트와 클린

곧 나는 벤치 프레스를 토요일에도 해야겠다고 생각했고 클린을 뺐다.

화요일
스내치 8회 5세트
벤치 프레스
10회 135파운드
10회 225파운드
10회 315파운드
335파운드로 할 수 있는 만큼

토요일
클린 8회 2세트
벤치 프레스
10회 135파운드
10회 225파운드
10회 315파운드
365파운드로 할 수 있는 만큼

6주 동안의 훈련으로 내 리프팅 실력은 굉장히 늘었고 원반도 훨씬 더 멀리 던질 수 있게 되었다.

그건 정말 좋은 프로그램이었다. 내가 왜 계속하지 않았는지 의문이다.

지금까지 했던 말들을 정리해보자면,

- 나는 미적지근한 훈련을 싫어한다.
- 나는 고강도의 훈련을 좋아하지만 매일 할 수는 없다.
- 쉬운 날이나 쉬는 날을 중간에 넣기를 바라지만 대부분의 사람들은 그날들에 정말 쉬지를 않는다.

이게 중간 정도의 훈련이 그토록 인기 있는 이유이다. 10회씩 5세트나 5회씩 5세트나 어느 운동이나 할 수 있지만 효과를 크게 기대할 수 없다. 특히 스쿼트 클린 데드리프트를 하지 않는다면 말이다.

중간 정도의 리프팅의 장점도 있기는 하다.

리프팅의 세계에서는 토닉(tonic)이라는 단어를 사용하는데 운동이 생기를 되찾게 하고 고무시켜주고 지속적으로 운동할 수 있는 동기를 준다는 것이다. 몇 달간 아서 존스와 매번 훈련마다 토하다보면 10회씩 5세트 컬을 하는 데에서 즐거움을 찾을 수 있다.

중간 정도의 훈련은 몸을 크게 강하게 만들어주지도 못하지만 그래도 최소한 유지시켜주기는 할 것이다. 동시에 즐겁기도 하다면 그것만으로도 가치는 있다.

중간 정도 운동의 가장 큰 장점은 계속 반복할 수 있다는 것이다. 이건 또한 단점이기도 한데 양날의 검이다. 몇 주, 몇 달간 계속할 수 있는 운동을 알고 있다는 것은 좋은 것이다. 힘든 상황에서도 지속할 수 있기 때문이다. 단점은 이 미적지근한 운동을 사람들이 몇 년씩 계속 지속한다는 점이다.

몇 년 전 나는 파벨의 40일 훈련 프로그램에 따라 훈련을 했다. 40가지의 운동을 기본적인 움직임을 포함하여 정해진 횟수와 세트대로 행했다. 중량은 내 몸에 따라 늘리고 줄였다. 이 프로그램의 장점은 운동을 할 때 감정적인 소모를 할 필요가 없다는 것이다. 그냥 내 집에 있는 운동기구들로 운동하고 다시 나왔다. 나는 가끔 바에서 플레이트를 빼지조차 않았다. 정신적인 준비 없이 바로 운동을 할 수 있다는 건 좋은 것이다.

이런 소소한 장점들이 있지만 중간 정도의 훈련은 여전히 문제점이 많다. 중간 정도의 운동, '준 최대 운동'이라고 불리는데 이 훈련을 지속하다보면 실력이 더 이상 늘지 않게 된다. 이건 당신의 목표에 따라 좋을 수도 좋지 않을 수도 있는 것인데 목표를 되새겨보아라.

마지막으로 내가 그 엘리트 운동선수에게 했던 말은 사실 모두를 위한 말이다.

4년 동안에 지방을 감소시키려고 하지 말고 딱 28일만 벨로시티 다이어트를 하라. 못 하겠는가? 그럼 어떻게 4년 동안 훈련할 수 있으리라고 생각했는가?

유연성을 기르기 위해 4년을 투자하지 말고 비크람 요가 교실에 가서 30일 회원권을 등록하라. 거기서 하는 코칭, 열기, 요가가 유연성을 더 길러줄 것이다. 못 하겠는가? 그럼 어떻게 4년 동안 훈련할 수 있으리라고 생각했는가?

올림픽 역도를 마스터하라. 좋은 코치와 함께 훈련하여 몇 개의 대회에 참가해봐라. 올림픽이 열리는 해 전까지 최대한 강하게 만든 후 그 동력으로 중요한 해에 모든 힘을 쏟아부으라. 못 하겠는가? 그럼 어떻게 4년 동안 훈련할 수 있으리라고 생각했는가?

계속 더 이야기할 수 있지만 내가 뭘 말하려고 하는지 알 것이다.

내가 정말 하고 싶은 이야기는 이것이다.

모든 것은 효과가 있다. 하지만 그 어떤 것에도 잘하게 되려면 시간 투자가 필요한데 그 시간을 현명하게 사용해야 한다.

모든 것은 효과가 있지만 지속적으로 효과가 있는 것은 아니다. 훈련 프로그램에 새로운 운동을 넣으면 그 운동이 당신을 발전시켜줄 것이다. 하지만 몇 주나 몇 달 후에 여전히 그 운동이 효과가 있는지 혹은 당신을 다치게 하고 있는지 꼭 점검해봐야 한다.

쉬운 날이나 쉬는 날 대신에 앞으로의 훈련을 준비하는 날을 만들어보아라. 예를 들면 일주일의 식사를 마련하는 날 말이다.

중간 정도의 운동은 중간 정도의 당신을 만들 뿐이다. 그 중간의 한계를 벗어나서 더 앞으로 나아가기를 바란다.

32

다섯 가지 핵심 운동

어떻게 하면 몸에 좋은지 모든 사람들이 다 안다. 사람들에게 물어보면 즉시 목록을 줄줄 부르는 걸 보고 놀라기도 한다.

이런 것들이 바로 생각난다.

금연
안전벨트 매기
치실 매일 사용하기
채소 충분히 섭취하기
하루에 8시간 이상 수면하기

바로 생각났지만 나쁜 목록은 아니다. 저 다섯 가지만 잘 지켜도 건강한 삶을 사는 데 많은 도움이 될 것이다. 리프팅의 세계에 있는 우리는 우리 몸에 가장 좋은 운동 몇 개를 알고 있다. 하지만 대부분의 체육관, 스파, 보충제 가게에서 만나는 사람들은 벤치 프레스, 컬, 랫 풀다운만 하고 있다. 다행히도 내가 가까이하는 코치들, 운동선수들, 프로들은 이 운동들을 잘 하지 않는다.

운동 제대로 하는 사람들이 가장 추천하는 다섯 가지 운동은 무엇일까? 장담컨대 그 누구도 좋아하지 않을 목록이다.

스쿼트
데드리프트
굿모닝
벤트오버 로우
플랭크

누구도 좋아하지 않을지 어떻게 장담하냐고? 왜냐면 체육관에 가서 저 운동들을 하는 사람들을 전혀 못 봤기 때문이다. 만약 스쿼트를 하고 있는 사람들이 있다손 치더라도 그들이 스쿼트를 하는 걸 보면 저 운동은 전혀 스쿼트가 아니다.

이 다섯 가지 운동들은 배우는 과정이 필요하고 자세를 바로 하고 숙련되려면 며칠 동안 훈련이 필요하다.

마지막 운동이 좀 이상하다고? 플랭크? 맞다. 그 플랭크이다. 최근에 어떤 워크숍에서 한 명이 계속 런지에 대해서 질문을 한 적이 있다. 내가 되물었다. "당신의 운동선수들이 런지를 하나요?" "아니요." "그럼 당신이 런지를 하나요?" "아니요." "근데 왜 계속 런지에 대해서 묻는 거죠?" 마침내 그 사람이 본심을 드러냈다. "왜 당신들 근력 훈련 코치들은 런지를 그렇게 싫어하나요?" 런지는 그런 운동이다. 제인 폰다(Jane Fonda)가 할 것만 같은 운동 말이다. 온 방이 유리로 되어 있고 디스코 조명이 반짝거리면서 에어로빅 강사가 "지방이 타는 게 느껴지나요!" "기분 좋죠?!" 하는 식의 운동 말이다. 그때는 잘됐는데 조용히 혼자 해보려고 하면 잘 안 되는 운동이다. 체육관에서 가장 하기 싫은 게 멍청이처럼 보이는 것이고 그것보다 더 싫은 건 잘 못하면서 멍청이처럼 보이는 것이다. 플랭크도 그런 운동이다. 전혀 힘들어 보이지도 않으면서 굉장히 힘들다.

목표를 세우자. 멍청하게 보이지 않고, 그 리프트들을 제대로 해보자.

스쿼트

많은 리프터들에게 고통을 안겨주는 그 운동으로 시작하고자 한다. 바로 스쿼트이다. 어느 날 클리닉에서 젊은 남성을 만났는데 그가 "스쿼트를 하면 무릎이 아파요"라고 했다. 나는 그에게 스쿼트를 해보라고 했다. 그리고 대답해주었다. "스쿼트는 무릎을 다치게 하지 않습니다. 당신이 하고 있는 저것이 무릎을 다치게 하는 거지요." 스쿼트는 다른 모든 운동을 합한 것만큼이나 몸 전체의 근력을 향상시켜준다. 그만큼 스쿼트를 잘못된 자세로 할 때 부상 정도도 다른 운동들보다 심하다.

기본으로 돌아가자. 먼저 아무도 보지 않는 장소를 찾아서 스쿼트를 해봐라. 할 수 있는 한 가장 깊게 해라. 팔꿈치와 무릎을 최대한 앞으로 빼라. 긴장을 늦추고 더 깊게 들어가라. 발바닥은 땅에 전부 붙어 있어야 한다. 많은 사람들에게 무릎과 팔꿈치를 밖으로 빼는 이 간단한 동작이 스쿼트 자세를 잘 잡아줄 것이다.

다음 이 동작을 한번 따라해보라. 양손을 쭉 펴서 문고리를 잡고 가슴을 앞으로 내밀어라. 코치를 할 때 운동선수들에게 캘리포니아 해변에서 여성 수영복 모델이 지나갈 때 하는 것처럼 하라고 하면 제대로 된 자세가 나온다. 대흉근에 힘을 딱 주면 등에도 힘이 들어가고 상체 전체가 잡힌다. 등 근육은 조금 펴지고 어깨는 조금 앞으로 나오게 된다. 그리고 그대로 밑으로 내려가라. 이 과정에서 사람들은 몸의 생리적인 구조를 깨닫게 된다. 다리는 몸통에 딱 붙어 있는 게 아니라는 것이다. 오히려 몸통이 다리에 붙어 있는 형상이다. 팔과 등을 쭉 편 채로 내려올 때 리프팅의 중요한 부분을 느낄 수 있다. 스쿼트는 다리 사이로 내려가는 것이다. 다리를 아코디언처럼 접고 펴고 하는 게 아니다. 다리 밑으로 쑥 내려가는 기분으로 스쿼트를 해야 한다. 그냥 읽고만 있지 말고 일어나서 한번 해보라.

이제 당신은 가장 최고의 리프팅 동작을 배울 준비가 되었다. 바로 고블릿 스쿼트이다. 덤벨이나 케틀벨을 하나 집어서 가슴까지 들어 올려라. 케틀벨이라면 손잡이를 잡고 덤벨은 수직으로 잡고 있으면 된다. 가슴에 큰 포도주잔을 들고 있다고 생각하면 된다. 그래서 고블릿 스쿼트인 것이다. 중량은 가슴 쪽으로 기대어져 있다. 이제 스쿼트를 하고 내려가면서 팔꿈치는 아래로 하고(포도주 잔을 잡고 있어야 하니) 그리고 다리 사이로 내려가라. 내려가면서 팔꿈치가 양 다리를 밀어내어도 괜찮다.

체육관에서 운동을 배울 때 명심해야 할 게 있다. 몸이 스스로 움직임을 가르치게 하라. 너무 세세하게 신경 쓰지 않도록 해보자. 하나하나 어떻게 움직여야 할지 생각하는 건 오히려 악영향을 끼칠 수 있다. 팔꿈치를 자연스럽게 안쪽 무릎 쪽으로 내려가게 하면 알아서 좋은 자세가 될 것이다. 신경을 더 쓸수록 더 부자연스럽게 잘 안 되는 경우가 많다. 믿지 못하겠는가? 운동을 1회, 1회씩 3초 간격으로 세면서 해보려고 해봐라. '생각'하면서 하는 게 더 쉬웠다고 생각되면 나에게 와라.

이런 말을 해도 될지 모르겠지만 내 생각에 고블릿 스쿼트가 대부분의 사람들에게 필요한 스쿼트라고 생각한다. 백 스쿼트를 할 때 등이 아프거나 프런트 스쿼트를 할 때 손목이 아프거나 에어로빅 강사가 스텝박스를 사용하지 못하게 한다면 고블릿 스쿼트를 해봐라. 100파운드가 넘는 케틀벨을 들고 고블릿 스쿼트를 10회만 하면 다음 날 아침 변기에 제대로 앉지도 못하는 자신을 발견할 것이다.

잠깐 덤벨은 생각하지 말아보자. 내 생각에 사람들이 데드리프트를 할 때 가장 문제점은 바를 바닥에서 어떻게 들어 올리는지 까먹었다는 것이다. 누군가가 들어 올릴 때 등 근육을 사용하지 말라고 한다면 그건 말할 때 혀를 사용하지 말라는 것과 같다. 하려면 할 수는 있지만 효율성은 매우 떨어진다.

똑바로 서고 덤벨의 끝을 잡아보자. 팔을 쭉 펴고 바닥과 수직이 되게 잡아보자. 케틀벨의 경우에는 다리 사이로 스윙을 해야 한다. 이건 감자 포대 스쿼트라고 불리는 건데 데드리프트 자세를 잡아주기에 좋은 운동이다. 감자 포대를 바닥에서 집는다고 상상해보라. 바닥에 굽혀서 팔로 감싸 안아야 할 것이다. 케틀벨이 다리 사이로 내려가게 하라. 머리는 위로 하고 가슴을 펴고 케틀벨을 아래로 한 후 바닥에 닿은 다음에 다시 돌아와라.

쉽지 않은가?

이제 데드리프트를 해보자. 세계에서 가장 간단한 리프트이다. "등 근육은 사용하지 마"라고 말씀하시는 할머니의 목소리가 머리 어디에선가 울릴지도 모를 일이다.

첫 단계로 상자 두 개 혹은 두꺼운 플레이트 두 개에 올라가라. 천천히 내려가서 상자 사이에 있는 바닥에 닿아라. 이것보다 더 내려갈 필요는 없다.

데드리프트를 할 때는 항상 45파운드짜리 플레이트를 이용하거나 45파운드 플레이트와 같은 높이의 플레이트를 사용해라. 나는 운동선수들을 훈련시킬 때 먼저 감자 포대 스쿼트 10회를 시킨 후 데드리프트를 비슷한 깊이로 내려가라고 지시한다. 몇 가지 유의할 점이 있다.

무게중심을 발꿈치에 두어라. 제대로 체중을 주는 실험을 해보기 위해 10파운드짜리 플레이트를 발가락 아래에 넣어라. 햄스트링에 조금 부담은 되지만 체중을 확실히 발뒤꿈치에 실을 수 있을 것이다. 나는 운동선수들에게 "발뒤꿈치를 중국까지 밀어버려!"라고 말한다. 이제 중국에 있는 코치들은 발뒤꿈치를 미국까지 밀라고 말할 것 같은데 지구가 변형되어버리면 어쩌나 걱정이 된다.

첫날에는 표준적인 방법으로 그립을 잡아라. 나중에 시간이 조금 더 지나면 가장 많은 중량을 들 수 있는 그립으로 이러저리 바꿔보는 것도 좋다.

팔은 데드리프트를 할 때 막대기처럼 고정되어 있어야 한다.

머리는 들어 올린 채로 유지해라. 내가 코치하는 많은 운동선수들이 턱을 천장 방향으로 들어 올린 후 데드리프트 실력이 늘었다. 10명이 모두 같은 이야기를 하면 나는 그게 사실이라고 믿는다.

굿모닝(Good Mornings)

굿모닝 운동을 하는 많은 사람들은 아이러니하게 힘든 아침을 겪게 된다. 몇 달 전 근력 클리닉 회식 때 친구 하나가 굿모닝 운동에 대해서 물어봤다. 반 농담으로 "나는 굿모닝을 할 수 있고 너도 굿모닝을 할 수 있지만 저기 뱃살이 배 밖으로 흘러나온 뚱보는 굿모닝을 할 수 없을 거야"라고 말했다고 한다.

복잡할 게 뭐 있는가? 그냥 바벨 하나를 등에 올려놓고 앞으로 숙여라. 카이로프랙틱 산업 쪽에서 박수를 치고 있는 건 한편에 두고 이 자세에서 뭐가 잘못된 걸까? 첫째로 우리가 여기서 뭘 하려고 하는지 알아야 한다. 나는 굿모닝이 햄스트링 운동이지 아래허리 운동이 아니라고 한다. 이런 말을 하는 이유는 딱히 없고 그저 내 운동선수들이 내일 아침 걸을 수 있기를 바랄 뿐이다.

첫째로 일어나서 손을 골반 쪽으로 짚어라.

손을 골반 쪽에 짚은 상태로 엉덩이를 뒤로 밀어라. 손은 접힌 부분에 보이지 않아야 한다. 이게 굿모닝의 동작이다. 머리는 들고 어깨와 가슴은 펴

라. 바벨이나 바를 이용하지 않고도 동작을 제대로 한다면 햄스트링이 당겨지는 게 느껴질 것이다. 좋은 신호이다.

처음에는 바를 이용하지 말고 빗자루를 이용하여 자세를 바로잡는 연습부터 하라. 처음에는 벽에 붙은 채로 엉덩이로 벽을 민다고 생각하면 편하다. 앞으로 조금 더 가서 엉덩이로 다시 벽을 밀고 나중에는 엉덩이가 벽에 붙지 않을 때까지 앞으로 나가라. 그게 굿모닝 운동을 할 때 올바른 자세이다.

이걸 요가 자세처럼 하지는 말아라. 효과도 별로 없고 얼굴부터 땅에 고꾸라지면 웃길 뿐이다. 이건 스트레칭 동작도 아니니 앞으로 최대한 가려고 노력할 필요도 없다. 이건 리프트이다. 바른 자세로 나를 놀래켜봐라.

벤트오버 로우

여기서 잠깐. 나도 안다. 아놀드가 한때 등 운동의 최고봉은 풀업이라고 했었다. 하지만 등 근육을 두껍게 하기 위해서는 벤트오버 로우가 필요하다.

기왕 할 거 제대로 해보자.

로우를 하기 전에 먼저 '배트윙(Batwing)'을 몇 세트 하기를 권한다. 내가 발명한 운동이다. 얼굴을 바닥으로 하여 벤치에 엎드려서 덤벨 두 개를 바닥에 놓아라. 얼마만큼 위로 올리는지는 중요하지 않다. 다만 올릴 수 있는 한계보다 4인치만 더 올리려고 해봐라. 푸시업을 할 때 바닥에서 몸까지 떨어지는 길이가 딱 4인치 정도다. 여기서 중요한 건 최대한 팔을 올려서 견갑골 부위를 쥐어짜는 것이다. 점프하거나 반동을 주거나 스윙을 하거나 등등은 하지 말고 정직하게 5회씩 가능한 세트만큼 하라.

다음 날 등에 느껴지는 근육통의 근육이 능형근이다. 능형근을 발달시키면 어깨를 보호해주고 어깨와 가슴을 더 편 자세를 만들어준다.

배트윙은 참 잘 지은 이름이다. 팔을 뒤로 최대한 당겼을 때 딱 배트윙처럼 보인다.

이제 벤트오버 로우로 돌아가자. 저기서 양쪽에 플레이트 12개를 들고 와이드 그립으로 반동을 주며 슈러그를 하고 있는 저 사람들은(본인들은 벤트오버 로우를 하고 있다고 한다) 전혀 능형근 발달에 도움이 되지 않는다. 저렇게 하면 척추 디스크에도 무리가 많이 가게 된다.

로우를 할 때 굿모닝 자세로 들어가서 바를 가슴까지 닿게 하려고 노력하라. 위에서 4인치까지 올라가는 부분에 집중해야 한다. 로우 운동을 할 때 두 가지 부분으로 나눠서 하면 좋다. 1회는 배꼽까지 올리고 2회는 젖꼭지까지 올려라. 팔꿈치가 얼마나 더 위로 올라와야 되는지 느끼면서 운동을 하라.

벤치 프레스나 인클라인 벤치 프레스 등 수평 밀기 운동을 할 때 항상 배트윙을 먼저 하기를 권한다. 로우를 할 때는 로우를 해라. 끝까지 가라!

플랭크

대부분의 사람들과 같이 나도 플랭크를 싫어한다. 처음에 조쉬 힐리스의 조언으로 플랭크를 시작하게 되었는데 처음 시작할 때부터 플랭크를 싫어했다.

왜 싫어하냐고? 생각해봐라. 그저 자세 하나 잡기 위해서 안간힘을 쓰고 부들부들 떠는 모습을. 부들부들 떨고 있는 상태에서는 평온하고 자신감 있어 보이기 힘들다.

나는 운동선수의 몸 상태를 분석하기 위해서 하게 하는 동작이 있다. 1분 플랭크인데 다음 단계에 따라서 하게 된다.

첫 20초간은 오른 다리를 천장을 향해서 최대한 올릴 수 있을 만큼 올린다. 아라베스크(Arabesque)처럼 하는 것이다. 플랭크 자세는 그대로 유지한 채로 다음 20초는 왼쪽 다리로 아라베스크 자세를 취하라. 그리고 나머지 20초는 그대로 플랭크 자세를 취하라. 그 1분은 영원처럼 느껴질 것이다.

이걸로 어떻게 몸을 분석하느냐고? 벤치 프레스나 야구에서 투구하는 동작을 많이 한 운동선수들은 플랭크 동작이 겨드랑이 부분에 통증을 느끼게 한다고 한다. 이런 운동선수들은 벤트오버 로우와 배트윙을 많이 해야 한다.

만약 운동선수가 땅바닥에 자빠져서 햄스트링을 스트레칭 하면서 너무 아프다고 하면 고블릿 스쿼트와 데드리프트를 하여 등 근육을 발달시켜야 한다. 잠자는 엉덩이 신드롬이라고도 하는데 엉덩이 근육이 약해서 생기는 증상이다. 이 운동선수들은 매일 굿모닝과 고블릿 스쿼트를 해야 한다.

만약 몸 전체가 흔들리고 마지막 10초에 비명을 지르고 있다면 이건 분석이 쉽다. 매번 훈련 때마다 플랭크를 첨가하면 되는 것이다. 플랭크는 고중량의 리프트를 모두 한 후 마지막에 하는 게 좋다.

플랭크의 다른 문제점은 그저 내 개인적인 경험에 바탕을 한 것이지만 한번 생각해볼 만하다. 내가 코치하는 운동선수들 중에 플랭크만 하면 좋아리 근육에 경련이 일어난다고 하는 선수들이 있었는데 원인을 알기가 어려웠다. 이전에는 종아리에 경련이 일어나는 선수들의 문제점은 식사를 제대로 하지 않거나 제대로 된 식이습관이 잡혀 있지 않거나 필요한 보충제를 섭취하지 않는 등의 영양 문제로 생각했다. 그래서 내가 내린 결론은 종아리 경련이 있는 선수들은 뭔가 식습관에 문제가 있다는 것이었다. 실제로 좋은 식습관과 멀티미네랄 보충제 섭취 이후에 문제점이 사라졌다. 과학적으로 증명이 되었는지는 모르겠지만 개인적인 경험에서는 효과를 봤다.

이번 글에서 소개한 다섯 가지 운동인 스쿼트, 데드리프트, 굿모닝, 벤트오버 로우, 플랭크는 당신이 하고 있는 어떤 운동이든지 실력을 향상시켜 줄 것이다. 이 다섯 가지 운동은 당신의 몸을 변화시킬 수 있다. 다만 이 운동들은 힘들고 숙련되는 데 몇 주간의 훈련 시간이 필요하다. 그래서 이 운동을 하는 사람들을 체육관에서 보기가 힘든 것이다.

33

운동을 장기적으로 할 수 있는 비밀

첫 번째 계명

장기적인 훈련의 세계에서 한 가지 진실이 있다. 완벽한 프로그램은 없다는 것이다. 내가 훈련하는 사람들에게 조언을 딱 한 가지 할 수 있다면 그건 지금 하고 있는 훈련을 그만두고 다른 걸 시도해보라는 것이다. 모든 사람들이 월요일에는 벤치 프레스와 컬을 하는 날이라고 생각한다. 모든 체육관의 남성들은 월요일에 상체 운동을 한다. 3년간 그렇게 하면 몸이 그냥 거기에 익숙해져버린다. 변화를 주어야 진전을 할 수 있다. 그래서 운동의 세트를 변화시키거나 덤벨을 바벨로 바꾸는 것만으로도 효과가 눈에 보이는 것이다. 변화가 중요하다.

대부분의 사람들은 적어도 계절이 변할 때마다 한 번씩은 훈련 프로그램을 바꿔야 한다. 새로운 학기가 시작하고 새로운 미식축구 시즌이 시작하는 가을을 추천한다. 가을은 우리의 삶을 재정비하는 기간으로 좋다. 겨울에는 중량을 늘리고 훈련도 강도를 조금 높이기를 추천한다. 훈련 후에 몸을 덥히기 위해서 따뜻한 스프와 스튜를 먹는 것도 좋다. 봄에는 다시 야외로 나가서 훈련에 재미있는 부분을 더하라. 여름에는 활동적이고 재밌는 훈련 프로그램을 만들어보아라. 사계절 훈련법에 맞춰 훈련 프로그램을 재정비하면 운동 효과가 훨씬 더 많이 나고 건강에도 좋을 것이다.

두 번째 계명

지방 감소가 목표라면 지방 감소에만 집중하라. 나 또한 지방 감소와 몇 년간을 싸웠지만 그 오랜 전투에서 간단한 결론을 내렸다. 이거 하면서 저거 하고 저거 하면서 이거 하고, 동시에 하다보면 지방 감소를 위한 에너지를 낼 수가 없다. 2주 혹은 4주간의 집중적인 프로그램으로 지방 감소에 전력을 다해야 한다. 간단하게 2주 동안 앳킨스 다이어트, 즉 생선, 고기, 계란, 치즈를 집중 섭취하는 것만으로도 지방 감소가 될 것이다. 1년에 2주 정도 집중적으로 지방 감소 프로그램을 하는 게 많은 사람들이 실패하는 1년에 52주짜리 다이어트보다 성공 확률이 높다.

세 번째 계명

사람들은 가끔 내가 훈련에서 내세우는 원칙 하나를 가지고 놀리고는 한다. 그 원칙은 하루에 두 번 치실을 사용하라는 것이다. 최신 연구 결과들이나 치과의사들, 치위생사들에게 물어보면 치실이 치아만 살리는 게 아니라 심장 건강에도 좋다고 한다. 치실은 꼭 사용하도록 하자.

심혈관계 건강 말고도 다른 장점들도 있다. 만약 누군가가 올림픽 챔피언십이나 미스터 유니버스를 목표로 다년간의 훈련 프로그램을 구성해달라고 하는데 하루에 2분 투자해서 치실 사용을 할 수 없다면 다년간의 프로그램은 잘 되겠는가? 다시 한 번 장기간의 건강에 대해서 생각해보자. 우리는 모두 뭘 해야 할지 알지만 쉽사리 결정하지 못한다. 다시 한 번 우리가 건강을 위해서 해야 할 것들을 떠올리고 실천하도록 노력해보자.

네 번째 계명

운동을 오래 지속할 수 있도록 해주는 요소들을 잘 보고 간직하라. 하나는 충분한 수면이다. 운동선수의 실력을 단지 잠을 일찍 자게 하는 것만으로도 향상시킬 수 있다.

수면은 공짜에다가 호르몬 수치, 회복력, 지방 감소에 탁월한 효과가 있다. 지방 감소에 갸우뚱하겠지만 자는 동안 먹는가? 대부분의 사람들은 먹지 않는다. 다른 무료 방법, 지금은 거의 무료인 방법 중 하나는 주된 음료를 물로 하는 것이다. 칼로리가 잔뜩 든 음료수들을 들이키지 마라. 아니면 특정한 슈퍼볼이나 대학 경기 날에만 마시도록 하라. 마지막으로 체육관 근처에 주차하려고 오랜 시간 기다리지 마라. 조금 더 멀리 주차하고 체육관까지 걸어와라. 계단도 사용하려고 노력하라. 조금 더 걷고 조금 더 계단을 이용하는 게 몸에 축적이 된다.

다섯 번째 계명

당신의 체육선생님과 교련선생님 둘 다 옳았다. 푸시업은 효과가 아주 좋은 운동이다. 푸시업은 상체 운동뿐만 아니라 코어 운동에도 좋다. 푸시업의 효과에 대해서 의심이 든다면 지금 당장 바닥에 엎드려 1분 동안 최대한 할 수 있는 만큼 푸시업을 해봐라. 40개를 하지 못한다면 할 수 있을 때까지 나는 어떤 리프트도 사용하지 못하게 한다. 그리고 내일 대흉근에 느껴지는 근육통은 어쩌면 가장 간단한 운동이 최고 중의 하나라는 증거가 될 수 있다.

여섯 번째 계명

항상 운동의 양보다 강도에 집중하라. 어떻게 해야 할지 잘 모를 때는 고중량을 더 적은 횟수나 더 적은 세트로 하라. 만약 갈라진 근육에 관심이 많다면 육상팀으로 들어가서 400미터 달리기를 하라. 내가 훈련하는 공원에서 항상 조깅하는 마른 비만인 사람들을 보지만 그 누구도 400미터를 50초 내로 달리지는 못한다. 지금 육상 트랙으로 가서 전력 질주로 400미터 달리기를 해봐라. 그리고 마지막 100미터에서 지방이 타는 느낌을 느껴보라.

체육관에서는 충분하지 않은 중량으로 많은 횟수와 세트를 하는 데 시간을 낭비하지 마라. 플레이트를 더 쌓고 고중량으로 운동하라.

일곱 번째 계명

쉴 때는 쉬어라. 예전에는 가벼운 날, 쉬운 주에 대해서 가치가 있다고 생각을 했는데 훈련의 기간이 길어지면서 재미있는 사실을 발견했다. 출장이나 휴가로 체육관에서 1, 2주 동안 떨어져 있었더니 체육관의 냄새와 풍경과 재미있는 훈련들이 그리워지기 시작했다. 내 훈련을 기대하게 된 것이다. 멘토들의 조언을 따라 훈련하는 날에는 열심히 훈련하고 쉬는 날에는 푹 쉰다.

나는 더 이상 쉬운 훈련 날들을 만들지 않고 차라리 그 시간을 가족과 친구와 미식축구 경기를 관람하는 데 사용한다.

여덟 번째 계명

단백질과 섬유질을 더 섭취하라. 충분히 섭취하고 있다고 생각하겠지만 그렇지 않고 있을 가능성이 높다. 평소의 식단에서 단백질 셰이크를 하루에 두 번 더 마시는 실험을 해봤는데 내 허리 사이즈가 줄어들었을 뿐 아니라 몸의 에너지도 많아지고 행복감도 늘어났다. 단백질 셰이크에 무가당 오렌지맛 차전자 보충제를 첨가했더니 다음 건강검진 때 혈액 수치가 아주 좋아졌다.

운동선수들에게 2주간 자신이 섭취하는 음식을 기록하라고 하면 힘들어한다. 또 기록을 보면 단백질 섭취가 부족한 경우가 많다. "하지만 어제 저녁에 닭을 먹었는걸요"라고 대답한다. 200파운드가 나가는 사람이 단백질 40그램을 먹고 충분할 거라 생각했는가? 식사 때마다 손에 한 움큼 쥐어질 만큼 단백질과 채소와 콩을 섭취하라. 아침도 꼭 먹어라.

아홉 번째 계명

커뮤니티를 만들어라. 체육관이든 공원이든 운동 팀이든 훈련을 사회생활의 일환으로 만들어라. 리프팅과 하이랜드 게임에서 만나 경쟁할 수 있는 친구들을 만들어라. 훈련에 대해서 토론하고 새로운 걸 시도해볼 수 있는 동료들을 가지고 있는 것도 아주 좋다. 사람들이 없다면 최소한 개라도 산책시켜라. 살찐 개들을 보면 주인도 살쪄 있다. 개를 위해서라도 산책을 시키고 개의 건강을 지켜줘라. 마지막으로 추천할 방법은 훈련을 친구들을 초대하여 같이 하고 끝나고 바베큐 파티를 해라. 훈련도 즐거울 것이고 단백질 가득한 식사를 할 수 있을 것이다.

열 번째 계명

아프게 하는 동작들을 피하라. 토할 정도의 훈련은 관절만 상하게 할 뿐이다. 일주일에 3번씩 토하는 프로그램을 10년 동안 계속할 수는 없다. 관절이 아프고 피로에 시달리면 안 된다. 좋은 근육통과 피로를 구분하고 좋은 고통과 부상을 구별하라. 통증을 항상 피할 수 있는 건 아니지만 장기적인 관점에서 바라보아야 한다. 지금부터 10년, 그리고 그 후로부터 10년까지 생각해 봐야 한다.

잡지에 글을 기고하게 되면 이메일을 아주 많이 받게 된다. 일주일에도 열몇 통씩 아주 힘들게 훈련하는데 실력의 진전이 없는 여러 사람들의 이야기를 듣게 된다.

이메일을 보내는 사람들은 매 식사마다 식사의 양을 재고 매일 섭취하는 탄수화물, 단백질, 지방을 측정하고 훈련할 때 초시계와 타이머와 계산기와 차트와 기록지와 여러 가지 것들로 열심히 기록하며 운동한다. 나는 훈련할 때 신경 쓰는 게 맞는 바지를 입었는지 신발을 거꾸로 신지는 않았는지 정도이다.

내가 이메일 답장에 항상 하는 이야기는 이런 것이다. 당신의 경험을 믿어라. 하지만 이 길을 이미 걸어왔고 이미 실패했던 사람들의 경험을 바탕으로 삼아 똑같은 실수를 저지르지는 말아라.

34

가장 힘든 것

나는 이런 순간들을 위해서 산다. 이런 말을 자주 반복하다보면 자신의 말에 세뇌되어 진짜 그렇다고 믿을지도 모른다. 오하이오에서 언덕을 중간쯤 올라가고 있었다. 175파운드짜리 철로 된 봉을 제르셔 자세로 잡고 85파운드짜리 썰매를 끌면서. 경사도가 꽤 있는 가파른 언덕이었다.

나는 숨을 쉴 수가 없었다. 철로 된 봉을 감싸 안고 있는 것 자체가 숨을 가쁘게 했고 썰매를 매고 언덕을 올라가며 숨을 쉬는 게 한 발씩 내딛는 것만큼 힘들었다. 열기와 땀이 봉을 잡고 있기 더 힘들게 했고 한 발씩 가는 것도 힘겨웠다.

친구들은 내가 아직 언덕을 반 밖에 오르지 못했다며 아유를 보냈다. 나는 그들에게 소리를 치고 싶었지만 한 마디도 할 수 없었다.

며칠 후 그 운동의 여파로 몸이 계속 고단한 채로 스포츠에서 장기적인 성공과 몸의 체성분에 대해서 곰곰이 생각해봤다.

내가 쓴 모든 글 중에서 가장 많은 이메일을 받는 글은 이 책 앞에 나와 있는 '하루에 리프트 한 가지 프로그램'이다.

간단히 내용을 상기시키자면,

1. 하루에 리프트를 하나씩 선택해서 훈련하라.
2. 2번은 없다. 1번 외에 다른 내용이 없다.

이렇게 간단한 건데 이메일로, 인터넷 포럼 댓글로 여러 흥미로운 질문들을 받는다. 그중 한 가지를 소개한다.

"댄, 만약 월요일에 벤치 프레스와 컬을 하고 수요일에 벤치 프레스를 하고 금요일에 벤치 프레스와 컬을 한다면 당신이 말하는 '하루에 리프트 한 가지 프로그램'에 부합할까요?"

내가 과장하고 있다고 생각하겠지만 대답은 "아니오"이다.

썰매를 끌고 철로 된 봉을 끌어안은 채 오하이오에 있는 언덕을 오를 동안 훈련 프로그램에서 성공에 가장 중요한 요인이 머리에 떠올랐다. 멍청함? 아니다. 시너지다. 패러다임의 변화라든지 생각을 바꿔야 한다든지가 아니다. 시너지가 훈련할 때 가장 중요한 개념이다.

이번에는 내 친구인 그레그 헨져가 금속 바를 가져왔고 내 다른 친구인 마이크 로젠버그는 썰매를 가져왔다. 내 아버지의 어린 친구인 로니 웨이드는 젊음과 에너지를 갖고 왔다. 나는 그날 하루 동안 정말 힘든 걸 하나 해보자는 제안을 했고 그래서 이 도전을 하게 된 것이다.

워크숍, 컨퍼런스, 인터넷 포럼의 글들을 보면 하루에도 새로운 아이디어를 열몇 개는 얻을 수 있다. 굉장한 일이기도 하지만 단점도 있다. 처음 들어보는 리프트들, 프로그램들, 상상도 못해봤던 변화무쌍한 횟수들 그리고 어느 해변에 가야 찾을 수 있을까 싶은 여인들, 하지만 이 모든 정보들을 어떻게 내 자신의 훈련 프로그램에 넣을 것인가? 오하이오 언덕 오르기 경험을 통해 내가 이 문제를 어떻게 접근하는지 보여주겠다.

단순하게, 격렬하게, 운동하라.

시작하기 전에 몇 가지 유의할 점이 있다.

1. 시너지는 1 더하기 1이 3이 되는 경우를 말하는 것이다. 리프팅과 인생에서 조금 더 힘든 부분에 집중을 하면 더 많은 배움을 얻을 수 있다.

   난 항상 아트 드 반니의 "어떻게 하면 지방을 줄일 수 있나요?"에 대한 대답을 좋아했다. 그는 대답한다. "처음부터 지방을 갖고 있지 마세요." 만약 대학 생활 내내 맥주를 피처로 마셨다면 이 책에 나와 있는 조언들을 따르기가 처음에는 쉽지 않을 것이다.

2. 정직하고 꾸준하게, 강도 높게 훈련하면 장기적으로 성공할 수 있다. 기적 같은 저탄수화물 식단과 장거리 달리기 선수들의 비법 같은 걸 나에게 가지고 오지 마라. 그런 거에는 관심이 없다. 405파운드를 바에 끼고 어떻게 해서든 머리 위로 들어 올렸다가 다시 내려라. 이게 강도 높은 훈련이다.
3. 마지막으로, 모든 것은 항상 간단하다. 삶, 사랑, 돈, 성공 모두 간단하다. 간단하지만 쉽지 않다. 버는 돈의 10퍼센트를 저금하는 건 간단하지만 쉽지 않고, 내 훈련 프로그램도 간단하지만 쉽지 않다.

'하나의 삶'에 대한 글을 쓴 후 사람들은 네 번째 주에 훈련을 안 하는 것, 내가 권하는 횟수와 세트 시스템, 하루에 리프트 한 가지 프로그램에서 리프트를 두 개 사용할 수 있는지 궁금해한다. 질문에 대한 대답은 모두 나와 주위 사람들의 경험을 바탕으로 한다.

소련의 코치들이 말한 것처럼 일주일 동안 완전히 쉬는 건 훈련을 과도하게 해서 부상을 당하는 것을 방지해주고 실력도 좋아지게 한다. 한 달에 일주일을 쉬어주면 몇 년 동안 계속 운동을 할 수 있는 힘을 준다.

매 4번째 주는 훈련을 하지 않는다고 가정하자. 하이랜드 게임 선수는 리프팅은 하지 않지만 다른 가벼운 훈련들을 할 수 있을 것이다. 육상 선수나 파워 리프트 선수들도 마찬가지다. 몸의 좋은 체성분을 위해서는 그 한 주에 평소에 무시하며 하지 않았던 운동들을 하는 게 좋다. 몇 가지 훈련 프로그램들의 예시를 보자.

스트롱맨 훈련: 하루에 리프트 한 가지

내 친구 버니는 최근에 스트롱맨 대회에 출전하기 위해 다음 원칙들을 이용하여 훈련을 했다. 예상하지 못했던 종목이 한두 가지 있을 거라 생각했지만 대부분의 종목은 정해져 있기에 다음과 같이 훈련 프로그램을 구성했다.

첫째 날

파머스 워크. 지쳐 쓰러질 때까지. 파머스 워크는 온몸의 근육을 모두 사용하게 만든다. 스트롱맨 운동을 할 기구가 없다면 체육관에 있는 가장 무거운 덤벨을 이용하라.

둘째 날

클린과 프레스. 버니는 재밌는 요소를 훈련에 집어넣었는데 매번 세트마다 속도를 빠르게 했다. 그는 전통적인 피라미드 방식으로 중량을 조절해서 운동을 하다가 중량을 줄이고 점점 빠르게 운동하여 45분 동안에 최대한 많은 횟수를 운동하고자 했다.

셋째 날

우리가 발명한 스쿼트 변형들인데 스트롱맨 대회에서 유용하게 사용될 수 있다. 처음에는 저중량으로 가볍게 오버헤드 스쿼트로 시작한다. 중량을 점점 늘리다가 백 스쿼트로 하기 힘들 때 프런트 스쿼트를 하기 시작하라. 또 무겁게 느껴지면 백 스쿼트로 전환하라.

마지막으로 1/4 스쿼트나 고중량에 보조를 받는 스쿼트로 운동을 마무리하라. 점점 중량을 늘려가면서 15~20세트 정도 스쿼트를 한다고 생각해라.

넷째 날

셋째 날 했던 스쿼트 방식으로 데드리프트를 하라.

예를 들어,

개구리 자세 스내치 그립 데드리프트
스내치 그립 데드리프트
클린 그립 데드리프트(플레이트 위에서)
클린 그립 데드리프트
스모 데드리프트
표준 데드리프트

운동을 시작하기 전에 핸드폰에 미리 11을 눌러 놓아라. 운동 후에 마지막 9만 누르면 되게 말이다.

다섯째 날

휴식. 완전한 휴식을 취하라.

여섯째 날

이제 시너지 훈련법에 대해서 이야기할 차례이다. 주위를 둘러보며 훈련할 만한 기구들이 어떤 게 있는지 한번 살펴봐라. 친구들을 불러 각자 가지고 있는 기구들을 가져 와서 같이 훈련해도 좋다. 모든 기구들을 한 줄로 세워놓고 초시계를 설정해놓은 뒤 시작하라.

모든 운동을 연속해서 해보는 것이다. 내가 가장 좋아하는 방식은 썰매를 끈 채로 케틀벨 두 개로 스내치를 1~2분 정도 하고 케틀벨을 내려놓고 다음 기구로 전력 질주하는 것이다.

썰매를 내려놓고 할 수 있는 만큼 풀업을 한다. 파머스 바를 들고 시작점으로 돌아온다. 바위를 들고 마지막 225파운드짜리 바로 가서 데드리프트 10회를 한다. 그만! 하고 시간을 잰다. 그다음에 친구와 누가 빨리 하는지 시간 경쟁을 하는 것이다.

시너지의 재미있는 부분은 만약 당신의 친구가 당신보다 조금 더 나은 기록으로 운동을 마치게 되면 운동 종목을 조금 바꿔서 재도전하자고 하는 자신을 발견하게 된다는 것이다. 결국에는 이 메들리를 삼세번 정도 하고서야 멈추게 된다.

누가 먼저 훈련을 더 하자고 한 것도 아닌데 그렇게 된다.

'하루에 리프트 한 가지 프로그램'이 처음 소개되었을 때 사람들이 여러 가지 변형을 시키기 시작했다. 케틀벨, 체조, 하이랜드 게임, 심지어 머신 운동도 있었다. 만약 머신으로 '하루에 리프트 한 가지 프로그램'을 할 생각이면 제발 하루에 다리 오므리기 머신 운동만 종일 하지 않는다고 약속해라. 혹은 나는 모르게 해라. 그래도 산부인과 의사한테는 꼭 알려라. 중요한 정보일지도 모른다.

하루에 운동 하나, 하루에 팔 운동 하나

재미있는 조합을 하나 생각해냈는데 한 팔 운동을 하루에 리프트 한 가지 프로그램과 조합하는 것이다. 내가 생각해낸 프로그램이기에 내가 먼저 실험해봤다.

첫째 날

왼팔 스윙, 스내치, 프레스. 스윙 5회, 스내치 3회, 프레스 2회를 가능한 한 많은 세트를 한다.

둘째 날

프런트 스쿼트. 다리 부분은 너무 힘들게 하지 않기로 했다. 3회씩 8세트만 했다.

셋째 날

오른 팔 스윙, 스내치, 프레스, 스윙 5회, 스내치 3회, 프레스 2회를 가능한 한 많은 세트를 한다.

넷째 날

쉬는 날

다섯째 날

데드리프트와 간단한 운동 몇 가지

여섯째 날

여행

일곱째 날

풀업, 죽기 직전만큼만.

이 훈련 프로그램을 정말 진지하게 해볼 사람이 있으면 나중에 결과를 알려주기를 바란다. 실제 연구상으로는 한 손으로 운동할 때 두 손으로 할 수 있는 한계중량의 60~70퍼센트를 할 수 있다고 한다. 하지만 한 손으로 운동을 할 때 계속 낮은 중량으로 하려고 하는 경향이 있는데 중량을 늘려볼 필요가 있다.

간단히 훈련 프로그램을 짜본다면 이틀은 오른팔 운동 날, 이틀은 왼팔 운동 날, 하루는 몸 전체 운동 날, 그리고 하루는 스쿼트 날로 하면 좋을 것이다.

첫째 주

1일차
오른팔 클린, 프레스

2일차
프런트 스쿼트

3일차
왼팔 클린, 프레스

4일차
휴식

5일차
오른팔 스윙, 스내치

6일차
데드리프트

7일차
왼팔 스윙, 스내치

다음 주에도 똑같이 반복하는 것보다 훈련 일수를 4일로 줄이고 프로그램을 조금 바꾸는 게 더 낫다.

둘째 주

1일차
휴식

2일차
프런트 스쿼트

3일차
휴식

4일차
오른팔 운동

5일차
데드리프트

6일차
왼팔 운동

7일차
휴식

총 4주 동안 이 프로그램대로 훈련을 해보고 효과가 있는지 한번 판별해봐라.

이 훈련 프로그램에서 조금 의아하게 느낄 수 있는 점은(어떤 독자들은 이미 느꼈을지도 모르겠다), 이 훈련 프로그램이 처음 말했던 시너지 효과가 아니라 차 생산 공정에서 차를 조립하는 느낌을 줄 수도 있다는 것이다. 하지만 시너지 효과는 이 프로그램에도 들어가 있다.

이 훈련 프로그램의 아이디어는 하루에 리프트 한 가지에 관한 글을 읽고 이메일을 보내온 독자에게서 얻었다. 나는 항상 도전하는 멍청함을 가졌기에 시도해보았다. 나는 내 경험담을 글로 썼고 내 동료 중 하나가 거기에 변형을 더 시키고 케틀벨 전문가들의 의견을 더해서 프로그램이 만들어졌다. 그 프로그램이 시너지다.

리프팅을 처음 시작할 때 사람들이 갖는 문제점은 주위에 있는 사람들이 자신보다 훨씬 더 이 운동에 대해서 잘 알고 있을 거라고 생각하는 것이다. 특히 주머니에 자신의 이름이 새겨진 골프 셔츠를 입고 있는 남자들이 더 잘 알 거라고 말이다.

"그는 이 운동에 전문가일 거야. 골프셔츠를 입었고 심지어 이름도 새겨져 있잖아?"

사실 해답은 멀리 있지 않다. 현대를 살고 있는 모든 사람들은 손가락 몇 번만 사용하면 무수히 많은 정보를 얻을 수 있다. 하지만 얻을 수 있는 정보에 더 첨가가 되어야 한다. 당신의 경험, 당신의 자산, 당신의 모험이 첨가되어야만 진정으로 자신의 것이 될 수 있다.

하루에 리프트 한 가지 프로그램을 설명할 때는 너무나 간단한 훈련 프로그램이기 때문에 질문이 많이 없다. 물론 간단하지만 쉽지는 않다.

자, 이제 다음 단계로 가보자.

35

훈련의 원칙들

원칙 하나

고급 훈련 방법은 고급 훈련자들을 위한 것이다. 우리 모두가 알고 있는 사실이다. 하지만 가끔 지금도 그 유명한 파시피카 바벨 클럽에서 딕 노트미어가 나를 잠깐 동안 훈련시켜줬던 기억을 가지고 있다. 그 훈련은 다음과 같았다.

일주일에 3번

인상과 용상(한 번에 2시간 정도)

일주일에 2번

프런트 스쿼트와 저크(Jerk) 렉을 이용해서(2시간 정도)

나는 다리 운동을 일주일에 5번씩 하고 있었고 그에 따라 체중도 4개월 동안 40파운드가 증가했다. 나는 이런 운동을 했었다.

프런트 스쿼트
135파운드 3회
155파운드 3회
175파운드 3회
185파운드 3회
195파운드 3회
205파운드 3회
215파운드 3회
225파운드 3회
235파운드 2회
245파운드 1회

나는 그 리프트를 배우는 중이었다. 내 몸을 더 유연하게 하고 자세를 배우고 내가 몇 달 몇 년 후에 들어 올릴 중량을 준비하는 중이였다. 몇 년 후에는 프런트 스쿼트를 400파운드 중량으로 6~8회 정도 할 수 있을 터였다. 300파운드를 넘게 할 수 있을 때는 10파운드 뛰기를 하지 않지만 200파운드 즈음에서는 아주 좋은 운동이다.

초심자들은 체중보다 더 높은 중량의 사용을 권하지 않는다. 이렇게 이야기를 해도 젊은 사람들에게 컬의 변형에 관한 몇십 개의 이메일을 받을 것이다. 30년 넘게 운동을 하지 않은 나 정도의 나이 대의 사람들에게 다음 운동을 권한다.

고블릿 스쿼트
하프 터키쉬 겟업
원 암 로우
푸시업
서류가방 캐리(덤벨 하나를 들고 50야드를 걸은 후에 다른 손으로 덤벨을 바꿔들고 되돌아오기)

횟수와 세트에 관해서 질문을 할 때 나는 몇 번 해보고 그 운동이 어떤지 느껴보라고 조언한다. 그 후에 한 번 더 하되 올바른 자세로 운동하도록 노력하라. 매번 조금씩 더 횟수를 늘리거나 세트를 늘리려고 노력해봐라. 2주 동안 훈련한 후에는 전체 운동을 6~7회 정도 하려고 해보라.

그럼 이런 이메일 답변을 받는다. "잡지에 나와 있는 운동들은 이런 게 아니던데요?"

맞다. 그리고 잡지에서는 30년 동안 운동을 하지 말고 쉬라고 하지도 않았다.

원칙 둘

근력 스포츠 선수들은 근육의 크기를 신경 쓰지 않고 보디빌더나 외형을 보기 좋기 하기 위해 운동을 하는 남자들은 근력에 신경 쓰지 않는다.

내가 그렇게 했기 때문에 이 사실을 잘 안다. 훈련을 하면서 나는 내 몸을 키우려고 훈련을 하지 않는다. 그리고 몸의 균형을 맞추기 위해서도 하지 않는다. 나는 오직 더 멀리, 높이, 더 잘 던지는 데 집중한다. 그리고 연중 2~3가지 운동만 8회씩 3세트 하거나 12회씩 5세트를 하는데 그렇게 하면 내 몸이 딱 좋다고 느낀다.

10번 넘게 경험하여 얻은 교훈이 하나 있다. 구체적으로 세세한 것에 집중하면 성적은 좋아지지만 대회 직후에 몸이 망가진다는 것이다. 근육 비대와 근력 훈련 양쪽으로부터 회복시키기가 어렵지만 반드시 두 가지를 모두 해야 한다. 나조차도 잘 지키고 있지는 않지만 말이다.

많은 보디빌더들에게 근력이 강해지는 건 큰 관심거리가 아니다. 옛날에는 보디빌더들이 파워 리프팅이나 올림픽 역도 대회에도 참가했다. 프랑코 콜롬부(Franco Columbu)가 세운 데드리프트 기록은 믿을 수 없을 정도이고 캘리포니아 주지사는 인상을 242파운드, 용상을 300파운드 이상 하고 바위 들기 대회에서도 우승했다. 하지만 대부분 나한테 이메일을 보내는 사람들은 근육이 조금만 움직이면 생기는 건 줄 아는 것 같다. 그 사람이 보내온 훈련 엑셀 스프레드 시트를 열어보니 마라토너, 훈련 교관, 올림픽 챔피언도 녹다운시킬 만한 프로그램이 있었다. 그 훈련 프로그램은 달리기, 사이클링, 여러 무술들, 파워리프트, O 리프트, 여러 캘리스데닉 들이 포함되어 있었다. 푸시업, 싯업, 풀업이 있는 건 괜찮은데 근육을 키우려고 하면 리프팅을 조금이라도 해야 하지 않겠는가.

근육량을 늘리기 위해서는 몸에 하중이 가해져야 한다. 최근에 나랑 같이 훈련하는 사람 중 하나가 체중이 늘지 않아 고민이라고 했는데 그의 훈련량을 보니 200파운드 넘게 리프팅을 하는 운동이 단 한 가지도 없었다. 근육량을 키우려면 고중량으로 운동을 해야 한다.

원칙 셋

지방 감소는 장기적인 관점에서 봐야 한다. 이렇게 생각한 적이 있었다. 지방 감소는 긴 시간의 칼로리 감소와 심혈관계 운동이 함께 병행되어야 한다고 많이들 이야기하지만 벨로시티 다이어트의 경우도 간과해서는 안 된다. 지방 감소를 목표로 할 때는 오로지 지방 감소에만 집중해야 한다. 동네 농구대회나 스트롱맨 대회와 병행할 수 없다. 오로지 지방 감소만 해야 하는 것이다. 그리고 제발 벨로시티 다이어트가 힘들다는 이메일은 보내지 마라. 나도 이미 충분히 알고 있다. 지금도 생생히 기억나는 일 중 하나는 내 형제에게 전화를 걸어서 하룻밤을 어떻게 더 생존할 수 있을지 물어보는 거였다. 그는 내일 벨로시티 다이어트를 그만두라고 했다. 하지만 오늘 밤만은 잘 넘겨보라고 했다. 나는 침대에 누워서 구운 치킨 생각에 잠을 못 이뤘지만 다음 날 아침 다시 다이어트를 이어갈 수 있었다.

지방 감소는 전쟁이다. 지름길이나 쉬운 길은 없다. 물론 대학교 동호회에서 하는 생활 속의 작은 변화들 모임을 지지하고 또 좋은 생각이라고 생각한다. 하지만 빵에서 적은 칼로리 베이글로 바꿔 먹는 등의 작은 발걸음은 작은 변화밖에 만들어내지 못할 것이다.

단지 28일이다. 딱 28일만 투자하고 목표를 향해 다른 일들을 하라.

만약 다음에 질문이 있을 때 앞서 말했던 원칙 세 가지를 생각해보고 거기에서 답을 찾아보아라.

기억하라.

- 당신의 훈련 프로그램이 당신의 역량과 경험에 맞는지
- 구체적인 목표가 있고 그 목표를 향해 달려가는 중에도 혹시나 놓치는 부분이 있지는 않은지 생각해보라. 대부분의 사람들은 더 근력이 강해져야 한다!
- 지방 감소를 매해 목표에서 따로 분리시켜 딱 28일만 투자해서 지방 감소부터 해놓으라. 이렇게 하는 게 더 효과가 좋다.

36

세 가지 기본적인 개념

훈련 프로그램 분석은 재미있다. 새로운 훈련 프로그램들을 배우는 것도 좋아하고 예전 프로그램들을 응용해보는 것도 좋아한다. 나는 정원 창고에서 아내가 경멸하는 개조한 차에 뭔가 더 덧붙일 만한 재료가 없나 찾아보는 그런 종류의 사람이다. 어떤 운동을 할지 고민하는 건 신나고 새로운 리프트를 배우는 건 재밌다. 자극적이고 살아 있는 느낌을 느끼게 한다. 누군가가 스쿼트 스내치를 잡지에서 보고 배우는 장면을 보는 것은, 특히나 잡지에 나와 있는 피트니스 모델이 너무나 분명하게 그 운동을 한 번도 해보지 않는 게 보일 때는 꼭 영화에서 철로에 있는 차에 돌진해 오는 기관차를 보는 느낌이다. 웃기기는 웃긴데 정말 웃겨서 웃는 건 아니고 "당최 뭐하는 거야?" 하는 식의 황당한 웃음이 나온다. 새로운 보충제를 사서 섭취하는 건 처음 데이트를 하는 느낌과 비슷하다. 처음 며칠은 어떤 반응이 나올지 두근두근 하고 소변에서 나는 특이한 향을 즐긴다. 얼마 지나지 않아 대부분의 보충제는 쓰레기통에 버려지게 되고 새로운 보충제를 찾아 나선다.

이게 바로 우리 대부분이 겪는 문제이다. 새로운 훈련 프로그램, 새로운 운동, 새로운 영양학적인 방법들이 인터넷을 열거나 새로운 잡지를 볼 때마다 쏟아진다. 우리는 여기저기에서 정신없이 들어오는 추천과 권유들에 휘둘리게 된다. 이 많은 정보의 홍수 속에서 우리는 어떤 운동이 우리에게 효과가 있는지 골라낼 수 있는가? 어떤 운동이 효과가 있고 어떤 운동이 효과가 없을지 어떻게 알 수 있을까?

옛날 옛적 그리스에서 그 해답의 실마리를 찾을 수 있다. 당신의 훈련 철학은 무엇인가? 진지하게 물어보는 거다. 당신이 훈련을 하게 만드는 기본적인 동기와 비전이 무엇인가? 이 글에서 나는 내 훈련 철학과 비전을 공유하고자 한다. 이 철학과 비전은 훈련 초기에 바로 형성된 것이 아니라 40년 넘는 훈련 기간 동안 서서히 발전해온 것이다. 먼저 알려둘 것은 내가 여기서 말하는 모든 것은 이 길을 이미 걸어왔던 선지자들로부터 그들의 방법들을 여기서 조금 저기서 조금 가져왔다는 것이다.

미식축구 코치 시절에 지미 존슨(Jimmy Johnson)의 강연을 들은 적이 있는데 그의 강연은 코칭에 대한 나의 생각을 완전히 바꾸어버렸다. 존슨은 굉장히 특이한 이력을 가진 사람이다. 그는 마이애미 허리케인스(Miami Hurricanes)에서 전미 미식축구 챔피언십 우승과 댈러스 카우보이스(Dallas Cowboys)에서 슈퍼볼 우승을 모두 경험한 사람이다. 존슨의 강연은 라스베이거스에서 열린 연례 미식축구 코치 모임에서 이루어졌다. 솔직히 말해서 나는 기대를 전혀 안 하고 있었다. 대부분의 유명한 사람들은 준비가 되지 않은 상태로 와서 고등학교 미식축구 코치들에게 마치 신문 기자들한테 말하는 것처럼 말하고 칠판에 선 몇 개 직직 긋고 골프 치러 가기 바쁘기 때문이다.

내 생각이 틀렸다. 존슨은 내가 가지고 있던 코칭에 대한 패러다임을 바꿔버렸다.

그는 코칭을 다음의 세 가지 기본 개념으로 정리했다.

1. **단순함.** 강연 때 그는 사람들을 헷갈리게 하는 이것저것을 굉장히 싫어한다고 했다. 그가 했던 말 중에 하나가 여전히 기억에 남는다. "헷갈리고 갈피를 못 잡을 때면 가장 실수를 적게 하는 사람을 따라하라." 미식축구뿐만 아니라 삶에서도 충분히 적용시킬 수 있는 좋은 방법이다.
2. **체력 조절.** 존슨은 특정한 상황에서만 경기력이 좋은 선수들을 좋아하지 않았다. 경기장에서 기복이 있는 선수들은 조절하기가

어렵다. 그의 선수들은 기복 없이 항상 조절이 되어 있는 상태여야 했다.

3. **급작스러운 변화를 잘 활용하라.** 미식축구 경기에서 가로채기나 공을 떨어뜨리는 등의 상황이 본인 팀이나 상대 팀에서 발생했을 때 그 상황을 잘 활용하거나 잘 막을 수 있는 능력을 중요시 했다. 급작스러운 상황을 상대팀 보다 더 잘 활용하거나 막을 수 있다면 경기에서 이길 수 있으리라 생각했다. 그는 옳았고, 이겼다.

이 강연을 듣고 나는 다른 코치들에게 물어보기 시작했다. 나는 야구에서 올해의 코치에 선정되었던 스티브 크램블릿(Steve Cramblitt)에게 물었다. 그 역시 성공으로 가는 세 가지 원칙을 가지고 있었다. 어느 날 비행기에서 유능한 농구 코치 옆에 앉게 되었는데 그에게 같은 질문을 했다. 그 또한 세 가지 원칙을 가지고 있었다.

육상 코치로서, 나는 이 세 가지 성공의 원칙을 육상경기에 맞게 발전시켰다.

1. 단순함. 모든 운동 동작들을 세분화시키고 각 움직임마다 단어나 숫자를 부여하면 좋다. 나는 이 기술을 일본 교환 학생이 왔을 때 완전히 익혔다. 그 학생은 영어를 거의 하지 못했는데 모든 훈련을 '스트레치-하나-둘-셋'으로 익혔고 그녀는 원반던지기 훈련들을 완벽하게 익힐 수 있었다.
2. 반복. 내가 코치하는 팀보다 더 움직임들을 많이 반복하는 팀은 없을 것이다.
3. 아로새기기. 아로새김은 정신적인 단련이다. 아로새김을 통해서 운동선수들은 해야 될 일들을 분명히 알게 될 뿐만 아니라 스트레스가 심한 경쟁 상황에서도 집중할 수 있다. 내 운동선수들에게 반복 학습으로 압박 아래에 있을 때 본능적으로 딱 한 가지에만 집중할 수 있도록 훈련한다. 대회에서 주 챔피언이었던 선수의 말을 빌리자면 그는 대회 중에 딱 한 가지 '스톰프(Stomp)'에 대해서만 생각했다고 한다. 한 발을 땅에 딛고 있는 행동을 뜻

한다. 몇 년 동안의 지속적인 훈련은 우리의 무의식 속에서도 몸을 움직일 수 있도록 만든다. 그래서 나는 훈련 첫날부터 한 가지에 집중하는 훈련을 운동선수들에게 실시한다.

이걸 근력 훈련을 하는 사람이나 피트니스 훈련을 하는 사람들에게 어떻게 적용시킬 수 있을까? 우리는 확고한 훈련의 철학이 있어야 텔레비전, 책, 잡지, 인터넷에서 얻는 온갖 정보들을 걸러낼 수 있다. 텔레비전을 잠깐 틀어놓고 정보를 주는 척하며 광고하는 내용들을 살펴보면 피트니스와 훈련과 다이어트에 관한 내용들이 모두 다 상충됨을 알 수 있다. 날씬해지기 위한 훈련들, 약, 기계들에 대해서 설명하고 있는 것을 듣다보면 다음 세션에서는 정확히 반대되는 내용을 이야기하고 있다.

- 근육이 아니라 움직임에 집중해야 한다.
- 만약 중요하다면 매일 하고 중요하지 않다면 전혀 하지 마라. 이 말은 올림픽 레슬링 금메달리스트인 덴 게이블이 한 말이다.
- 반복…. 아주 많은 반복이 필요하다.

각각에 대해서 구체적으로 알아보자.

근육이 아니라 움직임에 집중해야 한다

나는 개별 근육보다 움직임에 대한 지도를 한다. 나는 해부학에 대해서 전혀 이야기하지 않는 수준에 이르렀고 피트니스 산업에 만발하고 있는 거짓과학으로부터 소리치며 도망가야 한다고 이야기한다. 나는 아직까지 근육을 자라게 하는 정확한 과학적인 기전이 밝혀지지 않았다고 들었고 체중 감소에 대한 온갖 미신들을 보면 알겠지만 지방에 대해서는 더더욱 밝혀진 부분이 적다. 나와 훈련하고 있는 사람이 근육 군에 대해서 이야기하기 시작하면 나는 그가 슈퍼마켓 잡지 쪽에서 근육 관련 잡지들을 보고 왔음을 안다.

세라세르아푸투스(Serraseruaputus)를 집중적으로 공략하라! 전혀 이해가 안 되는 부분이다. 이 근육들이 전쟁 중에 있는 건가 아니면 이 공룡 집단이 세상을 멸망시키려 하는가? 근육이 뭘 잘못했기에 이런 대우를 받아야 하는가? 우리는 이 문제에 대한 평화로운 해결책을 찾아야 한다.

우리가 근육군을 훈련하기 시작하면 발생하는 문제가 파벨 차졸린이 말하는 소위 프랑켄슈타인 훈련을 하게 되는 것이다. 몸, 영혼, 정신을 훈련하는 대신에 이두근, 삼두근, 대퇴사두근, 대흉근을 훈련하게 되는 것이다. 뭐 대퇴사두근을 훈련하는 사람은 많이 없지만 내가 무슨 말을 하려고 하는지 알 것이다. 나는 근육 대신에 움직임을 훈련하라고 권하고 싶다.

움직임 훈련 목록

1. 수평 밀기(벤치 프레스, 푸시업)
2. 수평 당기기(로우 등)
3. 수직 밀기(밀리터리 프레스 등)
4. 수직 당기기(풀업, 풀다운)
5. 폭발적인 몸 전체 운동(스윙, 스내치, 클린 앤 저크)
6. 대퇴사두근을 포함한 하체(스쿼트)
7. 등 근육(데드리프트)
8. 복근(메디신 볼 던지기 복근 운동)
9. 비틀기, 토크 운동

9번은 처음부터 목록에 있지는 않았다. 몇 년간 나는 이 운동들이 효과가 없다고 생각하고 하지 않았다. 그러던 어느 날, 젊은 인턴 한 명이 나를 일주일 동안 따라다니며 훈련하는 선수들이 하프 터키쉬 겟업, 윈드밀, 서류가방 캐리, 텀블링, 여러 종류의 메디신 볼 던지기를 한다는 걸 알아냈다. 모두 9번과 관련된 운동들이다.

정말 간단하다. 9개의 움직임 목록을 훈련에 집어넣기만 하면 훈련에서 크게 빠지는 부분은 없게 된다. 사실 아주 훌륭한 훈련 프로그램이 된다. 가장 많이 나오는 질문 중 하나인, 얼마나 자주 해야 하는가?

덴 게이블이 말하길, 만약 중요한 거라면 매일 하라

이제 우리는 훈련 때 해야 할 움직임들을 알았으니 훈련 중 어느 순서에 집어넣을지만 알면 된다. 거듭 말하지만 사실 순서는 크게 중요하지 않다. 나는 준비운동이라는 이름으로 저 9가지의 움직임을 다 운동 시작점에 해버린다.

현재 내 운동선수들이 하고 있는 훈련 프로그램은 아래와 같다.

- 크러쉬 프레스 워크/혼 워크/웨이터 워크
- 서류가방 워크/크로스워크/파머스 워크/시소 프레스 워크
- 가볍게 고블릿 스쿼트 8회 2세트, 힙 플렉서 스트레치와 함께
- 붓 스트래퍼 스쿼트
- 앨리게이터 푸시업
- RDL 스트레치와 덱 스쿼트
- 허들 스텝오버 우측 운동 후 좌측 운동
- 풀업 8회 3세트
- 복근 메디신 볼 던지기 25회 1세트
- 하프 터키쉬 겟업, 50회 1세트
- 롤링 앱/윈드밀
- 고블릿 스쿼트, 가장 밑으로 내려간 후 10초간 멈춰 있기
- 스윙

각각의 구체적인 운동법에 대해서는 너무 신경 쓰지 않아도 된다. 여기서 중점은 준비운동 때에 모든 움직임을 가볍게 한 번씩 하는 것이다. 가볍게는 물론 각 사람에 따라 상대적이다. 대학생 미식축구 선수들 중에서는 고블릿 스쿼트를 할 때 110파운드로 고블릿 스쿼트를 하기도 한다. 모든 9가지 움직임이 중요하기 때문에 매일 훈련해야 한다.

대부분의 운동선수들에게 9가지 움직임은 반복되어야 한다. 사실 우리가 통상 생각하는 것보다 훨씬 더 많이 반복되어야 한다. 육상 경기나 올림픽 역도에서 최상위급 선수들의 움직임 반복량은 상상을 초월한다. 현재 젊은 세대는 스쿼트 같은 움직임이 많이 부족하다. 평생 의자 생활을 해왔고 데드리프트 같은 운동들이 안전을 이유로 지양되어왔기 때문이다.

지금부터 하려는 이야기에는 동의하기 어려울지도 모르겠다. 대부분의 사람들은 이렇게 훈련을 하지 않으니까. 하지만 스포츠나 지방 감소의 최상위층에 있는 사람들은 이런 식으로 매일 훈련한다.

9가지 움직임을 할 수 있는 방법들은 많지만 준비운동 때 하는 게 가장 효과가 좋다. 준비운동 때 9가지 움직임을 모두 하면 매일의 훈련에 움직임

들을 편성하기가 더 용이하기 때문이다. 준비운동에 9가지 움직임을 넣는 방법은 스티브 자보렉(Steve Javorek)과 알윈 코스그로브의 방법을 참조했다.

준비운동의 한 예시이다.

파워 스내치 8회
오버헤드 스쿼트 8회
백 스쿼트 8회
굿모닝 8회
로우 8회
데드리프트 8회

바를 놓지 않은 채로 이 운동들을 한 번에 쭉 이어서 하는 것이다. 1분 혹은 2분 휴식을 취한 후 다시 처음부터 운동한다. 이 복합 운동은 3~5세트 정도 하면 좋다. 이 준비운동은 특히 그날의 운동이 수직 혹은 수평 밀기일 때 효과가 좋다. 만약 이 복합 운동을 5세트 한다면 모든 9가지 움직임을 총 240번 하게 되는 셈이다.

중요하지 않은 움직임들은 언제 훈련에 포함시키는지 궁금할 수도 있겠다.

아예 하지 않아도 괜찮다.

이 복합 준비운동이 근력을 강화시키거나 근육을 크게 만드는 데 초점이 있지는 않다. 준비운동으로 지방 감소는 되겠지만 근력 강화는 준비운동 후에 하는 훈련으로 이루어져야 한다. 이제 어떻게 근력을 강화시킬 수 있는지 보자.

공식

최대한의 노력
속도 운동(역동적으로)
등척성 수축 운동
반복, 아주 많은 반복

강해지는 건 과학이라기보다 예술에 가깝다. 운동 과학은 많은 경우 몇 세기 전부터 체육관에서 사용되어왔던 운동 방법들이 효과가 있다는 것 정도만 알려준다. 과학적으로 밝혀진 효과가 있는 방법들은 다음과 같다.

1. **최대한의 노력.** 한계치 중량의 벽을 뚫는 건 더 높은 한계치를 만들어준다. 단순히 무거운 물체를 들고 있는 것만으로도 몸은 강해진다. 체육관에 있는 어떤 기구들보다 고중량의 웨이트를 사용하는 게 몸을 강해지게 만들 수 있는 가장 좋은 방법이다. 물론 계속 고중량을 몸에 가하게 되면 몸에 무리가 되니 현명하게 해야 한다.
2. **속도 운동, 혹은 역동적 운동.** 스내치를 많이 하는 사람은 데드리프트도 잘하는 경향이 있다. 웨이트룸에서 하는 속도 운동이 그런 현상을 나타나게 해준다. 속도를 빠르게 해서 웨이트 운동을 하는 건 더 높은 중량의 운동을 할 수 있게 해준다. 그렇다고 해서 500번 빠르게 푸시업을 하는 게 500파운드로 벤치 프레스 하는 것과 같다는 건 아니다.
3. **등척성 수축 운동, 혹은 데드 스탑(Dead stop) 방법.** 과장된 면이 있지만 효과는 있다. 움직이지 않은 채로 온 힘을 다해서 밀고 있는 동작은 움직일 때 정말 강하게 만들어준다. '데드 스탑' 방법을 선호하는데, 리프팅을 할 때 바를 정확히 더 이상 올릴 수 없는 지점에서 멈춘 후 거기서 리프트를 하는 것이다.

핵심은 반복이다

가장 분명하지만 무시되고 있는 방법이 횟수를 증가시키는 것이다.

그리고 많은 사람들이 더 이상 자신은 초심자가 아니라고 생각한다. 스파와 개인 트레이너 밑에서 2주간 있고 나니 이제 자신이 숙련자처럼 느껴진다. 경험상 리프팅은 8회 3세트가 가장 적당하다. 근력과 체성분을 향상시키는 가장 빠른 지름길은 횟수를 늘리는 것이다. 나와 함께 훈련하는 운동선수들은 중요한 움직임을 일주일에 몇백 번씩, 몇천 번씩 반복한다.

보통의 날, 보통의 훈련을 하는 날에 우리는 10, 9, 8, 7, 6, 5, 4, 3, 2, 1 기법으로 총 55회 반복한다. 이것도 초심자용 훈련 같은가? 나는 최소한 자기 체중만큼 벤치 프레스를 하지 못하는 사람은 다 초심자라고 본다. '통증

없이는 얻는 것도 없다' 등의 문구가 새겨진 티셔츠를 몇 장씩 가지고 있다고 해도 말이다.

한계치까지 훈련하는 데 있어서 나는 10의 규칙이라는 방법을 사용한다. 전체 훈련 중에 10회는 고중량과 바른 자세로 운동하는 것이다. 3회 3세트, 5회 2세트, 6회 1세트, 2회 5세트 등 횟수와 세트는 다양하게 해도 된다. 10회 정도가 데드리프트, 스내치, 클린, 스쿼트, 벤치 등의 운동에서 운동선수가 한계중량으로 할 수 있는 최대 수치이다. 물론 더 가벼운 중량으로 많은 횟수를 할 수도 있겠지만 한계중량으로 운동할 때 효과가 크다.

속도 운동은 더 많은 횟수로 운동하는 데에도 도움을 준다. 1세트당 횟수를 늘리는 것보다는 전체 횟수를 늘리는 데에 더 중점을 두어야 한다. 10회씩 4세트나 8회씩 5세트나 비슷하다. 속도 운동은 1회, 2회, 3회 운동에서는 잘 발달되지 않는다. 속도 운동에 익숙해지면 많은 횟수를 더 적은 시간에 할 수 있게 된다.

데드 스탑 혹은 등척성 운동은 딱 1회만 하는 것이다. 하지만 자신의 등척성 운동 한계중량을 알아보기 위해서는 적어도 5회 정도는 실험을 해봐야 알 수 있다. 자신이 바를 움직일 수 없을 만큼의 중량이 되어야 한다. 몸이나 기구 등의 점검을 위해서 가벼운 중량을 먼저 한번 실험해보는 것도 좋다.

몇 년 전 나는 고등학교 미식축구 코치에게서 배운 것이 있다. 나는 그에게 물었다. "어떻게 그렇게 성공할 수 있었나요?" 그는 대답했다. "기본에 충실해야 하고 기본을 지루해하면 안 됩니다."

"기본을 지루해하면 안 된다고요?" "네, 코치는 팀과 개인을 가르치면서 본 움직임을 계속 봐야 합니다. 하지만 반복을 해야 몸에 잘 익힐 수 있습니다."

즉, 다른 사람에게 스쿼트를 가르치려고 하면 그 사람이 스쿼트 하는 모습을 굉장히 많이 봐야 한다.

이 말을 다르게 생각하면 만약 당신이 개인 훈련 트레이너라면 자신이 움직임을 많이 해보고 반복해야 한다는 뜻이다. 몇 년 전 청각장애가 있는 원반던지기 선수를 만난 적이 있다. 그는 실력이 빠르게 늘었고 나는 그에게 그의 비밀을 물어봤다. 그는 그의 오른손 중지를 검지에 꼬아서 왼쪽 손바닥에 탁탁 내리쳤다. 수화로 '반복'을 의미한다.

반복을 통해 익숙해져야 한다.

두 가지 훈련 프로그램의 예시를 보여주겠다.

예시 1

복합 준비운동(총 5세트)
파워 스내치 8회
오버헤드 스쿼트 8회
백 스쿼트 8회
굿모닝 8회
로우 8회
데드리프트 8회

본 훈련
체인을 이용한 벤치 프레스, 2회씩 10세트(세트를 늘릴수록 중량을 늘려라)
로운모이어(Lawnmowers: 원 암 케틀벨 로우) 우측 8회 좌측 8회
스내치 3회씩 5세트
파워 컬 3회씩 5세트(각 세트마다 중량 증가)
철봉에 매달린 채로 레그 레이즈

예시 2

준비운동
크러쉬 프레스 워크/혼 워크/웨이터 워크/서류가방 워크/크로스워크/파머스 워크/시소 프레스 워크
가볍게 고블릿 스쿼트 8회 2세트, 힙 플렉서 스트레치와 함께
붓 스트래퍼 스쿼트
앨리게이터 푸시업
RDL 스트레치와 덱 스쿼트
허들 스텝오버 우측 운동 후 좌측 운동
풀업 8회 3세트
복근 메디신 볼 던지기 25회 1세트
하프 터키쉬 겟업 50회 1세트

롤링 앱/윈드밀
고블릿 스쿼트, 가장 밑으로 내려간 후 10초간 멈춰 있기
스윙

본 훈련
더블 체인 맥스 벤치 프레스
싱글 체인 맥스 벤치 프레스
드럼 라인: 5-4-3-2-1(그룹으로 운동할 때는 첫 리프트를 5회, 두 번째 리프트를 5회 한 후 첫 번째 리프트를 4회, 두 번째 리프트를 4회 하는 식으로 한다. 각 횟수마다 중량을 증가시킨다.)
체인 두 개를 이용한 프런트 스쿼트
풀업
파워 스내치와 오버헤드 스쿼트
두꺼운 바를 이용한 데드리프트

37

목표와 변기의 연관성, 남자 화장실에서 발견한 깨달음

아내 티피니와 함께 전국 웨이트 5종 경기를 위해서 몬타나로 가던 중 우리는 잠시 멈춰서 휴식을 취했다. 운전은 즐겁지만 나는 이미 중년이고 커피도 많이 마셔야 하기 때문에 중간중간 쉬어줘야 한다.

화장실에 갔는데 재밌는 것을 발견했다. 아마 몇 주 전에 어떤 젊은 깡패가 화장실 변기에 자신의 이름을 새기고 싶었던 모양이다.

그날 이후 이 젊은 남성의 이름 위에 오랜 시간 차 시트로 구겨져 땀이 난 늙은 남성들의 엉덩이들로 짓눌리게 되었다. 그의 부모님이 지어주신 이름 위에 말이다. 거기다가 그 화장실은 비위가 좋은 나조차도 헛구역질을 할 만큼 악취가 심한 곳이었다.

그 일이 계속 머릿속에서 떠나지 않았다.

왜 이 이야기를 꺼내는지 의문이 들 것이다. 이름, 좌우명, 가식 등 인터넷 사회에서 만연해 있는 것들에 대해 생각해봐야 한다. 우리는 한 발 물러서서 우리가 진정으로 믿는 것을 통해서 우리의 목표를 다시 생각해야 한다.

뭐라고?

모든 사람이 지금 이렇게 생각하고 있으리라는 걸 안다. 나는 목표 설정에 대한 글을 많이 썼는데 그 어느 누구보다도 "당신의 목표는 무엇입니까?"라는 질문을 많이 던진다. "당신의 목표는 무엇입니까?"는 매우 중요한 질문이다.

내가 쓴 글에 대한 질문들이나 워크숍에서 받는 질문들을 살펴보면 목표를 우선 명확히 설정해야 답을 할 수 있는 질문들이 많다. 하지만 대부분의 사람들이 목표를 설정함에 있어 꼭 유의해야 할 부분을 놓치는 경우가 있는데 이 글에서 목표 설정에 대하여 다시 한 번 이야기해보고자 한다.

첫째, 우리는 목표에 대한 케케묵은 개념들을 버려야 한다. 나는 내 운동선수들에게 항상 질문에 대한 답을 본인의 목표를 통해 찾아보라고 조언을 한다.

"댄, 내가 올해 미스터 올림피아에서 우승을 하기 위해서 스내치, 리트노프 훈련, 벨로시티 다이어트, 타바타 프런트 스쿼트, 하루에 리프트 한 가지 프로그램을 해야 할까요? 저는 아이오아에 사는 16살의 학생인데 몸을 마르게 할지 근육량을 키워야 할지 잘 모르겠어요. 제발 도와주세요!"

우선 미스터 올림피아가 되고 싶다면 내가 올림픽 역도에 관해서 하는 이야기들을 듣지 않아도 된다. 물론 예전의 아놀드나 프랑코나 제인은 그렇게 했지만 당신은 더 이상 그렇게 하지 않아도 된다. 스포츠가 더 발전했으니까. 그리고 키가 너무 크면 안 된다. 만약 NBA에서 뛰는 농구 선수가 되고 싶다면 썰매 끌기에 대해서는 몰라도 된다. 물론 키가 너무 작으면 안 된다.

미스터 올림피아가 되고 싶다면 나는 조언을 구하기에 적합한 사람이 아니다. 다만, 미스터 올림피아가 되기 위한 조언을 해주기는 힘들지만 목표 설정을 어떻게 해야 하는지에 대해서는 도와주겠다.

아주 단순하게 시작해보겠다.

당신의 목표를 생각해봐라.
당신의 행동을 봐라.
당신의 행동이 당신의 목표에 부합하는가?

근력 스포츠의 세계에 있는 사람들에게는 10만 달러짜리 질문이다. 당신의 행동이 당신의 목표에 부합하는가? 이 글을 쓰고 있는 지금 이 순간 나는 단백질 셰이크만 마시는 벨로시티 다이어트를 하고 있다. 유타에 있는 친구들과 인터넷에서 만나는 사람들은 항상 물어본다. "지금 이게 당신에게 어떻게 도움이 되는가?" 스카치와 스테이크 금단 현상에 시달리며 나는 이 질문에 대한 답을 생각해본다.

내 장기적인 목표 중 하나는 장수하는 것이다. 최근에 내 바지에 있는 벨트를 보니 배 아래에 위치해 있었다. 벨트를 배 아래로 맨다는 건 배에 지방이 쌓이고 있다는 명백한 증거이고 그 지방은 통계학적으로도 매우 위험한 신호이다.

나의 어머니는 지금의 나보다 조금 더 연세가 많으셨을 때 돌아가셨고 내가 성인이 된 모습을 보지 못하셨다. 나는 내 두 딸이 성인이 된 모습을 보고 함께 생활하고 싶다는 소소한 꿈을 가지고 있다.

나의 다른 장기적인 목표는 원반을 더 멀리 더 멀리 던지면서 계속 건강을 유지하는 것이다. 건강은 모든 장기가 제대로 기능하고 있다는 것을 의미한다. 내가 계단을 쉬지 않고 오를 수 없다거나 췌장이 기능을 제대로 하지 못하게 된다면 멀리 던지는 게 의미가 없다. 몸에 있는 잉여 지방은 원반던지기 실력을 저하시킬 뿐 아니라 건강까지 해치게 된다.

내가 다이어트를 시작하게 된 또 한 가지 중요한 이유는 만약 당신이 술고래로 평판이 자자하다면 스스로에게 물어봐야 한다. 내가 술을 어떻게 이렇게 잘 마시게 되었지?(훈련으로 된 것일지도 모른다). 내가 28일 동안 술을 입에 대지 않을 수 있을까? 나도 모르게 싱글 몰트 스카치 그림을 빤하게 보고 있다면 술을 끊을 생각을 해야 한다. 최대한 빨리.

벨로시티 다이어트가 내 목표에 부합하는가? 그렇다. 내 모든 행동들이 내 목표에 부합하는가? 그렇지 않다. 따라서 나는 내 목표를 바꾸거나 행동을 바꿔야 한다.

벤 프랭클린(Ben Franklin)이 부자가 되는 법에 대한 조언을 한 것과 일치한다. 수입을 증가시키거나 지출을 감소시켜야 한다. 둘 중에 한 가지만 해도 효과가 있지만 둘 다 한다면 효과가 더 좋다.

다시 한 번 묻는다. 당신의 목표는 무엇이고 지금 당신의 행동은 어떠한가? 벤 프랭클린이 맞았다. 목표를 달성하기 쉽게 하려면 목표치를 낮게 설정하면 된다.

- 나는 하루 종일 앉아서 인터넷을 하고 반나체 여인들의 사진들을 보고 싶다.
- 나는 내 복부 지방을 많이 늘리고 싶다.
- 나는 친구들과 함께 체육관에 가서 운동과 관련 없는 이야기들로 수다를 떨며 시간을 보내고 싶다.
- 나는 맛있고 내가 좋아하는 음식만 먹을 수 있도록 식이습관을 바꾸고 싶다.

위에 예시처럼 목표치를 낮게 설정하면 목표를 달성하기 정말 쉬워진다. 다른 누구도 이런 이야기를 할 용기는 없었을 것이다.

당신이 다른 사람들보다 목표치를 높게 설정하는 경향이 있는 사람일 수 있다. 내 첫 번째 질문은 당신은 당신의 목표에 대해서 명확히 설명할 수 있느냐는 것이다. 내가 하나 자랑스럽게 여기는 것은 나는 내가 인생을 살면서 성취한 목표들의 목록을 봤을 때 각 목표가 어떤 것인지 명확하게 설명할 수 있다는 것이다.

예를 하나 들자면 내가 고등학교 1학년 때 내 형 리처드가 나를 육상경기 뉴스 본부로 데려간 적이 있다. 나는 그 당시 118파운드밖에 되지 않는 미식축구 선수이자 원반던지기 선수였고 더 많은 것을 배우고 싶었다. 나는 J. K. 도허티(J. K. Doherty)의 『육상경기 옴니북(Track and Field Omnibook)』이라는 책을 구매했다. 원반던지기 부분은 유타 주립대학의 랄프 모건이 집필했다.

로스 가토스, 캘리포니아로부터 돌아오는 형의 차 뒷좌석에서 나는 유타 주립대학에 전액 장학금을 받고 가서 그곳에서 원반던지기에 대해 배워야겠다고 결심했다. 몇 년 후 나는 랄프 모건 코치로부터 유타 주립대학에서 전액 장학금을 줄 테니 원반던지기를 하러 오라는 전화를 받았다.

순전히 내 자랑만 하기 위해서 이 이야기를 하는 건 아니다. 나는 목표를 설정한 후 내 행동을 바꿨다. 나는 아르바이트를 여기저기서 하며 돈을 모아 벤치 프레스 기구를 샀다.

나는 근력과 건강 잡지를 항상 읽었고 매일 웨이트 훈련을 했으며 파티에 가지 않았다. 끔찍한 두유 셰이크를 1970년대부터 쭉 마시고 있고 내가 할 수 있는 한 최고의 코치들을 찾아가 가르침을 받았다. 목표를 설정하는 것과 거기에 따라 행동을 바꾸는 건 완전히 다른 이야기다.

하지만 여기서 명심해야 할 중요한 점이 있다. 물론 혼자서 이 딜레마를 풀어야 하겠지만 힌트를 좀 주겠다. 목표를 달성함으로써 얻게 될 이익이 무엇인가?

여기에 함정이 있기에 우리는 조심해야 한다. 당신의 어머니 아버지, 할머니 할아버지는 당신의 인생 목표에 어떠한 방식으로든 영향을 줬을 것이다. "좋은 직장에 취직을 하면 삶이 좋아질 거야"는 한때 좋은 조언이었다. 어떤 사람들에게는 좋은 직장에서 안정된 삶을 사는 게 좋은 삶이다.

여기에 의구심을 품는 사람들이 있다. 적어도 나는 의구심을 가졌다. 나는 이 책의 독자층이 3세대 혹은 4세대까지 넓을 거라 생각한다. 우리는 우리의 목표에 대해서 이야기하는 경우는 있어도 목표를 달성함으로써 얻는 이익에 대해서는 말하지 않는다.

5년 전 정부는 국가 인력의 대부분이 거의 은퇴할 나이가 되었다는 걸 알았다. 새로운 세대들은 여러 방면에서 구세대들과 다른 모습을 많이 보였다. 몇 가지 상황들을 보자.

미국에서 2차 세계대전 이후에 태어난 베이비 붐 세대들, 즉 1945년생부터 1965년생들은 독특한 특성을 가지고 있다. 관료주의에 대한 깊은 불신이 그것이다. 최대한 관료제로부터 자신의 것을 뺏기지 않으려는 경향이 있다. 그리고 또 한 가지 특성은 직위를 쥐어주면 아주 좋아한다는 것이다. 만약 내가 웨이트 리프팅 철학의 치프 시니어가 된다면 내 삶은 완벽할 것이다.

내 아내의 세대인 X세대들은 사뭇 다른 모습을 보인다. X세대들은 대강 1965년부터 1980~1985년 생들을 의미한다. 이 세대는 자신의 부모님이 평생직장을 잃고, 연금을 잃고 당연시하게 여겨졌던 복지들을 빼앗기는 것을 본 세대다.

X세대는 상당히 흥미로운 세대인데 한 연구에 따르면 많은 수의 X세대들이 25~30살 때부터 노후 자금을 준비하기 시작한다. 내 주위 친구들 중에는 40대인데도 노후 자금이 없는 경우도 있는데 말이다! X세대는 비록 지금은 돈이 없을지라도 돈에 대한 개념을 가지고 있다.

그다음 세대인 넥스터(Nexter)는 아마도 컴퓨터를 사용하는 법과 펜을 사용하는 법을 익힌 기간이 거의 동일할 그런 그룹이다. 이들은 인터넷에서 전 세계 사람들과 토론을 하면서 동시에 핸드폰으로 문자를 보내고 옆에 있는 사람들과 대화를 할 수 있다. 나는 내 핸드폰에서 전화가 오면 어떻게 받아야 하는지 허둥대고 있는 동안 내 딸들은 이런 멀티태스킹을 아주 손쉽게 해낸다.

이게 목표와 무슨 상관이 있는가?

온라인 웨이트 리프팅 포럼에서 논의되는 글들을 보면 더 명확히 알 수 있다. 베이비 붐 세대들은 특정 날에 특정한 도전을 하고 싶어 한다. "내 목표는 미스터 머레이 대회의 노비스 마스터 클래스 B의 225파운드급에서 우승하는 거야" 등의 특정 이벤트와 특정 날짜에 명확한 대회명을 가지고 있다. 나는 이날 이 대회에 참가해서 이기고 싶다 등등.

X세대는 우선 물을 것이다. "저에게 돌아오는 이익이 뭘까요?" "이렇게 함으로 해서 저에게 주어지는 게 뭐죠?" 물론 돈뿐만 아니라 다른 가치도 있을 수 있지만 추가 질문은 돈에 관련된 질문들이 많기는 하다. 왜 저 전봇대를 여기서 저기까지 던지고 싶나요? 만약 내가 그들에게 저는 하이랜드 게임의 챔프가 되고 싶다고 답하면 그들은 어깨를 으쓱한다. 그리고 만약 내가 그들에게 대회에 참가할 때마다 10만 달러씩 받는다고 대답하면 그들은 이에 금방 수긍한다.

넥스터 세대는 더 재밌고 흥미롭다. 만약 누군가에게 나체이었을 때 몸이 좋게 보이고 싶다는 이메일을 받으면 베이비 붐 세대의 사고방식대로 '언제? 어느 날?'이라는 질문이 떠오르지만 이 세대에게 시간은 유동적이다.

나와 같은 베이비 붐 세대 사람들은 하루 24시간 일주일에 7일 멀티태스킹을 하는 이들이 미스터 그레이트 머레이 대회가 토요일 오전 10시에 열리는지 어떤지 크게 상관하지 않는다는 것을 이해해야 한다. 그저 보기 좋은 것만으로도 충분할지도 모르니까.

이게 다 무슨 의미일까? 우리는 우리의 목표에 대해서 많은 시간을 들여 이야기한다. 많은 사람들이 우리의 목표는 우리의 행동과 연관되어 있다는 것도 안다. 이 100만 달러짜리 개념을 우리는 잘 생각하고 우리의 삶이 이 개념대로 이루어지고 있는지 한번 돌아보아야 한다. 목표에 대해서 명확히 알기 위한 큰 걸음 하나는 목표를 달성함으로써 얻을 수 있는 이익에 대해서 아는 것이다.

내가 어렸을 때 나는 올림픽 대회에서 미국 국기를 가슴에 달고 서 있는 게 목표였다. 그레그 레몬드(Greg LeMond)는 젊은 시절부터 바에 큰 달러 표식을 하고 훈련을 했다. 물론 그에게 프랑스 대표가 되는 것도 중요했지만 더 중요한 건 돈이었다. 요즘 시대에는 많은 사이클 선수들이 GPS 기계와 웨어러블 디바이스를 통해 심박수를 체크하고 그들의 실력을 인터넷을 통해 전 세계 사람들과 비교하면서 공유한다.

세대별로 다른 방법은 옳고 그름이 없다. 단지 다를 뿐이다.

그래도 목표에 대해 생각할 때는 그로 인해 얻을 수 있는 보상과 지금 내가 하고 있는 행동에 대해서 점검해볼 필요가 있다. 보상과 행동이 목표와 일치하고 있는가?

그나저나 화장실 변기에 이름을 남김으로써 얻는 이익은 뭔지 궁금하다. 내가 그를 위해 작은 트로피를 하나 남겨주기는 했다.

38
동기 부여를 위한 목표 설정

내가 글을 쓸 때마다 나는 항상 개인의 훈련 프로그램을 짜달라는 메일을 수십 통씩 받는다. 훈련 프로그램을 구성해주는 건 문제가 되지 않지만 항상 한 가지 문제가 있다. 자기계발 강사처럼 보이기는 싫지만 훈련을 하고자 하는 당신의 동기가 무엇인가? 무엇 때문에 중량을 가득 얹은 바를 들고 견과류, 베리, 단백질 덩어리들을 갈아 넣은 음료를 마시고 150파운드 배낭을 메고 썰매를 끌고 언덕을 뛰어 올라가는가?

동기는 흥미로운 것이다. 코치와 트레이너들은 동기 부여가 많이 되어 있는 훈련생들을 좋아한다. 코치의 입장에서 본 완벽한 훈련생은 아마 줄리(Julie) 같은 사람이 아닐까 싶다.

줄리는 12주 후에 고등학교 동창 모임에 나가기로 했다. 동창회에서 그녀는 자신의 전남편과 결혼한 전 베스트 프렌드를 만나기로 되어 있다. 동창회에는 필(Phil)도 올 예정인데 그녀의 전 남자친구이다. 줄리는 아직도 필에게 마음이 있다. 최근에 필이 시스코, 마이크로소프트, 야후 주식을 팔아 큰 부자가 되었다는 소식을 접한 후 마음이 조금 더 간다.

줄리는 그녀가 치어리더였던 시절보다 몸무게가 20파운드 더 나가고 동창회 전에 체중 감량을 하고 싶어 한다. 그녀가 도움을 요청했을 때 만약 당신이 그녀에게 "좋습니다. 우선 10주 동안 인대와 힘줄을 단련시키면서 기본적인 동작부터 익혀갑시다"라고 말한다면 그녀는 당장 새로운 트레이너를 찾아갈 것이다.

그녀가 듣고 싶은 대답은, "지금부터 앞으로 4주간은 계란만 먹습니다. 그리고 매일 물을 2갤런씩 마십니다. 매일 아침 웨이트 트레이닝을 하고 저녁에는 달리기 훈련을 할 것입니다. 식품의약안전처에서 금지한 약물이 있는데 그것도 몰래 써보도록 하지요"이다.

어떤 방식이든 극단적이고 하드코어한 방식이면 될 것이다. 적당히는 잠깐 방 한편에 치워두자. 전 친구보다 더 섹시해 보이려는 욕망에다가 전남편과 미래에 남편이 될 가능성이 있는 남자까지 합하면 줄리의 동기는 12주 동안 어떠한 훈련도 감내할 만큼 강한 상태이다.

코치의 관점으로 최악의 훈련생은 그와 반대인 대부분의 사람들이다. 우리는 어떻게 보이고 싶은지, 또 얼마나 많은 중량의 리프트를 들고 싶은지 알지만, 어떻게 해야 할지 시간이 얼마나 걸릴지도 모르고 그 목표를 이뤄내야 하는 마감 시간조차 없다. 이 글에서는 목표 설정을 통한 동기 부여에 대해서 이야기하고자 한다. 그리고 이 모든 것들을 실생활에 어떻게 적용해야 할지 알아보자.

우리는 1년에 두 번 정도 목표 설정을 하는 때가 있다. 가장 흔한 때는 물론 새해 첫 시작인 1월이다. 새해 첫 주에는 당최 비어 있는 트레드밀을 찾기가 어렵다. 다른 한 시기는 학교 방학이 끝나고 새 학기가 시작될 때이다.

학생 때, 특히 고등학생 때는 목표를 세우기가 쉽다. 매일 체육관, 수영장, 미식축구 경기장, 축구 경기장, 레슬링장에는 연습하러 온 선수들로 북적거린다. 하지만 대부분의 경우는 같이 체육관에 가서 운동할 친구들도 없고 부모님이 체육관에 같이 와서 당신의 상체 운동이 끝나기를 기다린다든지 스쿼트를 할 때마다 치어리더들이 와서 응원해준다든지 하지는 않는다.

목표 설정은 총 3단계로 이루어진다. 문제는 간단하다. 우리는 대부분 어떻게 해야 지방을 줄이고 근육량을 늘리는지 알고 있다. 차에서 안전벨트를 매야 한다거나 금연을 해야 한다거나 치실을 사용해야 한다는 것과 맞먹을 정도이다. 우리는 다 알고 있지만 실행하는 데 어려움을 겪을 뿐이다.

목표 설정의 3단계는 다음의 단어들로 정의가 된다.

수동적인 '해야 하는데…'(Should)
할 수도 있다(Could)
반드시 해야 한다(Must)

물론 3단계 모두 각각의 의미는 있지만 대부분의 성과는 마지막 단계에서 일어난다. 한 단계씩 가보도록 하자.

우리의 삶의 단계에서 봤을 때 삶의 앞부분에서는 목표 설정의 1단계인 수동적인 '해야 하는데…' 단계로 목표 설정이 된다.

정원의 잔디를 깎아야 한다.
직업을 가져야 한다.
좋은 대학에 가야 한다.

우리가 해야 하는 것들에 대한 접근은 이렇게 이루어진다. 그리고 리프트 훈련을 하고 항상 식이조절을 하는 사람들은 '해야 한다'의 세계에서 살고 있다. 전에 참석했던 워크숍에서 한 강사는 "스스로를 해야 한다는 개념에 가두지 마세요"라고 했다. 인상적인 말이었다.

많은 경우 우리는 이런 식으로 목표를 설정한다.

나 몸무게 좀 줄여야 하는데….
체육관에 좀 자주 가야 하는데….
식습관 좀 건강하게 바꿔야 하는데….

이런 접근은 아무 쓸모가 없다. 문제는 인식하고 있지만 TV 앞에 앉아서 감자 칩을 집어 드는 순간 그 생각은 눈 녹듯 사라진다. 이 책을 읽는 독자로서 아직 이 단계에 있는 사람은 없을 거라 생각한다. 하지만 주위에 이런 사람 정말 많지 않은가?

2단계 '할 수도 있다' 단계는 성공으로 가는 첫 걸음이다. 2단계에서는 이걸 하면 성공할 수 있다는 지식과 믿음이 있다. 대부분 사람들이 2단계로 들어가면 자신이 앞으로 가야 할 길, 더 나아가서는 최종 목표까지 안다는 걸 알 수 있다.

> 몸무게를 좀 줄일 수 있는데, 저탄수화물 식이를 하면 될 텐데.
> 체육관에 좀 더 자주 갈 수 있을 텐데, 일 끝나고 바로 가면 시간을 조금 낼 수 있는데.
> 이것저것을 더 넣으면 건강한 식이 조절이 될 텐데.

2단계에서는 아는 것이 힘이다. 단지 뭘 해야 하는지 알지만 그걸 할 수 있는 힘이 없는 것이다.

하지만 2단계까지도 아무 것도 아니다. 3단계의 '해야만 한다' 단계로 와야만 성공에 더 가까워질 수 있다. '해야만 한다'가 스포츠와 훈련의 성공의 열쇠다.

전에 안소니 로빈스(Anthony Robbins)가 재미삼아 이야기했던 다이어트에 관한 일화가 떠오른다. 일명 '알포(Alpo, 개 사료) 다이어트'라고 불리는 다이어트다. 친구들을 집에 초대해서 월말까지 10파운드를 감량한다고 선포하라. 만약 10파운드를 감량하지 못하면 개 사료 한 캔을 그들 앞에서 먹을 거라고 선언하라.

그날부터 초콜릿이라도 하나 먹고 싶은 생각이 들면 개 사료 캔에 있는 성분 함량을 읽어봐라. 누군가가 고칼로리로 간식을 권하면 개 사료 캔을 열어서 냄새를 깊게 들이마셔보아라.

목표 설정에서 이건 아주 중요한 부분이다. 목표를 이룸으로써 얻는 이익보다는 목표를 달성하지 못할 때 얻는 불이익이 더 큰 동기 부여가 될 수 있다.

로빈스는 몇 년 전 이 간단한 해결 방법을 설명할 표를 만들었다. 나는 내 운동선수들에게 빈 칸을 채워보라고 시킨다. 첫 두 질문은 아주 쉽다.

목표를 이룬다면 어떤 이득을 얻게 될 것인가?
목표를 이루지 못한다면 어떤 불이익을 보게 될 것인가?

목표	불이익	이익
할 것		
하지 말 것		

다음의 두 질문은 대답하기 조금 더 까다롭다.

목표를 이룬다면 얻게 될 불이익은 무엇인가?(꼼꼼히 자세히 읽어라!)
목표를 이루지 못한다면 얻게 될 이익은 무엇인가?

운동선수 여럿과 이 표에 대해서 이야기를 나누었는데 예상외로 목표를 이루면 얻게 될 이익에 대해서 생각하는 사람이 많지 않았다.

"음, 올림픽 선수가 되면 좋을 것 같아요" 이건 "만약 목표를 이루지 못한다면 개 사료를 먹어야 해요"만큼 명확하지 않다.

불이익은 목표를 이루려는 강한 동기 부여가 된다. "저는 1마일 달리기를 할 수 없어요"라고 말하는 여인이 있다고 하자. 만약 그 여인의 아이가 1마일 떨어진 곳에서 기찻길에 묶여 있는데 10분 내로 달려가서 구해야 한다고 하면 그녀는 그 1마일을 달리게 될 것이다. 심박수가 상승하고 땀을 흘리는 건 아이를 잃게 될 고통에 비할 바가 아니다.

목표를 이루는 게 고통이 될 수 있는가? 그 질문에는 대답할 것도 없다. 수많은 고등학교 운동선수들이 스포츠 장학금을 받고 대학에 입학한 후 일주일도 못 버티는 경우가 허다하다. 심한 경쟁에서 적응을 하지 못하는 것이다. 작은 목표들도 문제를 일으킬 수 있다.

- 지방 감소는 새로운 옷들을 사야 한다는 의미이기도 하다.
- 10위 안에 들어가게 되면 이런 질문들을 받게 된다. "언제 1위가 되니?"
- 학위를 끝마쳐서 졸업장은 받았지만 직업도 없고 뭘 해야 할지 감도 잡을 수 없다.

아주 사소한 예들이지만 목표를 이루는 건 불이익을 야기할 수 있다. 목표를 이루지 못해서 이익을 얻을 수 있는가? 물론 그렇다. 어떤 경우에는 목표를 이룸으로써 얻는 이득보다 실패함으로써 얻는 이득이 클 수도 있다. 저 텔레비전 프로그램에 나오는 조카의 애완동물과 데이트하는 남자 등의 사람도 그렇지 않은가.

많은 운동선수들의 커리어는 사랑, 차, 보트 등등에 노력과 시간을 뺏겨서 망가지고 만다. 어떻게 사랑과 웨이트 리프팅을 비교하느냐고 반문할 수 있지만 현실적으로 목표를 이루는 것만 생각하면 분명 방해가 된다. 만약 사랑을 선택했다면 이건 목표를 이루지 못함으로써 얻은 것이라고 볼 수 있다. 이제 이 글을 읽고 알았으니 진정으로 목표에 매진하고 싶다면 주위에 자신이 원하는 것들을 제한할 수 있어야 한다.

물론 지금 이야기하고 있는 부분들은 줄리가 20파운드를 성공적으로 감량할 수 있을지와는 크게 상관이 없다. 줄리는 20파운드를 감량하지 않으면 개 사료를 먹는 만큼의 수모를 당하게 될 것이기에 성공할 것이다. 그녀의 가장 친한 친구와 전남편의 배신은 텔레비전과 감자 칩으로부터 멀어지게 하고 체육관에 하루 종일 있게 할 것이다. 고통은 이익보다 동기 부여를 더 강하게 한다.

'해야만 한다'의 단계로 가려면 어떻게 해야 할까?

첫째, 사람들에게 알려라. 사람들에게 당신의 목표를 알리고 그들에게 도움을 요청하라. 당신이 이루려는 목표를 이미 이룬 사람들에게 물어보고 조언을 구하라.

둘째, 개 사료나 혹은 다른 자극이 될 만한 물건을 집어라. 어떤 게 인생에서 끔찍한 불이익을 줄 것인가? 만약 10파운드 감량을 못 한다면 군대에 지원하는 등의 생각을 해봐라. 10파운드를 감량하는 게 아주 쉬워질 것이다.

이건 어떤가? 전후 사진에서 전 사진을 인터넷에 올려라. 모든 사람에게 당신의 후 사진을 올릴 거라고 말하라. 후 사진을 올리기 전까지 전 사진에 대해 맘껏 조롱하게 하라.

이건 좀 의아하게 들릴 수 있는데 이미 목표를 달성한 것처럼 행동하라. 10파운드를 감량한 것처럼 해변으로 가고 새 옷을 사라. 뇌는 의외로 속이기 쉽다. 마치 모든 것을 이룬 것처럼 행동하다보면 자신도 모르는 새에 이미 달성했을 것이다.

만약 성공하거나 실패하면 다시 한 번 자신의 동기가 무엇인지 생각해 봐라. 개 사료? 그럼 바로 다시 체육관으로 발길을 돌릴 수 있을 것이다.

39

덤벨 하나로 하는 운동

최근 한 연구에 따르면(아내가 보는 잡지에 나와 있는 내용이긴 하지만) 사람들이 하는 선택의 횟수는 우울증이 나타나는 횟수와 양의 상관관계를 가진다. 선택할 수 있는 가짓수가 많을수록 우울증이 나타날 수 있는 확률이 높은 것이다.

요즘 시대 사람들은 그 어떤 때보다도 선택의 폭이 넓다. 선택의 폭이 넓다는 건 좋은 거지만 동시에 혼란과 우울함을 초래한다. 지난 세기만 해도 사람들이 선택할 수 있는 것들은 극히 제한적이었다. 아버지가 농부면 아들도 농부가 되었다. 여성들이 삶에서 선택할 수 있는 건 남편 정도밖에 없었고 그 또한 마음대로 되지 않았다.

산업 혁명 이후에 너무도 빠르게 이런 상황은 변해갔고 인터넷이 횡행하고 있는 현 시대에는 우리가 감당할 수 있는 것보다 더 많은 선택의 기회가 있다. 특히 만약 당신이 근력 훈련 트레이너라면 이 소식이 그다지 달갑지 않을 것이다. 피트니스, 보디빌딩, 스포츠에 꽤 오랫동안 발을 담그고 있는 사람으로서 확신하건대, 당신도 이 현상을 이미 겪었을 것이다. 사실 나는 많은 사람들이 근력 훈련에 실패하는 이유가 선택지가 너무 많기 때문이라고 생각한다.

50년 전만 해도 이런 문제가 전혀 없었다. 운 좋게 주위에 체육관이 있었다면 거기에는 웨이트가 있었다. 렉도 없이 바닥에, 녹이 선 쇠로 된 플레이트들, 그리고 중량을 선택할 수 있는 폭도 매우 좁았다. 노트르담 대학 같은 최첨단의 체육관을 구비한 곳에서는 벤치 프레스를 할 수 있는 의자가 있는 정도였다.

세월이 얼마나 많이 변했는가! 요즘 시대에는 24시간 스파를 비롯한 갖가지 컨디셔닝 기구와 설비가 갖춰진 비행기를 탈 수 있고 자전거를 이용해서 등산을 할 수 있으며 요상한 요가 웨이트리프팅과 무술을 조합한 프로그램도 할 수 있다.

근육 증량만 한다고 해도 선택은 무궁무진하다. 수십 가지의 머신과 바벨들을 사용할 수 있고, 바 역시 보통 바, 두꺼운 바, EZ 바, 패드에 덧입혀진 바(이걸 장갑 끼고 쓰는 사람들은 이해가 가지 않는다. 웨이트 리프팅을 하는 데 쿠션이 얼마나 필요한 건가?) 등등 너무나 선택할 수 있는 범위가 넓다.

거기다가 짐볼과 균형대와 고횟수, 저횟수, 보디빌딩, 파워리프팅, 케틀벨 저글링 등등…. 말하는 것만으로도 우울해지려고 한다.

하지만 중요한 점은 이 모든 방법들을 동원하지 않더라도 훌륭한 성과를 낼 수 있다는 것이다. 나는 10년 전에 이 교훈을 비싼 값을 지불하고 얻었다. 나는 최고의 체육관을 찾아내었다. 스쿼트 렉이 끊임없이 있고 올림픽 바들과 중량 플레이트들이 줄지어 있었다. 달리기를 할 수 있는 트랙과 점프를 할 수 있는 상자와 스트레칭을 할 수 있는 장소도 있었다. 그 체육관을 이용하는 사람들 중에는 NBA 선수들과 여러 국가에서 온 올림픽 대표 선수들도 있었다.

하지만 그 체육관은 그리 오래 지나지 않아 문을 닫았다.

나는 집에 창고 세일할 때 샀던 중고의 질 낮은 바와 25파운드짜리 플레이트 2개, 35파운드짜리 플레이트 2개, 총 165파운드의 플레이트만 남겨진 상태였다. 내가 할 수 있는 선택은 매우 제한적이었지만 6개월 동안 나는 평생 그 어느 때보다 더 많은 훈련의 성과를 냈다. 내가 선택권이 없었기에 가능했던 일이다. 나는 내가 가지고 있는 것만으로 어떻게든 해야 했다.

운동하고 있는 체육관을 떠나서 영화 〈캐스트 어웨이(Castaway)〉에 나오는 톰 행크스(Tom Hanks)의 친구가 되어 코코넛이랑 통나무로 훈련하자는 말이 아니다. 사실 그가 꽤 효과적인 훈련을 하기는 했지만 말이다. 내가 하고 싶은 말은 전체 훈련에서 단순함을 조금 더한다면 훨씬 더 큰 효과를 볼 수 있다는 것이다.

몇 년 전 나는 손목 부상을 크게 당했다. 뼈가 조각나버려서 두 번의 수술을 해야 했다. 근 1년간 나는 제대로 훈련을 할 수 없었다.

내 선택은 극히 제한되어 있었기 때문에 11파운드짜리 덤벨 하나를 사서 25파운드짜리 플레이트 두 개를 양쪽에 꼈다. 61파운드짜리 덤벨과 나는 한 몸처럼 붙어 다녔다.

내가 했던 아주 기초적인 훈련은,

1. 한 손 클린과 프레스. 한 손으로 덤벨을 잡고 어깨까지 올린 후 머리 위로 올린다. 매번 횟수를 반복할 때마다 바닥에서 시작한다. 더 이상 할 수 없을 때까지 반복한다.
2. 한 손 클린과 프레스-프레스-프레스. 이번에는 한 손으로 어깨까지 덤벨을 올린 후 그 상태에서 할 수 있는 만큼 프레스를 한다. 이 두 운동을 마칠 때쯤 나는 몸이 달아오르는 것을 느낄 수 있다.
3. 웨이터 워크. 웨이터가 그릇을 나르는 자세로 덤벨을 위로 든 후 최대한 멀리 갈 수 있는 만큼 가라. 손목 주위에 있는 당신이 처음 보는 그 근육은 손목 비스듬 근육이라고 한다.
4. 위의 운동들을 할 수 있을 만큼의 세트와 횟수로 하라.

이게 전부고 간단하지만 효과는 뛰어났다.

만약 당신의 손목이 부러지지 않았다면 손을 바꿔서 반대쪽 손으로도 운동하라. 왼팔 오른팔 모두 운동할 경우에는 약한 팔부터 하라.

한번은 61파운드 덤벨로 한 손 벤치 프레스를 한 적이 있다. 이외에 다른 선택권이 없었기 때문이다. 이 운동도 효과가 굉장히 좋았다.

한 손 벤치 프레스에서 어려운 점은 오른 다리를 최대한 멀리 벌려서 왼손이 잡을 수 있는 부분을 만들어주는 것이다. 왼손을 지지하지 않는다면 아무리 가벼운 덤벨로 하더라도 바닥에 넘어질 것이다. 한번 시도해봄 직한 운동이다. 한계중량의 1/4밖에 안 되는 덤벨이 한 손으로 하려면 매우 힘들다는 걸 알게 될 것이다.

다른 한 가지 좋은 아이디어는 내 친구에게서 얻었다. 그는 창고에다가 싼 운동기구들을 잔뜩 갖다놓았다. 웨이트와 덤벨이 하도 어질러져 있어서 65파운드짜리와 75파운드짜리 덤벨을 찾을 수는 있지만 양쪽이 같은 무게인 덤벨은 찾기 힘들었다. 그는 어떤 생각이 있었다.

두 개의 각각 중량이 다른 덤벨로 훈련해봐라. 재밌게도 다른 중량의 덤벨로 훈련을 하면 같은 중량을 양쪽으로 쥐는 것보다 더 많은 세트와 횟수의 운동을 할 수 있다. 양손의 덤벨을 바꿔서 다시 운동한다. 각각 다른 중량의 덤벨 두 개로 벤치 프레스를 하는 것도 효과가 좋다.

체육관을 그만두라고 하는 것이 아니다. 체육관은 여기서 문제가 아니다. 피트니스 사업의 방향성이 잘못되어 있다. 모든 사람이 니치를 찾으려고 노력하고 있고 작가들과 개인 훈련 트레이너들은 유명해지려고 발버둥을 치고 있다. 이것 자체로는 큰 문제가 되지 않지만 운동선수가 여러 운동기구와 운동 방법들에 치여 방향성을 잃게 될 수 있다.

물론 큰 방향성은 '더 많이, 더 무겁게'이지만 새로운 운동이나 리프트 프로그램, 새로운 보충제가 효과를 나타낼 수 있는 시간이 주어져야 한다.

1970년대에 나는 웨이트리프팅 역사의 큰 전환점을 내 눈으로 목격했다. 아놀드의 보디빌딩 책이 출간된 것이다. 대학 체육관은 금방 정원수가 채워졌고 벤치 프레스나 랫 풀다운 같은 기구들은 사람들이 너무 많이 몰려서 사용하기도 어려웠다. 대부분의 남자아이들은 아놀드의 6일 훈련법에 따라 훈련을 했고 그중 아무도 135파운드가 넘게는 스쿼트를 하지 않았다. 프리쳐 컬을 한 후 트라이셉스 익스텐션을 했고 아놀드의 훈련 프로그램을 그대로 따랐다.

하지만 실력 향상이 많이 이루어지지는 않았다. 책을 그대로 따라서 단계별로 훈련하는 사람은 전무했기 때문이다. 몸 전체 캘리스데닉스 운동부터 일주일에 3번 훈련, 일주일에 4번 훈련으로 넘어가야 하는데 그들은 가장 최상위 단계의 루틴으로 미스터 올림피아 대회를 준비하고 있었다.

그들에게 선택권이 너무 많았던 것이다. 그들은 기초운동에 시간을 투자하지 않았다. 항상 기초운동으로 시작해서 그 운동이 몸에 익을 때까지 시간을 투자해야 한다. 그러면 차츰 숙련된 동작들을 할 수 있게 될 것이다. 물론 숙련된 동작이 필요할 경우에 말이다.

이 글에서 네 가지만 알고 가면 성공이다.

1. 운동 하나를 정해라. 매주, 격주, 매달 자유롭게 선택해도 좋다. 복잡한 운동 대신 아주 간단한 운동을 선택해서 열심히 힘들게 운동하라.
2. 덤벨 하나로 하는 운동이나 중량 차이가 나는 덤벨을 이용한 훈련을 해봐라.
3. 새로운 운동을 시도할 때도 기초운동 훈련을 게을리 하지 말라.
4. 다음 운동으로 넘어가기 전에 현재 하고 있는 운동, 식이 보충제가 충분히 효과를 낼 수 있도록 시간을 주어라.

어쩌면 인생에서 가장 크게 효과를 보는 기간이 될 수 있을 것이고 우울감도 느끼지 않을 것이다.

40

위대함을 향한 여정

최근에 내 삶의 멘토였던 분이 별세하셨다. 그는 유타 주립대학의 랄프 모건 코치였다. 그는 나에게 아주 값진 가르침을 주었다.

어느 날 나는 원반을 던지고 던지고 또 던지고 있었다. 기록은 180피트 이상으로 꽤 좋았다. 기록이 꽤 좋게 나오는데도 모건 코치는 계속해서 나를 지적했다. 나는 참다못해 "아니 코치님, 이 정도면 잘 던지는 거 아닙니까?" 라고 반문했다.

그는 안경을 벗고 눈을 비비더니 말했다. "똑같은 이 자리에서 내 선수들이 230피트 이상 던지는 걸 항상 봐왔더니 180피트 던지는 걸로는 성에 차지 않는군."

나는 자아를 마음 한편에 가만히 놔두고 다시 원반던지기를 시작했다.

위대함에 대한 목표가 높으면 달성하기가 어렵다. 흔히 접하는 주제는 아니지만 이 지면을 빌려 위대함으로 가는 여정에 대해서 이야기해보고자 한다.

지난 세기 한때 군건했던 남자가 나이가 들어 죽어가고 있었다. 그의 아들은 이런 식의 메모를 남겼을 수도 있다.

아버지,

나이 들어가는 게 썩 내키시지는 않겠지만 뭐 어쩔 수 없지요. 모든 것이 잘 되기를 빕니다.

당신의 아들,

딜런

그 대신 웨일즈의 시인인 딜런 토머스(Dylan Thomas)는 펜을 들어 역사에 길이 남을 시를 남겼다. 특히 마지막 네 문장은 정말 명문이다.

그리고 당신, 나의 아버지여, 그 슬픔의 높이로,
당신의 격렬한 눈물로 제발 나를 저주하고, 축복하시기를.
그냥 순순히 작별인사하지 마세요.
빛의 소멸에 대항해 분노, 분노하십시오.

이 시의 위대함은 덜떨어진 고등학교 학생이나 장례식 연설에서 멋진 말을 하려고 찾는 사람들에게조차 나타나게 된다. 위대함은, 위대함이 무엇인지 모르는 사람들까지 감명시키기 마련이다. 올림픽 경기를 한 번도 안 봤던 사람일지라도 어떤 선수가 위대하다는 것은 알아차리게 된다. 육상 코치인 찰리 프란시스의 말을 빌리자면 "만약 그게 옳게 보인다면, 그 일이 옳을 확률이 높다."

근력, 건강, 피트니스의 세계에 있는 우리들은 가끔 위대함이 어떤 것인지에 대해서 잊고 산다. 정상으로 향하는 여정에 온갖 방해물이 있고 그 때문에 정상으로 가려고 시도조차 하지 않기 때문이다. 우리는 그 방해물들에 현혹되어서는 안 된다.

저번에 내 형제 게리와 우리 아이들이 트로피를 무시하고 갖다 버리는 행동에 대해 이야기한 적이 있다. 내 보물 중에 작고 싸구려 트로피가 있는데 거기에 'S.V. '67'이라고 새겨져 있다. 그 트로피를 얻은 당시 나는 정말로 힘들게 노력하고 주위 사람들에게 조언도 구해가며 어린이 소프트볼 리그에서 정말 열심히 노력했다. 나는 죽을 때 그 트로피와 함께 묻히고 싶다. 게리도 자신이 딴 메달과 트로피 들에 같은 감정을 느끼고 있다고 했다.

근데 왜 아이들은 트로피들을 무시하고 버려버리려 하는가? 내 딸 린제이는 그 아이가 받은 MVP 트로피를 버려버렸다. 왜 그랬는지 알면 충분히 딸의 행동에 수긍할 것이다. 리그에 있는 모든 선수들에게 트로피를 준 것이다!

게리의 아이들도 비슷한 경험을 했고 그들의 트로피 역시 쓰레기통으로 갔다. 이 이야기는 더 재밌다. 학교에서 높이뛰기의 바 높이를 1피트로 내렸고 그 바를 넘어가는 아이들 모두에게 금메달을 주었다. 어른들은 그게 아이들의 자존감 향상에 도움을 준다고 생각하겠지만 아이들은 그게 다 무의미하다는 걸 안다.

나는 다시 위대함을 추구하고자 한다. 위대함으로 가는 여정은 내 자존감에 많은 상처를 줄 것이다. 작년에 워싱턴 DC에서도 비슷한 경험을 했다.

워싱턴 DC에서 있던 세미나에서 데이브 테이트(Dave Tate)는 프로그램과 성과를 4단계로 설명했는데 관중들이 모두 웅성거렸다.

최악

안 좋음

좋음

굉장함

본인이 어디에 속해 있는지 생각해보기 전에 몇 가지 이야기를 해주겠다. 먼저 데이브는 질문을 던졌다. 여기서 벤치 프레스를 300파운드로 할 수 있는 사람이 있나요? 나를 비롯하여 많은 사람들이 손을 들었다. 하! 300파운드로는 스내치도 할 수 있는데.

"400?" 다시 여러 손들이 올라갔다.

숫자는 계속 올라가서 그는 그의 체육관에 있는 800파운드, 900파운드로, 심지어 1,000파운드로 벤치 프레스를 하는 사람들에 대해서 이야기했다.

"그런 사람들 있나요?" 나는 손을 들 수 없었고 쭈그러져 있었다.

세계 기록 수준에서 보면 내 벤치 프레스는 최악이다. 내가 '안 좋음' 단계로 올라가려면 정말 오랫동안 열심히 훈련해야 할 것이다. 어디를 기준으로 삼을 것인가는 굉장히 중요하다.

데이브가 강연을 이어가면서 관중들은 더더욱 침묵했다. '안 좋음'에서 '좋음'으로 가는 것조차 굉장히 어렵고 힘들다. 데이브의 단계는 굉장히 힘든 것이고 심약한 사람들에게는 적당하지 않다. 위대해지기 위해서 어디까지 포기하고 희생할 수 있을까? 그 목표가 그만한 가치가 있을까?

세르반테스(Cervantes)가 한 이야기를 듣고 조금이나마 위안을 얻기를 바란다. “그건 최종 목적이 아니다. 단지 가는 길일 뿐이다.”

미스터 올림피아 우승을 못 하더라도 최고가 되려는 노력만으로도 뭔가 얻는 게 있는 것이다.

위대함으로 가는 여정을 시작하기 전에 먼저 염두에 두어야 한다. 여정은 쉽지 않을 것이다. 심지어 ‘안 좋음’ 단계로 가는 것만으로도 많은 노력이 들 것이고 본인이 최악의 단계에 있다는 인식을 하는 것 또한 힘든 일이다.

나는 여러 분야에서 미숙하고 나아질 기미도 보이지 않는다. 내 손 글씨는 엉망이고 외국어 실력도 부끄러울 정도이다. 저 분야들에는 내가 큰 노력을 기울이지 않는다.

먼저 생각해봐야 할 것은 중점으로 생각하고 있는 분야에서 위대함이 어떻게 정의되는가이다. 보디빌더 세계에서는 1970년대에서는 아놀드가, 1970년대 후반에서는 제인이 좋은 모델이 될 것이다. 약물로 인한 벌크는 크게 관심 없다. 나는 자연적인 아름다움을 볼 수 있었던 1960년대와 1970년대가 좋았다고 생각한다.

스포츠의 세계에서는 최정상들이 어떻게 하는가를 보면 된다. 나는 멀리뛰기 선수인 마이크 파월과 매년 1주일씩 시간을 보내고는 했다. 거기에서 위대함의 기준은 29피트인 듯했다.

높이뛰기에서는 전국 시합 첫 기록이 7피트이다. 위대함은 절대 쉬운 게 아니다.

그리고 최고 중의 최고인 사람들의 행동, 습관, 방법, 계획 들을 봐라. 보통 사람들이 무심코 지나치는 그 하나하나가 엮여져 위대함을 만든다.

한 가지 분명한 건 시간이다. 그리스 웨이트리프팅 선수들은 운동을 할 수 있는 몸을 만드는 데 12년이 걸린다고 한다. 대부분의 프로 스포츠 선수들은 몇십 년간 그 분야에 매진했다. 만약 지금 당신이 훈련한 지 3달째라면 그냥 산술적으로 계산했을 때 그들이 당신의 52배 더 많은 경험을 가지고 있다는 뜻이다.

어떻게 해야 하는가?

먼저 그 길을 걸어간 사람들로부터 배워야 한다.

체육관에 있는 나이 든 아저씨들이 배드민턴 한 게임 하자고 하면 절대 응하지 마라. 물론 그 아저씨보다 당신이 훨씬 몸이 좋을 것이다. 하지만 경기가 시작되고 나면 아저씨는 굳건히 동상처럼 서 있는 동안 당신은 코트의 왼쪽 위 끝에서 오른쪽 아래 끝으로 뛰어다니고 있을 것이다. 그 아저씨는 그저 살짝살짝 공을 넘기고 있을 뿐인데 말이다.

당신은 거의 심장마비에 근접한 상태의 몸으로 질 것이고 그 아저씨는 숨조차 가빠지지 않았을 것이다. 친절하게 땀 닦으라고 수건도 가져다줄 것이다. 얼마나 친절하신가. 자존심을 철저히 깔아뭉개는 친절함이다.

세월의 힘을 무시할 수 없다. 나이 든 운동선수들은 수십 년간의 운동에서 겪었던 실패를 바탕으로 계속 배운다. 그들이 가장 많이 하는 말 중 하나가 과유불급이다.

당신도 분명히 들어봤을 것이다. 올림픽 역도의 전설인 토미 코노는 그 말로 아주 유명해졌다. 물론 위대함은 거기에 조금 더 보태진다. 적은 노력으로, 더 많은 결과를 얻어야 한다.

우리가 또 들었던 말 중에 하나는 100마일 여정도 한 걸음으로부터 시작된다는 것이다. 위대함으로 향하는 여정은 서두르면 안 된다. 하지만 우리는 언제나처럼 서두르게 된다. 곧 졸업을 앞둔 고등학생 운동선수는 내가 집으로 가라고 하는 말을 잘 듣지 않으려 한다. 특히 연습이 더 엉망인 경우에 말이다.

"아, 오늘은 일진이 별로 좋지 않네요." 그가 말한다. "그래서 그렇게밖에 못 하는 거야? 그렇게 연습하면 아무 소용없어. 그냥 집으로 가라."

목표 설정을 할 때 우리는 위대한 사람들, 얼 나이팅게일, 안소니 로빈스, 지그 지글러(Zig Ziglar) 등의 강연을 듣고 나서 차트에다가 숫자를 매기며 계획을 세우고 세밀한 단계를 계획한다. 그러나 위대함의 다른 속성이 한 가지 있다. 위대함을 이루기 위해 들였던 피 나는 노력은 잘 보이지 않는다는 것이다. 배드민턴장에 있던 아저씨처럼 말이다. 단순함에 아름다움이 있다.

그리고 그건 사람을 정말 헷갈리게 한다. 나는 가끔 이 생각들을 할 때면 머리가 지끈거린다.

- 나는 최악의 단계를 벗어나고 싶다. 하지만 그렇게 하기 위해서는 과도하게 해서는 안 된다.

- 나는 '안 좋음' 단계도 벗어나고 싶은데 그러기 위해서는 내가 하는 스포츠에서 더 우아해져야 한다.
- 나는 일취월장하고 싶은데 일취월장하기 위해서는 천천히 해야 한다.
- 그리고 이 모든 일을 할 때 힘들지 않고 아름다워 보여야 한다.

어떻게 해야 위대함으로 가는 여정을 제대로 가고 그 이루기 힘든 목표에 다가설 것인가?

첫째, 먼저 자신에 대해서 정직하게 분석을 해봐야 한다. 전후 사진은 너무 많이 사용되었다는 것을 알지만 여전히 정직한 분석을 하는 데에는 그만한 방법이 없다.

만약 당신의 목표가 운동선수로서의 목표라면 경기 기록들, 챔피언십 DVD들, 경기에 관한 기사들을 봐라. 그걸 통해서 최종 목표가 어떤 식으로 설정되어야 하는지 대강 감을 잡을 수 있을 것이다.

그리고 목표로 향하는 지도를 만들어라. 이게 가장 어려운 부분인데 그 지도는 유연해야 한다. 만약 당신이 세계 최고의 파워리프터가 되고 싶은데 스쿼트 하는 방법을 모른다면 그런 곳에서는 유연성을 발휘하면 안 된다. 어떻게 스쿼트를 해야 하는지 당장 배워야 한다.

그러나 다른 모든 부분은 변경 가능하다. 챔피언들은 모두 각각 다른 방식으로 승리를 쟁취했다. 생각을 죽 정리하고 나열한 뒤 우선순위를 정하고 반드시 해야 할 것들을 생각해봐라.

위대함으로 향하는 여정 중에는 스스로 위대해 보이려고 노력하라. 내가 처음 올림픽 역도를 시작하던 시절에는 역도가 끝나고 항상 보디빌딩 대회가 있었다. 내 코치인 딕 노트미어는 보디빌딩 선수들이 대회에 임하는 자세를 잘 보라고 했다. 대회 전임에도 풍겨오는 분위기만 보고서도 누가 우승할지 대강 느낄 수 있었다. 한 운동이라도 가장 최상의 자세로 하려고 노력하는 것부터가 시작일 수 있다. 아니면 당신이 항상 입고 다니는 어디서 받은 티셔츠를 다른 옷으로 바꾸거나.

위대함은 또한 압박에 의해서, 서둘러서 되는 것이 아니다. 보이기에는 간단하다. 모든 잉여 부분을 걷어내고 단순함을 추구해야 한다. 하키 선수인 웨인 그레츠키(Wayne Gretzky)를 보면 그 누구보다도 효율적으로 움직인다.

마이클 조던(Michael Jordan)의 전성기 때도 마찬가지였다.

훈련과 움직임에서 과잉을 걷어내라. 대부분의 경우에 더 적은 것이 더 좋다.

예전 원반던지기를 할 때 멀리 던지기를 포기하고 움직임을 단순화시켰더니 원반이 더 멀리 나가는 경험을 한 적이 있다. 그리고 그 단순화된 자세에서 코치 모건은 과잉된 부분을 더 덜어내주었다.

41

유형 자산에 대한 철학

내 아내 티피니는 우리가 만나기 전인 1987년부터 은행에서 일했다. 그녀는 지금 은행 감사팀에서 일하고 있고 영화 〈멋진 인생(It's a Wonderful Life)〉을 볼 때마다 불평한다.

〈파워 퍼프 리그(Powder Puff league)〉라는 미식축구 영화에서 배우들이 미식축구 연기를 제대로 못할 때 내가 인상을 찌푸리는 것처럼 그녀는 영화에 나오는 악당 엉터리 은행 감사팀에 대해서 인상을 찌푸린다.

금융 전문가인 사람과 결혼하는 것의 장점은 금융 전문가와 결혼한다는 것이다. 나는 두 자릿수 숫자 덧셈만 나와도 머리가 지끈거리기에 집의 재정 관리는 모두 아내가 한다.

내가 항상 돈이 얼마 있는지 물으면 티피니는 "자기는 100달러 정도 갖고 있어"라고 말해준다. 그 정도면 적당하지 싶다.

내 훈련 프로그램에 대해서 설명할 때 나는 개념 하나를 금융 세계로부터 가지고 왔다. 유형 자산이라고 불리는 개념인데 단순히 당신의 모든 훈련, 영양, 회복 방법 등을 모은 것이다.

회복 방법 중에 가장 중요한 방법은 충분한 수면을 취하는 것이다. 우리는 수면의 중요성에 대해서 잘 인식을 하지 못하고 있는데 수면은 근육 생성과 동시에 지방 연소도 촉진시킨다. "잘 자렴, 앞으로 있을 몇 시간 동안 열심히 이화 작용을 통해 몸을 가꾸자꾸나."

대부분의 사람들은 유형 자산에 대한 개념을 쉽게 이해할 수 있을 것이다. 감정적, 재정적, 사회적, 유전적 요소 등 성공의 요소는 여러 가지가 있다. 만약 당신이 아이비리그로 진학하고 싶은데 아버지, 할아버지가 모두 그 학교 졸업생이고 그 학교에 가장 많이 기부하는 사람 중 하나라면 아무래도 다른 사람들보다는 들어가기가 훨씬 수월할 것이다.

우리는 매일 유형 자산을 늘릴 수 있다. 나는 워크숍에 참여하고 책을 많이 읽고 여러 보충제들을 실험해보고 인터넷 포럼에서 정보를 얻는다.

인터넷 포럼에 리프팅에 관한 글을 올리면 '전문가' 취급을 받게 되어 항상 글에 대해 물어오는 이메일을 한 통 이상씩은 받는다. 질문은 다양하다. 원반던지기에서부터 지방 감소, 나체일 때 보기 좋고 싶다 등등. 매일 다른 사람들이 마른 비만에서 미스터 유니버스로 갈 수 있는 3~6주짜리 훈련 프로그램을 구성해달라고 부탁한다.

이메일을 통해서 훈련 프로그램을 제작해주는 건 두 가지 문제점이 있다. 첫째, 나는 코칭을 할 때 온라인 강좌가 효과가 없다고 생각한다.

둘째, 이메일 한 통으로 훈련 프로그램을 구성할 수가 없다. 훈련 프로그램을 만들기 전에 몇십 개의 질문들을 먼저 하고 분석해야 하기 때문이다. 그리고 질문들에 따른 추가 질문들도 필요하다.

질문을 할 때는 참 대답하기 쉬워 보인다.

1. 당신의 프런트 스쿼트, 데드리프트, 스내치, 벤치 프레스의 한계 중량이 몇인가요?
2. 프런트 스쿼트, 데드리프트, 스내치, 벤치 프레스를 하는 방법을 아시나요?
3. 지난 30일간 아침으로 뭘 먹었나요?

특히 2번에서 많이 걸린다. 훈련 프로그램을 만들기 전에 그 운동선수는 우선 기초적인 올림픽 역도 리프트들에 대한 숙련도가 있어야 한다. 리프트 운동들에 숙련된 후에 그 운동선수는 자신의 한계중량을 알아야 한다. 근데 여기서 문제가 또 생긴다. 한계중량이 뭔지 모르는 것이다.

이것도 유형 자산과 연관된다. 리프트를 할 수 있지만 목표를 이룰 수 있을 만큼의 운동을 할 수 있는가? 다시 묻자. 한계중량이 무엇인가?

나는 마크 트와이트(Mark Twight)와 저녁 식사를 함께 한 적이 있다. 만약 마크가 누군지 모른다면 아마 당신은 등산을 해본 적이 없을 것이다. 맞다 바로 그 마크 트와이트이다. 마크 트와이트는 훈련의 대가인데 영화 〈300〉의 배우들을 훈련했다. 〈300〉을 본 적이 없는가? 꼭 봐라.

평소와 다름없이 나와 마크는 다음 단계로 어떻게 도약할 것인지 이야기하고 있었다. 마크는 자신의 운동선수들에게 하고 있는 훈련 하나를 알려줬다. '쓰리 바 데드리프트'라는 것이다.

바를 3개 준비한다.
첫 번째 바는 데드리프트 한계중량의 95퍼센트
두 번째 바는 데드리프트 한계중량의 90퍼센트
세 번째 바는 데드리프트 한계중량의 85퍼센트

첫 번째 바로 가서 1회 한 후 두 번째 바로 가서 2회 하고 세 번째 바로 가서 3회 하는 것이다. 이런 식의 운동을 총 3세트 한다.

'오, 좋은 훈련법이네?'라고 생각하며 달려가기 전에 한 가지만 생각해 보자. 나는 차분히 앉아서 마크에게 추가 질문을 했다. "오…. 음, 근데 어떻게?"

나는 이 훈련을 내 방식대로 봤고 마크는 마크의 방식대로 봤다. 마크와 함께 훈련하는 선수들은 산을 달리고 온갖 험한 훈련을 다 하는 선수들이었다. 이 선수들에게 이 훈련은 할 만한 훈련이었던 것이다. 나는 웨이트룸에서 몇십 년간 있었지만 이렇게 훈련하면 아마 병원에 실려갈 것이다.

저 단어, 한계중량 때문이다. 모든 사람들이 너무나 잘 알고 있을 거라고 생각하지만 사실 제대로 알고 있는 사람은 없다.

나는 한계중량을 표현할 때 4가지 표현을 쓴다.

대충 한계중량
한계중량

한계 한계중량
한계 한계 한계중량

데이브 테이트의 강연에서 그가 보는 대부분의 훈련 프로그램은 정말 엉터리라고 했다. 최상위급의 엘리트 파워리프터가 한계중량의 95퍼센트에 도달하기 위해서는 50주 정도의 훈련 시간이 필요하다. 하지만 대부분의 훈련 프로그램에서는 이런저런 운동의 한계중량의 95퍼센트로 10회씩 8세트를 해라 하는 식으로 나와 있다.

당신이 생각하고 있는 95퍼센트는 95퍼센트가 아니니다.

데이브의 의견에 이보다 더 동의할 수 없다. 대부분의 사람들은 대충의 한계중량을 자신의 한계중량이라고 생각한다. 대충의 한계중량은 다른 사람들이 나에게 그들의 한계중량에 대해서 이야기해줄 때 생각해낸 개념이다. 대충의 한계중량은 당신이 체육관에서 한 번 한 후 더 이상 못 하겠다 하는 중량을 의미하는 것이다. 사실 그건 한계중량이라고 표현할 수 없다. 좀 더 정확히 말하자면 오늘의 한계중량 정도 되겠다.

가끔 컨디션이 아주 좋은 날들이 있다. 그날들에는 평소에 들어 올리지 못한 중량을 들어 올리거나 평소 하던 운동이 훨씬 쉽게 느껴진다. 대부분 사람들이 자신의 한계중량을 말할 때는 그 컨디션 좋은 날이었을 때 들어 올렸던 중량을 말한다.

어느 날 나는 젊은 여성들이 가득한 방에서 딥 시범을 보일 일이 있었다. 강사는 "그냥 할 수 있는 만큼 하세요"라고 했다. 평소에는 딥 5번이면 마라톤을 달리는 것만큼 힘들고 눈물이 찔끔 나며 게토레이를 벌컥벌컥 마실 정도의 횟수이다. 하지만 여성들이 가득한 그 방에서 나는 35회를 하고야 말았다. 딥에서 그게 내 한계 횟수이고 절대 그 정도의 강도로 매일 운동할 일은 없을 것이다.

한계 한계중량이 다음 단계이다. 한계 한계중량은 적어도 몇 달간의 잘 구성된 훈련 프로그램을 통해 천천히 잘 실력을 쌓아올린 후에 들 수 있는 무게이다. 내가 벤치 프레스에서 한계중량을 말할 때가 딱 이정도 단계이다.

존 프라이스(John Price)와 나는 벤치 프레스 중량을 405파운드까지 끌어올리기로 했다. 그리고 훈련 중 일주일에 2번은 벤치 프레스에 집중하기로 했다. 우리가 같이 했던 존의 프로그램은 아래와 같다.

월요일: 벤치 프레스

135파운드 10회

225파운드 10회

315파운드 10회

335파운드 이상으로 10회 또는 할 수 있는 만큼

목요일: 벤치 프레스

135파운드 10회

225파운드 10회

315파운드 10회

365파운드 할 수 있는 만큼

이 계산적인 훈련법으로 나는 4주째 정도에는 405파운드로 벤치 프레스를 할 수 있게 되었다. 마지막 훈련에서는 나는 폴로셔츠와 쪼리만 신고서 405파운드 벤치 프레스를 했다.

만약 내가 한 달 정도 더 시간을 투자했다면 중량을 더 올릴 수 있었으리라 생각한다. 하지만 나에게 405파운드는 한계 한계중량이다. 오직 하나의 운동에만 몇 주간 집중해서 연습한 결과물은 아주 좋았다.

개인적으로 한계 한계중량이 스포츠와 훈련의 세계에서 가장 과소평가된 숫자가 아닌가 생각이 든다. 노력과 훈련을 하면 올라갈 수 있는 수치이고 한계 한계중량은 현실적으로 목표를 잡기에 좋은 수치이다. 그 분야에서 일정 수준에 올라갔다는 증거이기도 하다. 아주 최고는 아닐지라도 아주 좋다고 할 수 있는 수준이다.

다음 단계인 한계 한계 한계중량은 이 이상을 바라봐야 하는 단계이다. 이 단계로 가려면 굉장히 많은 시간과 노력이 필요하다. 통상 대회가 있지 않은 이상 그만큼의 헌신을 하기 힘들다. 내 리프팅 최고의 기록들은 대회에서 주로 나온다.

어느 한 대회에서 나는 628파운드 데드리프트를 한 적이 있다. 어떻게 628파운드를 하게 되었는가? 여기에는 짤막한 이야기가 있다. 대회에서 내가 606파운드 데드리프트를 한 후 많은 선수들이 606파운드 도전에 실패했다. 한두 명은 606파운드보다 중량을 조금 더 늘려서 실패했고 관중들은 거기에 환호했다. 나는 다른 말들이 나오지 않도록 확실하게 이겨야겠다는 생각에 다음 중량인 628파운드에 도전했고 성공했다. 그날 이후 며칠 동안 근육통으로 고생했고 그 정도 기록이면 나에게 충분하다고 생각했다.

내 데드리프트 최고 기록은 더 높았을 수도 있고, 솔직히 말하자면 더 적었을 수도 있다. 내가 했던 훈련 프로그램도 물론 영향을 미쳤지만 그 중량을 선택하게 된 이유는 환경적인 영향도 컸다.

한계 한계 한계중량은 10년 넘게 훈련하여 일생 동안 딱 한 번 있을 정도의 일이다.

이제 마크와의 저녁 식사 자리로 되돌아가보자. 한계중량을 이야기했을 때 나는 한계 한계 한계중량에 대해서 이야기하고 있었고 마크는 대충의 한계중량에 대해서 이야기하고 있었던 것이다. 마크의 선수들은 대충 300파운드 언저리의 데드리프트를 한다. 그러므로 바 3개는 소수점 올림하여 다음과 같은 식으로 구성되게 된다.

한 바 285파운드
한 바 265파운드
한 바 245파운드

총운동기구

바 3개
45파운드 플레이트 12개
25파운드 플레이트 2개
10파운드 플레이트 6개
5파운드 플레이트 2개

대부분의 체육관이라면 이 정도의 플레이트들은 보유하고 있을 것이다. 다음은 내 한계 한계 한계중량으로 했을 때 플레이트 선택이다.

한 바 605파운드
한 바 575파운드
한 바 545파운드

총 운동기구

바 3개
45파운드 플레이트 32개
35파운드 플레이트 2개
25파운드 플레이트 2개
10파운드 플레이트 2개
5파운드 플레이트 2개

다른 플레이트들은 다 2개만 있으면 되지만 45파운드 플레이트가 32개 필요하다. 웬만한 대학 선수 팀의 체육관에 가도 이 정도의 플레이트를 찾기 힘들 것이다.

이제 총중량에 대해서 보도록 하자. 만약 마크의 선수들이 총 3세트, 총 18회를 하게 된다면 총중량은 3,650파운드가 된다. 만약 내가 1세트 총 6회만 한다고 해도 중량이 3,390파운드가 된다. 횟수는 1/3인데 거의 같은 중량이 되는 것이다.

숫자는 자칫 지루할 수 있지만 우리는 숫자들을 세밀하게 봐야 한다. 운동에 관한 글을 보고 나서 골든 스파에 돌아간다면 얼마의 중량으로 리프트를 할지 어떻게 아는가? 그냥 생각 없이 이두근 머신으로 가서 레벨을 "D"로 맞추고 대충 운동하는가 혹은 계산기를 꺼내서 18파운드짜리 덤벨을 사용해야 할지 20파운드짜리 덤벨을 사용해야 할지 계산하고 있는가?

다시 위의 질문으로 돌아가보자. 얼마나 간단한 질문인가. 당신의 한계중량 프런트 스쿼트, 데드리프트, 스내치, 벤치 프레스는 몇인가?

질문을 다르게 바꿔보자. 당신의 체중으로 프런트 스쿼트를 하는 게 당신의 대충 한계중량인가, 한계중량인가, 한계 한계중량인가, 아니면 한계 한계 한계중량인가? 한계중량의 10퍼센트를 늘려주겠다고 호언장담하는 6주간의 프런트 스쿼트 훈련 프로그램은 엘리트 선수들에게는 그만큼의 수치를 장담하지 못할 것이다. 누가 나에게 이런 편지를 보냈다고 생각해보자.

> 댄에게,
>
> 당신의 기적의 벤치 프레스 훈련을 한 후 저는 고작 6주 만에 1,000파운드 벤치 프레스에서 1,100파운드 벤치 프레스로 늘릴 수

있었습니다. 나는 이 훈련 방법 이전에는 '그 마법의 훈련 방법에 대한 빈칸을 채우라'의 중요성을 미처 알지 못했습니다.

빅 건즈(BiggGunz)로부터

1,000파운드 벤치 프레스를 1,100파운드로 올리는 데는 내 상상의 훈련 프로그램인 6주의 두 배인 12주보다 훨씬 더 오래 걸릴 것이다.

유형 자산의 개념을 이해하기 위해 두 가지를 먼저 생각해봐야 한다.

1. 표준 훈련 프로그램에 나와 있는 운동들을 할 수 있는가?
2. 표준 훈련들 중에 적어도 한 개는 대충의 한계중량과 비슷하게 하는 운동이 있는가? 각 운동들을 한계중량 혹은 한계 한계중량까지 끌어올리는 데는 아마 몇 개월씩 걸릴 것이다.

그리고 항상 내가 강연 때 강조하는 부분이 있다. 첫째, 너무나 기본적인 거라 사람들이 흔히 놓치는 것이지만 훈련 프로그램에 있는 운동들을 할 운동기구가 있는가? 마크의 데드리프트 훈련을 하기 위해서는 45파운드짜리 플레이트가 32개 있어야 한다. 바도 3개가 있어야 한다. 이 기구들을 다 갖추고 있는가?

최근에 나는 수평 로우 운동을 새로 익혔다. 능형근을 단련하기 위한 풀업의 한 변형이었는데 집에서 이 운동을 하기 위해서 일주일 간 고심했다. 아주 좋은 운동이지만 기구가 없으면 할 수 없다.

이것도 훈련 프로그램을 처음 구성할 때 놓치고 가는 경우가 많다. 당신은 어떤 특정 일을 수행하기 위한 기질을 가지고 있는가?

예를 들어 나는 퍼센티지로 설명되는 훈련 프로그램을 잘 흡수하지 못한다. 변형할 수 있는 여지가 너무 적은 훈련 프로그램도 받아들이기 힘들다. 반대로 짧은 시간에 고강도로 몇 주간 집중하는 훈련은 좋아하고 잘한다. 이유는 나도 모른다. 하지만 이 기질과 훈련 프로그램이 맞지 않는다면 그 훈련 프로그램은 당신에게 효과적이기 힘들다. 예를 들어,

1. 훈련 프로그램을 할 운동기구가 없다면,
2. 훈련 프로그램에 있는 운동을 할 줄 모른다면,

3. 훈련 프로그램에 나와 있는 세트와 횟수를 할 수 있는 역량이 안 된다면,
4. 훈련 프로그램을 이행해나갈 수 있는 정신력이 없다면,

특히 4번에 대해서 유의해야 한다. 변화 없는 훈련 프로그램들을 잘 소화하는 사람들의 부류가 있다. 다른 부류는 도저히 그 부류가 이해가 되지 않을 것이다. 훈련은 몸뿐만 아니라 어쩌면 문화적, 사회적, 정신적 요소들이 복합적으로 고려된 산물이다.

내 친구가 독일 원반던지기 선수를 한 명 소개해준 적이 있는데 이 선수는 모든 훈련을 딱 10회씩 한다. 서서 던지기 10회, 이 운동 10회 저 운동 10회. 항상! 그 선수의 어린 시절 코칭을 맡았던 코치가 모든 운동을 10회씩 하라고 했고 그때의 경험이 그 선수에게 10회를 성스러운 횟수가 되게 만들었다.

그 선수에게는 이 방법이 효과가 좋았지만 나한테 그렇게 훈련하라고 한다면 머지않아 미쳐버렸을 것이다. 유형 자산은 삶의 다른 부분들에도 다 영향을 미치는 것이다.

나는 본인의 상황, 필요, 강도, 성격 등등에 맞지 않는 훈련 프로그램을 신데렐라의 이복 언니 신드롬이라고 부른다. 그 신발은 당신에게 맞지 않는 것이다!

몇 년 전 나는 한 아이의 아버지에게 당신의 딸은 그 당시 하고 있었던 '21회 운동법' 훈련을 따라가기 힘들다는 걸 설명하는 데 애먹었다. 그녀는 그 프로그램을 따라갈 만한 근력이 없었다. 하지만 그 아버지는 다른 선수들은 하고 있으니 자기 딸도 할 수 있을 거라고 계속해서 주장했다.

먼저 어떤 프로그램이었는지 한번 보자.

선수들은 3가지의 운동을 일주일에 3번(월요일, 수요일, 금요일) 3주 동안 하게 된다. 즉 총 9가지의 운동을 하게 된다. 그 3가지의 운동은 클린 후 프레스, 스내치, 클린 앤 저크였다.

너무 간단하기 때문에 오히려 사람들을 혼란스럽게 한다. 3가지의 운동을 같은 순서대로 매번 하는 것이다. 벌써 지루하게 느껴지겠지만 이건 정말 중요하다. 이 훈련법의 중점은 횟수와 세트 설정에 있다. 그리고 중량도 차차 늘려가게 된다. 가장 헷갈리는 부분은 매번 운동 때마다 5파운드씩 늘리는

데 있다. 3주 후에는 총 45파운드가 늘어나 있을 것이다.

횟수와 세트

시작 중량으로 5회
5파운드 늘려서 5회
5파운드 늘려서 5회
5파운드 늘려서 1회
5파운드 늘려서 1회
5파운드 늘려서 1회
5파운드 늘려서 1회
5파운드 늘려서 1회
5파운드 늘려서 1회

총 21회

이래서 훈련 이름이 21회 운동법이다.

이제 다 산수다. 만약 마지막 횟수를 225파운드로 끝냈다면 다음 날에는 145파운드로 시작한다.

첫째 날:

145파운드 5회
150파운드 5회
155파운드 5회
160파운드 1회
165파운드 1회
170파운드 1회
175파운드 1회
180파운드 1회
185파운드 1회

아홉째 날:

185파운드 5회

190파운드 5회
195파운드 5회
200파운드 1회
205파운드 1회
210파운드 1회
215파운드 1회
220파운드 1회
225파운드 1회

이걸 계속 읽고 있는 사람들이 있을지 모르겠지만 계속 이어서 써본다.

둘째 날은 150파운드로 시작해서 190파운드로 끝난다.
셋째 날은 155파운드로 시작해서 195파운드로 끝난다.
넷째 날은 160파운드로 시작해서 200파운드로 끝난다.
다섯째 날은 165파운드로 시작해서 205파운드로 끝난다.
여섯째 날은 170파운드로 시작해서 210파운드로 끝난다.
일곱째 날은 175파운드로 시작해서 215파운드로 끝난다.
여덟째 날은 180파운드로 시작해서 220파운드로 끝난다.

당신이 여기서 간과하고 있는 게 하나 있을 것이다. 리프트 한 개를 저렇게 운동하는 것이다! 매일 저런 식으로 리프트 두 개를 더 해야 한다. 21회 운동법은 총 63회의 폭발적인 몸 전체 리프팅 운동이다. 쓰는 것만으로 손목이 아파오는 것 같다.

이렇게 훈련하기 위해서는 어떤 유형 자산이 있어야 할까?

1. 운동기구: 바 1개, 310파운드 세트. 운동기구 부분은 싸고 간단하다.
2. 각 운동을 어떻게 해야 하는지 알아야 한다. 클린 후 프레스, 스내치, 클린 앤 저크. 만약 모른다면 21회 운동법을 하기 전에 반드시 먼저 익혀야 한다.
3. 1번 2번 모두 "예"라고 답했다면 훈련 프로그램에서 권장하는 중

량으로 운동할 수 있겠는가?

4. 마지막으로 이 훈련 프로그램을 끝까지 해낼 수 있는 정신력이 있는가?

반은 장난 삼아 나는 전통적이 올림픽 바를 바탕으로 해서 이 운동을 할 수 있는 가장 가벼운 중량을 계산해봤다.

첫째 날:
45파운드 5회
50파운드 5회
55파운드 5회
60파운드 1회
65파운드 1회
70파운드 1회
75파운드 1회
80파운드 1회
85파운드 1회

아홉째 날:
85파운드 5회
90파운드 5회
95파운드 5회
100파운드 1회
105파운드 1회
110파운드 1회
115파운드 1회
120파운드 1회
125파운드 1회

그 아이가 지금 85파운드로 스내치를 하지 못하는데 어떻게 몇 주 만에 110파운드를 스내치 하겠는가? 아버지에게 그 방법을 물었더니 우물쭈물 대답을 하지 못했다. 신데렐라 이복 언니 신드롬이다. 이 신발은 딸에게 맞지 않는 것이다.

이게 이 이야기의 중점이다. '신발이 맞지 않는 경우가 정말 많다.'

요약과 더불어 인터넷 포럼, 잡지, 이메일에서 나와 있는 훈련 프로그램을 개인에 적용시키는 방법을 알아보자.

1. 최소 두 달간은 기본적인 리프트 운동에 집중하기를 강하게 권한다. 만약 우리가 한계 한계중량으로 스쿼트, 벤치 프레스, 데드리프트를 할 수 있고 거기서 훈련을 시작할 수 있다면 우리는 다른 사람들보다 한창 앞서갈 수 있다. 한 운동당 두 달씩 걸린다고 하면 총 6개월이 걸릴 것이다. 만약 당신의 체중의 2배만큼 데드리프트를 할 수 없다면 6개월 후에는 할 수 있어야 한다.
2. 당신이 가지고 있는 운동기구들을 잘 파악해야 한다. 내가 하는 훈련 법 중 하나는 바 4개와 몇 개의 케틀벨이 필요하다. 만약 당신에게 바가 4개 없다면 아예 시작을 하지 마라. 바 1개로 할 수 있는 운동도 많고 그 운동들도 모두 효과가 좋다. 만약 당신이 바가 한 개도 없다면…. 미안하다. 해줄 수 있는 게 없다.
3. 훈련 프로그램을 처음 시작할 때 훈련 프로그램에 있는 특정 운동들을 할 줄 모른다면 몇 주간의 시간을 들여서 숙련을 시켜라. 운동들이 숙련이 된 후에야 훈련 프로그램 안에서 제대로 된 효과를 낼 수 있을 것이다.
4. 본인에게 맞는 훈련 프로그램을 찾기 위해서 여러 훈련 프로그램들에 대해서 알아보아라. 이란식 고중량 훈련에 대한 소개를 들을 때면 내 내면에서 '그래. 바로 그거야'라는 소리가 들려온다. 한 시간의 심혈관계 훈련 후에 크런치 1,000개를 하는 훈련을 보면 내 뇌는 어느새 감자 칩을 찾고 있다. 신발이 맞는지 꼭 확인해야 한다.

시간을 조금 들여서 당신이 가진 유형 자산을 잘 살펴보는 건 금맥을 찾는 것과 같다. 금맥을 찾아서 금을 캐라.

42

피트니스에 대한 이해력을 향상시켜라

자라면서 내가 리프팅, 근력, 피트니스에 관한 정보를 얻는 원천은 도서관에 있는 몇 가지의 책과 근력과 건강에 관한 잡지였다.

잡지를 읽으면서 나는 만약 일주일에 3번, 하루에 8~12개의 운동을 하고 고단백 셰이크를 먹는다면 올림픽이나 미스터 아메리카에 금방 출전할 수 있을 줄 알았다. 내가 성인이 되면 멋지게 차로 펜실베니아로 가서 요크 바벨 클럽(York Barbell Club)에 들어가 세계 최정상급들 선수들과 어깨를 나란히 하며 같이 훈련하고 이 보충제는 어떻고 저 보충제는 어떻고 하는 식의 이야기를 하게 될 줄 알았다.

나중에 알게 되었지만 단백질 셰이크는 생각했던 것만큼의 효과를 주지는 않았고 요크의 이야기도 과장되었다는 걸 알았다. 하지만 올바른 정보들도 많이 얻었다.

- 나는 고단백 식단이 좋다는 걸 알게 되었고,
- 올림픽 역도, 고중량 리프팅에 대해 알게 되었고,
- 내 목표를 향한 길을 알 수 있었다. 올림픽, 굉장한 몸, 긴 수명,

명예, 또 이런저런 다른 일들에 대한 성공을 바라게 되었다.

체육관에서 운동하는 사람들이 겪는 경험은 각자 상당히 다르다. 첫째, 텔레비전에서는 피트니스에 관한 근거 없는 광고들을 너무 많이 한다. 복근 운동을 시켜주는 조그만 의자부터 스트레스로 인해 축적된 지방을 제거시켜 주는 알약까지. 몇몇 정보를 주는 채 하면서 나오는 광고는 너무나 끔찍해서 본 후에 내 눈을 씻어버리고 싶을 정도였다.

항상 기억하라. 내가 추천하지 않는 이상 그 방법을 바로 믿지는 말아라.

나는 천억 금이 들어오지 않는 이상 근거 없는 방법들을 권하지 않을 것이다. 내 진정성은 꽤 비싸니까.

아무 서점이나 가서 건강, 피트니스, 요리, 스포츠, 자기 계발 부분을 둘러보아라. 평생 걸려도 다 습득하지 못할 근력, 지방 감소, 건강에 대한 지식들이 몇백 권의 책에 담겨 있다.

만약 우리가 가지고 있는 모든 책들, 잡지들, 인터넷에서 출력한 자료들을 다 쌓으면 바닥에서 천장까지 몇 번은 쌓을 수 있을 것이다. 나는 직장에 책장이 하나 있고 집에 3개 있고 창고에도 책, 잡지, 글 들이 잔뜩 쌓여 있다.

얻을 수 있는 정보의 양은 조금만 노력하면 무궁무진하지만 어떤 정보가 좋은 정보이고 어떤 정보가 걸러야 하는 정보인지는 잘 모르는 경우가 많다. 물론 내 글 중 하나를 읽고 마지막에 "이 글은 엉망이야"라고 적어 놓을 수도 있겠지만(이렇게 생각하니 속상하다), 어떤 기준으로 이 글, 이 운동 혹은 이 식이가 시도해볼 만한 가치가 있는지 알 수 있을까?

다른 말로 하면 당신의 피트니스 이해력이 얼마나 되는가? 어떤 기준으로 결정하고 선별하는가? 만약 한 책에서 전체 식이의 95퍼센트가 탄수화물이어야 한다고 하고 바로 다음 책에서는 탄수화물이 5퍼센트여야 한다고 하면 어떤 정보가 옳은지 어떻게 알 수 있는가?

내가 글들을 읽으면서 어떻게 정보를 취합하고 선별하는지 말해보고자 한다. 본론으로 들어가기 전에 한 가지 이야기하고 싶은 것은 그 많은 책들을 읽어서 정보를 습득하는 건 좋은 일이다. 하지만 그 정보들을 행동으로 옮기는 게 더 중요하다. 철학자 제리 사인펠드(Jerry Seinfield)의 말을 인용해보면,

"서점은 원래 그런 것이다. 서점은 당신보다 똑똑하고 그래서 사람들이 겁을 먹는 것이다. 서점에 들어간다는 것은 당신이 뭔가를 모른다는 걸 인정하는 것이기 때문이다.

한발 더 나아가서 당신은 그게 어디 있는지도 잘 모른다. 이게 어디 있지? 저게 어디 있지? 찾아다니면서 말이다. 지식만 없는 게 아니라 어디서 그 지식을 얻어야 하는지도 모르는 것이다. 그래서 서점에 발걸음을 들여놓는다는 것은 세상에 '나는 그리 똑똑하지 않아요'라고 선포하는 것과 같다. 하지만 이제 선택권은 당신에게 있다. 책들은 재미난 아이디어로 가득하고 그 아이디어를 자신의 것으로 만드는 건 온전히 본인의 몫이다. 책을 읽을 때는 항상 시간, 억양, 태도에 관해서 생각해라. 내가 해줄 수 있는 말은 여기까지다. 나머지는 당신에게 달렸다."

— 제리 사인펠드, 『사인 언어(Sein Language)』

모든 근력 코치들을 대표해서 말한다. 우리는 우리의 역할을 했다. 이제 당신에게 달려 있다.

우리가 읽는 그 모든 훈련 프로그램, 운동들, 식이, 보충제 들은 다 좋은 것들이다. 어떻게 활용하는지는 당신에게 달렸다.

이제 책, 글, 인터넷 포럼 글들을 어떻게 읽어야 하는지에 대해 알아보자. 책 앞부분에 나왔던 글을 다시 한 번 인용해보겠다. 기억이 날지 모르겠다.

"내가 가장 좋아하는 책 중에 책 제목에 한눈에 반해서 구입한 책이 있다. 데이비드 던비 작가의 『위대한 책들과의 만남』이다. 서점에서 어떤 책을 살까 두리번거리던 중 『위대한 책들과의 만남』이라는 제목의 책을 보면 어찌 사지 않을 수 있겠는가."

이제 이 글을 내가 어떻게 읽는지 살펴보자.

"내가(이 사람은 도대체 얼마나 자주 내가, 나, 이런 표현을 사용하는 거지?) 가장 좋아하는 책 중에 책 제목에 한눈에 반해서 구입한 책이 있다(서점에 가서 책을 산 건가? 꼭 서점에 가야만 정보를 얻을 수 있었나?). 데이비드 던비 작가의 『위대한 책들과의 만남』이다. (서론이 너무 기네. 그냥 본론으로 바로 들어가면 안 되나?) 서점에서 어떤 책을 살까 두리번거리던 중 『위대한 책들과의 만남』이라는 제목의 책을 보면 어찌 사지 않을 수 있겠는가.(참으로 썰렁한 농담이로

군. 이걸 농담이라고 한 건가?)"

연구 결과로도 나와 있지만 많은 독자들의 문제점은 그들이 능동적으로 글을 읽지 않는다는 것이다. 내가 글을 읽을 때면 난 항상 작가와 대화를 하면서 읽는다. 작가가 "이 주제에 대해서 왜 또 글이 나와야 하는지 모르겠다"고 하면 나는 항상 그 말에 동의하게 된다. 같은 주제로 얼마나 많은 글들이 씌어야 하는 것인가?

하지만 인터넷에 웨이트 리프팅 포럼에 내가 써놓은 '하루에 리프트 한 가지 프로그램'에 대한 글의 답글들을 보면 사람들이 하루에 리프트 두 개를 해도 같은 효과를 낼 수 있는지에 대한 질문들이 수두룩하게 올라와 있다.

만약 당신이 당신에게 동조하는 글들만 읽는다면 별로 발전이 없다. 능동적 읽기를 하는 가장 좋은 방법 중 하나는 당신과 반대되는 의견의 글들을 읽는 것이다.

영화 〈300〉으로 피트니스 붐이 일어나면서 인터넷 포럼에는 '마크 트와이트가 스파르타인들을 전사 대신에 아놀드 같은 몸으로 훈련시켰으면 좋았을 텐데'라는 글들이 올라왔다. 그 글들을 읽은 사람들에게 다시 가서 〈뉴욕에 온 헤라클레스(Hercules in New York)〉라는 영화를 본 후 다시 이야기해 보자고 하고 싶다.

나와 반대되는 의견들을 읽기 위해서 나는 채식주의자, 고강도 트레이닝 찬미자 사이트들에 들어간다.

인터넷 포럼에 보면 근력 트레이닝의 마스터같이 보이는 사람들이 있다. 하지만 이 사람들을 직접 만나보면 웨이트 트레이닝을 전혀 해본 적이 없는 사람들처럼 보이는 경우가 많다. 이전에 했던 이야기 중에 PVC 파이프가 움직임을 배우고 연습하는 데 좋다고 했는데 훈련을 할 만큼의 중량은 절대 안 된다.

근력에 관한 글들을 읽을 때 내가 가진 다른 기술은 조금 거만하지만 내 필요가 저자의 필요보다 더 중요하다고 생각하는 것이다. 다른 말로 하면 저자가 글을 어떤 순서로 기술했는지와 상관없이 내가 원하는 정보를 얻어내기 위해 빠르게 읽거나 내용을 건너뛰거나 뒤에서 앞으로 읽거나 한다는 것이다.

나는 다른 코치들로부터 아이디어를 잘 훔친다. 이렇게 하는 코치는 나밖에 없는 듯하다.

나는 글을 빨리 훑어가며 보는 편이다. 보고 싶은 글들이 많아서 그런 경향도 있지만 나는 글을 다시 읽으며 내가 놓친 부분들을 찾는 걸 좋아한다. 내가 몇 년씩 고민하던 문제의 답을 우연히 10년이 지나 다시 본 글에서 찾았을 때 기분이 묘하다. 이미 읽었던 글이라도 오랜 시간이 지난 후 다시 보면 새로운 것들을 발견할 수 있는 것이다.

빠르게 훑어 읽기 위해서는 다른 한 가지 요소가 전제되어야 한다. 단어를 풍부하게 많이 알아야 한다.

만약 누군가가 글에 '그립을 가까이 하고 다리를 좁게 벌린 채로 바닥에서 렉으로 들어 올리는 동작'이라고 썼다면 이 리프트를 제대로 할 수 있겠는가? 나는 이 동작을 '클린'이라는 한 가지 단어로 표현하지만 그것 또한 이해하기 어려울 수 있다.

뉴런에 관한 글을 읽을 때면 대부분 생략하고 지나간다. 내가 의자에 앉아서 책을 읽고 있는 것만으로도 내 뉴런들이 잘 작동하는 듯하기 때문이다. 이런 글들은 바로 결론으로 가서 본 주장이 어떤 건지 읽어본다. 만약 '세계에서 가장 힘이 강한 사람'에 대한 답이 어떤 운동을 4회씩 7세트 하는 거라면 나는 다른 사람들이 글을 마저 읽고 있을 동안 4회씩 7세트를 하고 싶다.

단어의 문제는 피트니스의 세계에서 점점 더 큰 문제가 되고 있다. 피트니스 잡지를 아무 거나 하나 집어보면 거기에 와이 스쿼트(Y Squat), 월 슬라이드, 스파이더맨 런지, 카운터-무브먼트 점프, 워리어 런지, 라테랄 튜브-워크 등등의 운동이 나온다. 사진과 글을 보면 대강 어떤 운동인지 감이 오지만 이 움직임들을 하나하나 익히는 데 얼마나 많은 시간이 필요할 것인가? 미처 새 운동들을 다 익히지도 못했을 텐데 다음 호에는 또 새로운 운동들이 잔뜩 소개되어 나올 것이다. 물론 그게 전혀 가치가 없다고 말하는 건 아니다.

최근 연구에서 재밌는 현상 하나를 발견했다. 고등학교 교재가 두꺼워지면 두꺼워질수록 학생들이 실제로 그 책에서 배우는 내용은 줄어든다고 한다. 약 1/4의 학생이 교과서를 제대로 이해하지 못한다고 한다.

1학년 여학생들이 자신의 몸무게의 1/3에 달하는 책들을 가방에 넣어 다니고 있으면서 저렇게 많이 배우는데도 왜 여전히 삶이 나아지지 않은지, 이해하지 못할 책들을 배우느라 얼마나 많은 시간이 낭비되는지 모른다.

다른 국가들에서는 새로운 실험을 하고 있는데 교재는 얇게 하고 그 대신 학생들에게 그 정보를 적용하고 생각해보도록 하는 방법이다. 나는 이 방법이 학생들에게 더 옳다고 생각한다.

마지막으로 내가 해줄 수 있는 조언은 작가와 호흡하기 위해서 본인의 경험을 활용하라는 것이다.

얼마 전 나는 프랭크 포른치치(Frank Forencich)가 쓴 『호모 사피엔스들을 위한 기능적 운동과 삶(Functional Exercise and Living for Homo Sapiens)』이라는 책을 읽었다. 182페이지에서 나는 짤막한 근육 목록을 발견했다. 처음에 나는 그 부분을 넘겼다. “내가 근력 훈련 전문가인데 근육은 봐서 뭐하게?”라는 생각에 그랬던 것 같다.

나는 그가 블라드미르 얀다(Vladimir Janda) 박사의 말을 이용하는 걸 보고 다시 근육 목록을 봤다. 포른치치는 연구에서 근육은 지근과 속근으로 나뉘어져 있는데 지근은 느리게 수축하고 나이가 들어감에 따라 굳어지고 속근은 빠르게 수축하고 나이가 들어감에 따라 약해지는 경향이 있다고 한다.

마사지사들과 물리치료사들도 같은 발견을 했다고 책에 씌어 있다. 의자에 앉아 근육을 수축시켜봤는데 갑자기 늙어 보였다. 난 항상 늙어 보이기는 했지만 좀 더 늙어 보였다.

지근 근육은 햄스트링, 대흉근, 승모근, 요근, 종아리 근육, 이두근, 상완근 등의 근육들이다. 속근 근육은 복근, 둔근, 삼두근, 능형근 등이다. 올림픽 역도가 나를 왜 젊게 만들어주었는지 알 것 같다. 단순한 클린과 프레스가 젊음으로 가는 방법일 수 있다!

과거에 내가 가장 좋아하던 훈련 프로그램이 생각났다. 개별의 운동은 상관하지 말고 포른치치의 관점에서 훈련 프로그램을 보도록 하자.

첫째 날: 월요일

파워 클린과 프레스

파워 클린 1회, 프레스 8회

8회씩 3세트 운동한다. 각 세트마다 1분 휴식한다.

이 훈련 프로그램에서 가장 중요한 부분은 중간에 1분 휴식 시간이다. 휴식 시간을 정확히 지키고 중량을 모니터링하면 실력이 얼마나 늘었는지 측정할 수 있다.

파워 컬
8회씩 3세트, 세트 중간 1분 휴식

컬 그립을 이용해서 웨이트를 무릎 바로 위로 올리고 바를 컬-클린 한다. 천천히 중량을 느끼면서 내린다. 8회를 모두 그렇게 하고 중량은 변화시키지 않는다. 휴식 시간을 정확히 체크한다.

복근 운동으로 그날 운동을 마친다.

둘째 날: 수요일

파워 클린과 프런트 스쿼트
파워 클린 1회, 프런트 스쿼트 8회

이번에도 8회씩 3세트 중간에 1분 휴식한다. 프런트 스쿼트를 할 때 바른 자세로 팔꿈치를 높게 들고 해야 한다. 이 운동은 대부분 다음 운동을 위한 준비운동으로 한다.

오버헤드 스쿼트
8회씩 3세트, 중간 1분 휴식

와이드 스내치 그립으로 웨이트를 머리 위로 올리고 팔꿈치를 고정한 채로 스쿼트를 해라. 오버헤드 스쿼트는 유연성, 균형 감각, 다리 근력을 발달시킬 뿐만 아니라 강한 아래 허리 근육도 만들어준다.

복근 운동으로 운동을 끝마친다.

셋째 날: 금요일

윕 스내치
8회 3세트, 중간 1분 휴식

와이드 스내치 그립으로 바를 가랑이 부분에 둔다. 아래로 내려간 후 바를 머리 위로 올린다. 8회씩 반복한다. 몸에 바로 강렬한 반응이 올 것이다. 큰 승모근을 가지고 싶다면 이 운동만큼 효과적인 운동이 없다.

클린 그립 스내치
8회씩 3세트, 중간 1분 휴식

클린 그립으로 바로 서서 바를 무릎까지 내린다. 폭발적으로 바를 바로 머리 위로 들어 올린다. 클린이 없는 클린과 프레스 같은 운동이다.

복근 운동으로 훈련을 마친다.

나는 이 훈련 프로그램을 변화 프로그램이라고 부른다. 이 훈련 프로그램 후에 내가 완전히 변화된 것처럼 느꼈기 때문이다. 기분도 아주 좋았다. 기분이 좋아지는 훈련 프로그램은 흔치 않다.

포른치치의 글을 읽으며 내 몸은 이미 알고 있었지만 머리로는 몰랐던 뭔가를 깨달은 느낌이었다. 변화 프로그램을 하며 스트레칭 3개(머리 위로 뻗기, 이두근과 어깨 스트레치, 둔근 스트레치)를 더 했더니 완전히 나에게 딱 맞는 훈련 프로그램이 되었다. 내 몸이 훨씬 젊어진 느낌이었다.

포른치치의 책을 읽으며 나는 왜 어떤 운동들은 나에게 맞고 어떤 운동들은 나에게 맞지 않는지 알게 되었다. 나는 얼마 전 50살이 되었고 내 삶에 활력을 불어넣는 운동들을 다시 해야 하고 너무 과격한 운동은 지양해야 한다.

긴 글을 요약하고자 한다.

- 요즘 시대에는 책과 인터넷에 너무나 많은 정보가 있다. 역사 속 최고의 근력 코치들이 전 생애 동안 얻는 정보보다 더 많을 수도 있다. 하지만 그게 문제다. 정보들이 서로 맞지 않기 때문이다.
- 글을 볼 때 좋은 글과 안 좋은 글을 분별해낼 수 있어야 한다. 또한 당신의 의견과 다른 글들을 읽으면 분별력을 더 향상시킬 수 있다. 내 제인 폰다 피트니스 책이 어디 있지?
- 책을 읽을 때 능동적으로 읽어라. 작가들과 소통하며 책을 읽는 방법을 배워라. 책을 꼭 순서대로 볼 필요 없이 여기저기 옮겨 다니며 보라. 이 책도 맨 뒤부터 읽은 독자들이 있다면, 환영한다.
- 사인펠드의 이야기를 들어라. "이 책은 여러 재미있는 아이디어

들이 들어있다. 지식을 활용하는 건 당신의 몫이다. 나는 내 역할을 했다. 이제 당신이 당신의 역할을 할 때이다."

이 책 또한 마찬가지다. 읽고 싶은 만큼 마음껏 읽어라. 활용은 당신의 몫이다.

후기

이 이야기는 끝날 수 없다. 가슴으로 하는 모든 일들이 그렇듯이 이 이야기 또한 끝나지 않은 채로 남아있을 것이다.

이야기들을 다시 되돌려볼 때, 파시피카 바벨 클럽의 해변가에 앉아있는 나에게 딕 노트미어가 말하는 듯하다. "저번에 이것과 비슷한 일로 힘들어 하던 친구가 있었는데." 딕 노트미어가 나한테 말한다. 나와 비슷한 고민을 가지고 있던 한 사람이 어떤 식으로 문제를 극복했는지 긴 이야기를 들려주었다. 내 오랜 코치인 랄프 모건도 보인다. 유타 주립대학 원반던지기 코트에 서서 바람과 차가운 기운에 눈을 비비며 나에게 말한다. 자 한 번 더 던져보자. 나는 잭 슈로더와 함께 걸으며 내 최근 기고 글들이 사람들 마음에 들었는지에 대해 이야기를 나누고 있다. "사람들은 이야기를 좋아해." 그가 말한다.

일요일 오후 나와 함께 원반던지기 코트에 나와 있는 아버지도 보인다. 나는 원반을 던지고 아버지는 걸어서 거리를 잰 후 다시 나에게 원반을 던진다. 아버지가 나에게 원반을 던져주면 나는 곧바로 다시 원반을 던진다. 내 아버지와 함께했던 가장 좋은 기억이다. 나는 여기에 앉아 내 형제 리처드와 그의 아내 디안을 떠올린다. 형의 차를 타고 육상에 관한 책을 구입하러 갔다. 그 책이 내가 이 스포츠에 입문할 수 있는 커다란 힘이 되었다. 내 형제 게리도 보인다. 웨스트무어 고등학교에서 "댄, 그냥 저 녀석을 쳐버려!" 하고 응원을 한다. 게리와 함께 육상 대회에도 여러 번 나갔었다. 게리와 함께 있을 때 나는 항상 14살 같다.

내 아내 티파니도 떠오른다. 대회에서 아무도 내가 성공하지 못할 거라고 생각했던 리프트를 해냈을 때 그녀가 대회장으로 뛰어 올라왔다. 내가 미식축구 경기에서 반칙을 두 번 연속 했다고 나에게 소리쳤던 어머니도 생각난다.

이 책에서 당신이 배운 모든 것은 내가 누군가를 가르치며 얻은 것들이다. 내 이야기는 데이브 프리먼(Dave Freeman)과 밥 루알하티(Bob Lualhati)의 훈련 프로그램들이 아니었다면 여기까지 오지 못했을 것이다. 내 형제 필과 동네 친구들과 함께 했던 길거리 미식축구는 나에게 경쟁과 길거리에서의 유연성을 길러줬다. 내 형제 레이는 내 삶과 커리어의 기준을 계속 높여줬다. 나의 누나 코린을 통해 육상 대회에 가는 아이들을 위해서 어떻게 짐을 싸야 하는지도 배웠다.

사람들이 나에게 훈련에 대한 조언을 구하러 처음 올 때 그들은 올바른 횟수와 세트와 어떻게 근육들을 훈련할 수 있는지에 대해 물어 온다. 나는 그들이 훈련을 넘어서서 운동과 인생의 균형과 가족의 중요성에 대해서 알고 갔으면 좋겠다. 운동선수의 하루를 망칠 수 있는 훈련 프로그램은 누구나 만들 수 있다. 하지만 나는 내 학생들이 성공적인 삶을 살기 위한 초석을 다질 수 있기를 원한다. 나는 내 훈련 프로그램들이 내가 죽어서도 길이길이 남았으면 좋겠다.

나는 코치가 되고 싶었던 적이 없다. 나는 학자 혹은 교수가 되고 싶었고 그 길로 가기 위해서 터키에서 힘들게 공부하고 중동으로 가서 살고 기회가 있는 곳이라면 세계 곳곳을 다녔다.

그럼에도 나는 계속 코칭의 세계에 있게 되었다. 나는 올림픽 역도를 배울 수밖에 없는 아이였다. 나는 반복에 반복을 했고 "반복이 성공의 어머니이다"라는 말을 항상 하고 다녔다. 여느 어린아이였다면 지나친 반복을 힘들어 했겠지만 나는 견뎌냈다.

그리고 시간이 지날수록 나는 내 운동선수들에게 이겼던 대회, 졌던 대회, 간신히 이겼던 대회 등에 대한 이야기를 반복해서 이야기해주고 있다는 걸 알았다. 운동선수들은 이야기를 아주 좋아한다. 이 긴 여정에서 우리에게 필요한 건 마음이 맞는 동료다. 내 운동선수들이 가끔은 고독을 원한다는 걸 알았지만 그들에게 정말 필요한 건 누군가 그들과 나란히 옆에 함께할 사람들이었을 것이다.

가끔 내 직업은 운동선수들에게 그저 그림, 책, 영화 들을 보여주고 가능성을 열어주는 일이었다. 힘든 일을 겪고 있는 사람들을 위로하는 일도 많았고 가끔은 우리가 할 수 있는 건 굳건히 인내할 뿐이라는 것도 알았다. 같은 상황에서 가끔 나는 내 운동선수들보다 더 즐거워 보이기도 한다. 성공과 실패는 아주 근소한 차이라는 걸 알기 때문이다. 우리는 인생에서 좋은 시간을 즐겨야 한다.

나는 코치가 되고 싶지 않았지만 모든 사람들이 나를 코치라고 부른다. 내가 처음 코치라고 불렸을 때 너무나 어색했던 기억이 있다. 하지만 이제 그 호칭이 아주 익숙하다. 몇 년 전 이름이 '코치'인 사람을 만났을 때 내 태도가 변했다.

우리는 한 컨퍼런스에서 만났고 그는 내 강연의 많은 부분을 필기했다. 그는 내가 다른 사람들의 질문들에 모두 답하기를 인내심 있게 기다렸다. 대부분의 대답은 내가 강연 때 하지 않았던 이야기들이었는데 내가 강연에서 그 이야기들을 하지 않는 이유는 별로 중요하지 않다고 생각하기 때문이다. 그의 차례가 돌아오자 그는 공손히 몇 가지 질문을 했다.

나는 그의 이름을 물었고 그는 "코치"라고 대답했다. "네." 나는 다시 대답했다. 근데 당신의 이름은 무엇인가요?

그의 대답은 내 인생을 바꿔놓았다. "제가 어렸을 때 저는 엄청난 말썽꾸러기였습니다. 저는 스스로 알면서도 옳지 않은 일들을 했습니다. 그러던 어느 날 동네 주민센터에서 야구를 하기 시작했습니다. 거기에 있는 어떤 사람은 저를 차별 없이 봐주었습니다. 그는 나에게 더 많은 것을 이루기를 원했고 그게 제 삶을 바꿨습니다. 내가 그에 대해 아는 건 그가 코치라고 불렸다는 것뿐입니다. 저도 그 사람처럼 되고 싶습니다. 제가 가지고 있는 유일한 꿈은 코치가 되는 것입니다. 저를 코치라고 불러주세요."

코치, 나는 코치다.

당신은 또한 세계적인 퍼포먼스 전문가들이 제공하는 양질의 정보들을 얻을 수 있다.

On Target 출판사를 통해 세계적인 퍼포먼스 전문가들로부터 나온 양질의 정보를 무료로 얻을 수 있다. 최신의 글, 인터뷰, 특집 기사, 새로운 상품 등을 이메일로 받아볼 수 있다. 또한 평생 무료로 댄 존(Dan John), 그레이 쿡(Gray Cook), 스튜어트 맥길(Stuart McGill), 수 팔손(Sue Falsone), 로리머 모슬리(Lorimer Moseley) 등 전문가들의 글들과 영상들을 OTP 볼트(OTP Valut)를 통해서 만나볼 수 있다. OTP 볼트에 등록하려면 아래 링크로 들어가서 이름과 이메일 주소를 남기면 된다.

http://otpbooks.com/Dan-John-Book-Bonus

저자에 대하여

댄 존의 삶은 한편은 리프팅과 원반던지기, 다른 한편은 학문에 있다. 댄은 원반던지기 선수로서 올림픽 역도, 하이랜드 게임, 웨이트 5종 경기에도 출전했는데 미국 신기록도 가지고 있다. 현재 그는 유타 주에 있는 후안 디에고 가톨릭 고등학교에서 근력 코치와 육상 코치의 장을 맡고 있다.

댄은 미주리 주에 있는 콜롬비아 대학에서 종교학 강사로 일하기도 한다. 풀브라이트 장학생으로서 댄은 이집트와 이스라엘에서 역사학과 종교 교육학으로 학위도 이수하였다.《인터 마운틴 가톨릭》잡지에서 오랫동안 칼럼니스트로 활동 중이기도 하다. 그의 집필과 리프팅에 대한 열정은《테스토스테론 잡지(t-nation.com)》에 글을 기고할 수 있게 해주었고 그 기고 글들이 이 책의 기반이 되었다. 댄의 글은《맨즈 헬스(Men's Health)》에서도 출판 되었고 그의 글은 다른 잡지와 최근 출간된 다른 책들에도 많이 인용되었다.

집에서 그는 아내 티피니와 두 명의 딸 켈리와 린제이와 함께 행복한 20년의 시간을 보내고 있다.

역자 홍정기

1994년 한국체육대학교 체육학과 졸업

1999년 한국체육대학교 스포츠의학 석사

2008년 미국 오레곤주립대학교 운동과학 박사

2008~2013년 미국 윌라멧대학교 운동과학과 조교수

2013~2016년 국민대학교 스포츠건강재활학과 부교수

2016년~현재 차의과학대학교 스포츠의학대 대학원장

Never Let Go
A Philosophy of Lifting, Living and Learning

Dan John

네버 렛 고
Never Let Go

1판 1쇄 펴냄: 2018년 12월 5일

지은이: 댄 존
옮긴이: 홍정기, 차의과학대학교 스포츠의학 연구소
펴낸이: 권오현
펴낸곳: 대성의학사

출판등록 2009년 6월 22일(제301-2013-095호)
서울특별시 중구 을지로 126-1 (을지로3가, 3층)
전화 02)2279-3444 / 팩스 02)2285-0108
Homepage www.medibook.co.kr

값 26,000원

ISBN 978-89-97436-85-9(13690)